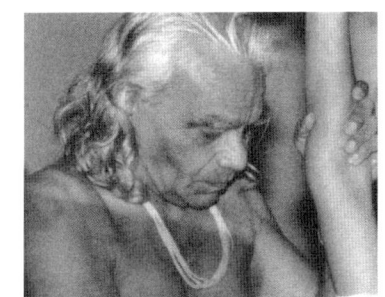
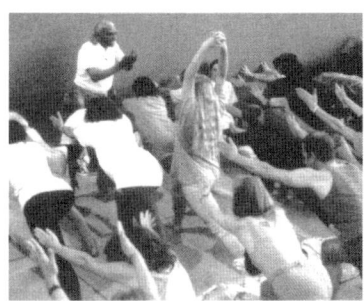
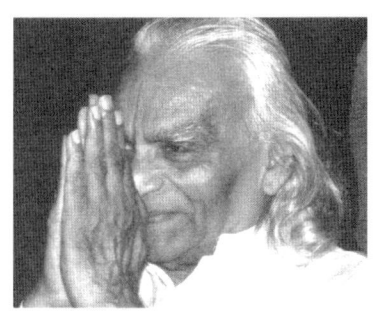
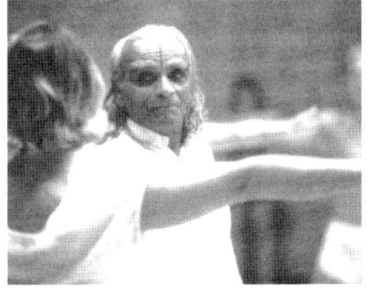

요가 수행 디피카

완전함, 내면의 평화, 해탈의 길

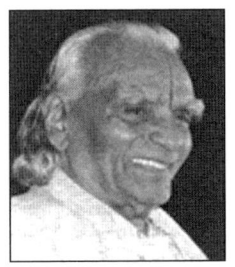

B. K. S. 아헹가
존 J. 에반스
더글라스 에이브람스
지 음

현천玄天
옮김

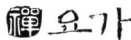

B. K. S. Iyengar
Light on Life : The Journey to Wholeness, Inner Peace and Ultimate Freedom

Copyright @ 2005 by B. K. S. Iyengar
All Rights Reserved.
Cover and interior photographs courtesy of B.K.S. Iyengar
Originally published in 2005 by Rodale International LTD, UK
Korean Translation Copyright ⓒ 2009 SunYoga Publishing

이 책의 한국어판 저작권은 로데일 인터내셔널과의 독점 계약으로
도서출판 선요가에 있습니다. 저작권법에 의해 한국 내에서 보호를 받는
저작물이므로 무단 전재와 복제를 금합니다.

요가 수행 디피카
완전함, 내면의 평화, 해탈의 길

제1판 1쇄 발행일	2009년 1월 5일
2쇄 발행일	2010년 5월 20일
3쇄 발행일	2016년 8월 30일
4쇄 발행일	2020년 12월 11일
5쇄 발행일	2023년 4월 19일

지은이 B.K.S. 아헹가, 존 J. 에반스, 더글라스 에이브람스
옮긴이 현 천
펴낸이 정 문 수
펴낸곳 도서출판 禪요가
등 록 2024년 2월 13일 제342-2004-000020호
전 화 유가선원 031)959-9566
편 집 밝은사람들
홈페이지 www.iyengar.co.kr(주소창에 '유가선원')

값 18,000원

ISBN 978-89-957970-4-4 93690

*잘못된 책은 구입한 곳에서 바꾸어 드립니다.

주 의

이 책은 의학적 지침서가 아니라 참고를 목적으로 한 것입니다.
여기에 주어진 정보는 여러분들이 정보를 갖춘 상태에서 건강에 대한 결정을 내리도록 도움을 주기 위한 의도로 마련되었습니다. 또한 이 책이 의사의 처방에 대한 어떠한 대체물로 이용되어서도 안 됩니다. 만일 자신에게 의학적인 문제가 있다고 의심되면 의사로부터 효과적인 치료를 받을 수 있도록 도움을 구할 것을 강력히 권합니다.
이 책에서 특정한 회사나 조직, 혹은 해당 관청에 대해 언급했다 하더라도 발행자가 그들을 보증하는 것은 아니며, 마찬가지로 그 언급이 곧 이 책에 대한 그들의 보증을 의미하지 않습니다.
이 책에 나온 인터넷 주소와 전화번호는 이 책이 발행될 당시를 기준으로 정확한 것입니다.

나의 아버지 벨루르 크리쉬나마차리아

나의 어머니 세샴마

그리고 나의 고향 벨루르에 바친다.

| 차 례 |

머리말　6
서　문　11

제 1 장　내면으로의 여행　　　　　　　　　　　　　　　23

제 2 장　안정감 – 육체(아사나Asana)　　　　　　　　　43

제 3 장　생명력 – 에너지의 몸(프라나Prana)　　　　　　95

제 4 장　명료함 – 정신의 몸(마나스Manas)　　　　　　143

제 5 장　지혜 – 지성의 몸(비즈나나Vijnana)　　　　　　191

제 6 장　기쁨 – 신성의 몸(아난다Ananda)　　　　　　　237

제 7 장　자유롭게 살기　　　　　　　　　　　　　　　283

정서의 안정을 위한 아사나　　　　　　　　　　　　　　331

머리말

만일 이 책이 그 어떤 신빙성을 주장하고자 한다면 다른 모든 것에 앞서 한 가지 요점을 분명히 밝혀야만 합니다. 그것은 바로 모든 사람들은 어느 누구라도 지속적이고 한결같은 수행에 의해 요가의 길을 걸어 목표인 해탈과 자유에 도달할 수 있다는 것입니다. 크리쉬나, 붓다, 그리고 예수는 모든 이의 가슴 속에 살아 있습니다. 그분들은 단지 우상처럼 추종되는 영화 스타가 아닙니다. 그분들은 우리가 본받아야 할, 영감을 주는 위대한 인물들입니다. 그분들의 행동은 오늘날 우리의 역할 모델이 되고 있습니다. 그분들이 자아실현에 이르렀던 것과 마찬가지로 우리도 그렇게 될 수 있습니다.

아마도 여러분 중 많은 사람들이 자신 앞에 놓인 도전에 응전하지 못할까 걱정할지도 모르겠군요. 나는 여러분들이 할 수 있다고 확신합니다. 나는 무명의 처지에서 출발한 사람으로 여러 면에서 지극히 불리한 조건에 있었습니다. 많은 시간과 노력을 들인 후에 성공을 얻기 시작했지요. 오로지 한 가지 방법, 즉 요가 수행의 기예와 과학에 열심히, 지속적으로 몰두함으로써(sadhana사다나) 나는 문자 그대로 어둠에서 벗어나 빛으로 나아갔으며, 죽을병에서 건강을 얻고, 거친 무지의 상태에서 거대한 지식의 바다 속으로 들어가게 되었습니다. 나에게 효과가 있었던 것은 여러분에게도 역시 효과가 있을 것입니다.

또한 오늘날 여러분은 많은 재능 있는 요가 교사로부터 배울 수 있는 이점이 있습니다. 유감스럽게도 내가 요가를 시작할 때 나에게는 이끌어 줄 현명하고 친절한 스승이 없었습니다. 실제로 나의 스승은 요가에 대한 그 어떤 단순한 질문에도 대답해 주지 않았습니다. 그는 지금 내가 아사나에 대해 차근차근 지도하면서 수련생들을 가르치는 것처럼 나를 가르치지 않았습니다. 스승은 우리들에게 단지 어떤 자세를 요구하고는 그 자세가 어떻게 실현되는지 우리 스스로 생각해 내게 하였습니다. 아마 그것이 내 성격의 어떤 고집스러운 면을 자극하였고, 요가에 대한 흔들리지 않는 신념과 결합된 그러한 고집이 나로 하여금 열정적으로 계속 수행을 할 수 있게 했을 것입니다. 나는 열의가 있고 정열적인 성격이며, 아마 내가 시시한 사람이 아니라는 것을 세상에 보여 줄 필요가 있었을 테지요. 그러나 그보다 더 나는 '내가 누구인가'를 알아내고 싶었습니다. 내가 원했던 것은 이 신비하고 경이로운 '요가'를 이해하는 것이었습니다. 요가는 기뻐하고, 고통받으며, 혼란에 빠져 있는 인간 존재로서의 우리의 가장 내밀한 비밀을 드러내 줄 뿐 아니라 우리를 에워싸고 있는 우주와 그 우주 안에 우리가 거처하는 공간의 비밀 또한 마찬가지로 드러내 줄 수 있으니까요.

나는 수행을 통해 배웠고, 약간의 경험적 지식을 얻었으며, 더 많은 것을 배우기 위해 그 지식과 이해를 재투자하였습니다. 올바른 방향을 따름으로써, 또 천성적으로 민감한 직관의 도움으로 지식을 더욱 심화시킬 수 있었습니다. 이렇게 하여 마침내 요가 지식의 정수를 드러내 준 정련된 경험이 내 안에 점점 더 많이 축적되었습니다.

내가 요가의 깊이와 진정한 가치를 올바로 이해하는 데에는 수십 년이 걸렸습니다. 성전들에 의해 나의 발견이 뒷받침되었지만 수행의 길에서 안내 표지가 되어 준 것은 그 성전들이 아니었습니다. 요가를 통해 배운 것을 나는 요가를 통해 알게 되었습니다. 그러나 나는 '자수성가한 사람'이 아닙니다. 그저 요가 수행에 헌신한 72년의 세월이 나로부터 창조해 낸 그 무엇이지요. 세상에 내가 기여한 것이 있다면 그것은 나의 수행의 결실입니다.

수행은 내게 고통스러운 시기에도 목적을 계속 추구할 수 있는 끈기를 주었습니다. 해이한 생활 방식에 대한 거부감으로 인해 곧은 길을 계속 걸어갈 수 있었지만 결코 어느 누구도 꺼리지는 않았습니다. 그것은 내가 모든 사람들 안에서 영혼의 빛을 볼 수 있었기 때문이지요. 요가의 배는 나로 하여금 큰 강을 건너 무지의 강둑에서 지식과 지혜의 기슭으로 나아갈 수 있게 하였습니다. 요가 수행에 의해 지혜가 나에게로 왔고, 신성의 축복으로 내 마음 깊숙한 곳에 불이 밝혀졌다고 말하는 것은 터무니없는 주장이 아닙니다. 이로써 나는 다른 모든 존재 안에서 발하는 동일한 영혼의 빛을 볼 수 있습니다.

이 책을 읽는 독자 여러분은 이미 어느 정도의 진전이 이루어진 상태에서 출발하고 있다는 것을 이해해야만 합니다. 여러분은 이미 출발점을 보고 있고, 어떠한 완전과 지복을 성취할지는 아무도 모릅니다. 고귀한 방향을 택하여 그 길로 꾸준히 계속 나아간다면 여러분은 궁극의 목표에 도달할 수 있습니다. 분발하되 자만해서는 안 됩니다. 목표를 낮게 잡지 마십시오. 도달점을 놓치게 될 것입니다. 목표를 높게 잡으십시오. 지극한 기쁨을 곧 누리게 될 것입니다.

이 책에서 많이 듣게 될 파탄잘리는 요가의 아버지로 여겨지고 있습니다. 실제로 우리가 아는 한 그는 요가 수행자였고 B.C. 5세기경에 인도에 살았던 대학자로 그 당시 남아 있던 요가 수행자들의 생활과 수행에 대한 지식을 검토하여 정교하게 다듬었습니다. 그는 요가, 의식, 인간 조건에 대한 경구들을 말 그대로 실로 꿴 것처럼 이어지게 한 『요가 수트라』를 저술하였습니다. 또 자연 세계와 가장 내밀하고 초월적인 영혼 사이의 관계를 설명하였습니다.(그에 대한 문헌적 연구를 더 추구하고자 하는 사람들을 위해 그의 위대한 저술에 대한 참고문헌 정보를 포함시켰습니다. 나의 책 『Light on the Yoga Sutras of Patanjali』를 참조하십시오.)

파탄잘리가 말했던 것은 나에게 꼭 들어맞았고, 또 여러분에게도 들어맞을 것입니다. "진리가 깃든 이러한 빛과 더불어 새로운 삶이 시작될 것이다. 원하지 않았던 낡은 인상들은 버려지고 새로운 경험에서 오는 해로운 결과들로부터 우리는 보호받는다."(『요가 수트라』 제1장 50행)

여러분이 이러한 진리를 추구하고 새로운 삶을 시작할 때 내 자신의 초라한 시작과 평범함이 용기를 북돋우는 근원의 역할을 할 수 있으면 하는 것이 나의 바람입니다. 요가는 나의 의존적인 삶을 목적을 가진 삶으로 바꾸었습니다. 또 나중에는 내가 삶의 즐거움과 숭고함을 누리도록 고취시켰으며, 이것을 나는 종교, 계급, 성, 국적에 관계없이 수천 명의 사람들에게 전해 주었습니다. 요가가 내 삶을 만들어 준 것에 대해 너무나 감사하므로 나는 언제나 그것을 나누려고 노력했습니다.

이러한 마음에서 나는 여러분이 신념, 사랑, 끈기, 인내로써 요가의 달콤한 맛을 음미할 수 있기를 바라며 나의 경험들을 이 책에 풀어 내놓습니다. 참된 실재에 대한 지식의 행복한 빛이 미래 세대를 비출 수 있도록 수행의 불꽃이 계속 이어지게 하십시오.

이 책의 구상과 보급에 있어 많은 사람들의 신세를 졌습니다. 내가 여러분에게 완성된 책의 모습을 보여줄 수 있도록 함께 작업한 Idea Architects의 더글라스 에이브람스와 존 J. 에반스, 기타 S. 아헹가, 우마 다발, 스테파니 퀴크, 다니엘 리버스-무어, 재키 워들, 스테파니 테이드, 그리고 크리스 포타쉬에게 감사하고 싶습니다. 또 이 책을 일반 대중들이 접할 수 있게 해 준 로데일 출판사에도 감사를 드립니다. 나와 이 출판사는 모든 신뢰와 미덕을 함께 나누고 있습니다.

요가는 나의 운명이었고, 지난 70년 동안 나의 삶이었습니다. 그것은 수행, 철학, 요가 기예의 가르침이 융합된 삶이었지요. 모든 운명처럼, 그리고 모든 위대한 모험처럼 나는 시작하기 전에는 결코 상상할 수 없었던 곳에 이르렀습니다. 나에게 있어 그것은 발견의 여정이었습니다. 역사학의 용어를 사용한다면 하나의 재발견이었지만, 독특한 시각으로 본다면 그것은 전통의 테두리 안에서의 혁신이라고 단언할 수 있습니다. 지나간 70년의 세월 동안 나는 영혼을 보기 위한 내면으로의 여행을 해 왔던 것입니다. 이 책 속에는 나의 승리, 노력, 투쟁, 슬픔,

그리고 기쁨이 담겨 있습니다.

　50년 전 나는 요가에 빛을 비추기 위해(Light on Yoga) 서양으로 왔습니다. 이제 삶에 빛을 비추기 위해(Light on Life) 나의 반세기 동안의 경험을 이 책을 통해 공개합니다. 요가가 일반화되고, 나의 역할로 인해 요가의 가르침이 널리 퍼졌다는 사실에 샘처럼 솟아나는 큰 만족을 느낍니다. 그러나 요가의 일반화에 의해 수련자들이 요가로부터 얻어야 할 심오함이 가려지기를 원하지는 않습니다. 내가 처음 서양으로 여행한 지 50년이 지났고, 많은 사람들에 의해 많은 헌신적인 요가 수련이 이루어진 이제 나는 요가 여정의 모든 것을 여러분과 함께 나누길 바랍니다.

　내 여행의 끝이 여러분의 시작이 될 수 있기를 간절히 희망합니다.

B. K. S. 아헹가

서 문
자유가 기다린다

　반세기 전 내가 인도를 떠나 유럽과 미국으로 왔을 때 관중들은 놀라서 입을 벌린 채 요가 아사나의 자세들이 시연되는 것을 바라보았다. 그들이 보기에 요가 아사나는 일종의 이국적인 형태의 곡예였다. 이제 그와 똑같은 아사나들이 전 세계의 수백만의 사람들에 의해 받아들여져 왔고, 그 육체적, 치료적 효과가 널리 인정되기에 이르렀다. 이것은 그 자체로 아주 독특한 변화로, 요가가 많은 사람들의 가슴에 수행의 불을 지핀 것에서 그 원인을 찾을 수 있겠다.
　나는 요가의 본고장인 인도에서조차 요가 수행자들에게 돌아오는 것이라고는 조롱, 거절, 노골적인 비난 밖에 없었던 70년 전에 요가를 시작했다. 사실 내가 사두, 즉 탁발을 하며 영국 식민지 시대의 인도의 광대한 간선도로들을 떠돌아다니는 수행승이 되었더라면 아마 조롱당하는 일은 더 적었을 테고 보다 많은 존경을 받았을지도 모르겠다. 언젠가 산야신이 되어 속세를 떠나면 어떻겠냐는 권유를 받은 적이 있었지만 거절하였다. 내가 원하였던 것은 삶의 모든 시련과 고난을 겪는 평범한 가장으로 살면서 나와 같이 일, 결혼, 자녀로 이루어진 보통의 삶을 꾸려나가는 평범한 사람들에게 요가 수행을 할 수 있는 길을 열어 주는 것이었다. 나는 고인이 된 나의 사랑하는 아내 라마마니와의 오랜 기간에 걸친 즐거운 결혼 생활과 자식들 및 손자들을 포함한 이 세 가지 모두를 누릴 수 있었다.
　지금까지 늘 그래왔던 것처럼 가장으로서의 삶이란 힘든 것이다. 우리 대부분은 고난과 고통에 맞닥뜨리게 되며, 많은 사람들이 육체와 감정의 고통, 스트레스, 슬픔, 고독감, 근심에 시달린다. 우리는 종종 이런 문제들이 현대 생활의 요구로부터 생겨난다고 생각하지만, 인간의 삶이란 언제나 동일한 곤경과 동일한 도전, 즉 생계를 유지하고 가족을 부양하며 의미와 목적을 추구하는 일을 내포해 왔던 것이 아닌가.

이것은 우리 인간들이 늘 직면해 왔고 앞으로도 언제나 직면하게 될 도전들이다. 동물로서 인간은 지상을 걸어 다니지만, 신성의 본질을 지닌 자로서는 별들 사이에 있다. 인간으로서 우리는 중간 지점에 붙잡힌 채, 지상에서 자신의 길을 찾는 동시에 보다 영속적이고 심오한 그 무엇인가를 얻기 위해 노력할 때 생기는 모순을 조정하려 애쓴다. 아주 많은 사람들이 보다 위대한 이 진리를 천상에서 추구하지만, 그것은 구름보다도 훨씬 더 가까이에 있다. 그것은 우리 내부에 있으며 내면을 향한 여행길에 오른 사람이라면 누구라도 찾을 수 있다.

대부분의 사람들이 원하는 것은 똑같다. 많은 이들은 단순히 육체와 정신의 건강, 깨달음과 지혜, 그리고 평화와 자유만을 원할 뿐이다. 이러한 기본적인 인간의 욕구를 추구하는 우리의 방법들이 실패로 돌아가는 일이 종종 있는데, 그것은 우리가 서로 상이하며 흔히 모순되는 인생의 요구들에 이끌리기 때문이다. 요가의 성자들이 이해하였던 대로 요가는 이러한 인간의 모든 욕구를 흠 없이 모든 것을 포함하는 완결성 속에 만족시키기 위해 창안되었다. 그 목표는 바로 하나가 됨으로 ─ 우리 자신과 하나가 되고 그 결과 우리를 넘어 존재하는 모든 것과 하나가 됨으로 ─ 완전해지는 것이다. 우리는 보편적인 대우주 안에서 조화로운 소우주가 된다. 하나가 된다는 것은 내가 종종 '통합integration'이라 부르기도 하는 것으로 완전함, 내면의 평화, 궁극의 자유를 얻기 위한 토대이다.

요가는 여러분의 삶 속에서 완전함에 대한 지각력을 재발견할 수 있게 하여 자신이 끊임없이 깨진 파편들을 끼워 맞추기 위해 애쓰고 있다는 생각이 들지 않게 한다. 또 끝없는 삶의 스트레스와 노고에 의해서도 흐트러지거나 흐려지지 않는 내면의 평화를 찾을 수 있게 한다. 요가에 의해 여러분은 존재하는지조차 몰랐을 새로운 자유를 발견할 수 있다. 요가 수행자에게 자유란 삶의 양면성, 삶의 기복과 고락에 의해 망가지지 않는 것을 뜻한다. 자유란 평정으로, 궁극적으로는 영원불변한 무한성에서 결코 벗어나지 않는 존재 내면의 평화로운 근본 마음이 있음을 의미한다.

이미 말하였듯 어느 누구라도 내면을 향한 여행을 시작할 수 있다. 식물이 햇빛을 추구하듯, 삶 그 자체는 완성을 희구한다. 다수의 실패가 소수의 성공을 강조하리라는 희망으로 우주가 생명을 창조한 것은 아니었다. 우리는 적어도 영적으로는 민주주의, 즉 동등한 기회의 사회에 살고 있다.

요가는 어느 한 문화를 위한 종교나 도그마를 의미하지는 않는다. 비록 인도의 토양에서 싹이 텄으나 요가는 출생이나 배경에 관계없이 모든 사람들에게 개방된 보편적인 수행법이 되었다. 파탄잘리는 약 2,500년 전 '사르바바우마(sarvabhauma보편적인)'라는 표현을 사용하였다. 우리는 모두 인간임에도 불구하고, 자신을 서양인 혹은 동양인으로 생각하도록 배웠다. 만일 우리가 우리 자신으로 남게 된다면 우리는 단지 개별 인간일 뿐이지 아프리카인이나 인도인, 유럽인, 미국인이 아닐 것이다. 인도 출신인 까닭에 나는 불가피하게 내가 자란 문화로부터 받아들인 고유한 인도적 특질들을 발전시켰을 터이다. 우리 모두가 이런 점에서 동일하다. 내가 '보는 자'라고 부르는 영혼에는 아무 차이가 없다. 차이는 다만 보는 자에게 덧씌워진 '덮개', 즉 우리가 가지고 있는 우리 자신에 대한 관념에서 비롯될 뿐이다. 이 관념을 깨뜨려야 한다. 우리의 관념이 구별 짓는 관념으로 양식을 삼게 해서는 안 된다. 이것이 요가의 가르침이다. 여러분과 내가 함께 만날 때 우리는 우리 자신, 즉 우리의 문화와 계급을 잊는다. 구별되는 것은 아무 것도 없으며 우리는 마음과 마음으로, 영혼과 영혼으로 이야기를 나눈다. 우리는 가장 깊은 욕구에 있어 다르지 않다. 우리 모두가 인간인 것이다.

요가는 우리의 몸과 마음이 작용하는 방식이 수천 년이 넘도록 거의 변화하지 않았다고 인식한다. 피부 안쪽에서 우리가 기능하는 방식은 시간이나 장소에 따라 달라질 수 없다. 우리 마음의 작용, 우리가 서로서로 관계를 맺는 방식에는 개인적이든 집단적이든 지질학상의 단층의 선들처럼 그냥 내버려두면 반드시 일이 잘못 되게 하는 타고난 억압이 존재한다. 그러므로 요가의 철학적, 과학적 탐구의 모든 목적은 불안감이나 고통에 크게 시달리지 않으면서 삶의 억압에 대응하는 것을 배우기 위해 존재의 본성을 탐색하는 것이었다.

요가는 탐욕, 폭력, 나태, 무절제, 자만심, 정욕, 공포를 우리의 행복을 파괴하기 위해 존재하거나 우리 행복의 밑바탕을 이루는 뿌리 깊은 원죄의 형태로 보지 않는다. 이것들은 반갑지는 않지만 억압하거나 부정할 것이 아니라 해결해야 할 인간의 본성과 곤경이 자연스럽게 드러난 것으로 여긴다. 우리 지각과 사고의 불완전한 메커니즘은 비탄의 원인이 아니라(비록 그것이 우리로 하여금 비탄에 빠지게 하기는 하나) 발전할 수 있는 기회가 되는데, 이것은 의식의 내적 진화가 개인적인 성공과 지구촌의 발전을 위한 우리의 열망을 지속 가능한 형식으로 실현시켜 주기 때문이다.

요가는 삶이라는 게임을 위한 규칙을 담은 책이지만, 이 게임에서는 어느 누구도 질 필요가 없다. 게임이 거칠어서 여러분은 훈련을 열심히 해야만 한다. 이 게임에서 요구되는 것은 스스로 생각하고 관찰해서 잘못을 바로잡으며, 때때로 찾아드는 좌절을 극복하려는 자발적인 의지이다. 또한 정직함과 한결같은 노력이 필요하며, 무엇보다 마음속의 사랑이 요구된다. 만일 여러분이 하늘과 땅 사이에 위치한 인간 존재가 무엇을 의미하는지 이해하는 데 흥미를 느낀다면, 또 여러분이 어디에서 왔고 어디로 가는지에 대해 관심이 있으며 행복을 원하고 자유를 갈망한다면, 이미 여러분은 내면을 향한 여행에 첫발을 내디딘 것이다.

자연의 법칙은 변화시킬 수 없으며 비인격적이고 무자비하지만 우리는 그것과 함께 해야만 한다. 자연의 도전을 수용하고 그 게임에 합류함으로써 우리는 자신이 바람이 몰아치는 짜릿한 여행길을 가고 있음을 깨닫는다. 이 여행에서 우리는 스스로 들인 시간과 노력에 상응하는 만큼의 이익, 즉 가장 낮게는 여든의 나이에도 자신의 구두끈을 맬 수 있는 능력을, 가장 높게는 삶 자체의 정수를 맛볼 수 있는 기회를 얻게 될 것이다.

나의 요가 여정

대부분의 사람들은 실제적인, 그리고 종종 육체적인 이유 때문에 요가 아사나를 수련하기 시작한다. 아마 상태가 악화된 등이나 운동으로 인한 부상, 고혈압 혹은 관절염과 같은 의학적인 문제가 그 이유일 수도 있고, 생활방식을 개선하거나 스트레스, 체중 문제, 약물 중독에 대처하기 위해 폭넓은 관심을 기울인 결과일 수도 있을 것이다. 요가가 영적인 깨달음을 얻기 위한 길이라는 생각으로 시작하는 사람들은 아주 적고, 실제로 상당수의 사람들은 영적인 자아실현의 이념에 대해 매우 회의적일 것이다. 사실 이것은 요가에 입문하는 사람들 대부분이 실제적인 문제와 목적을 가진 현실적인 사람들, 삶의 방식과 방법에 토대를 두는 분별 있는 사람들이라는 것을 의미하므로 나쁜 것만은 아니다.

요가를 시작했을 때, 나 또한 요가의 위대한 광휘를 이해하지 못하였다. 나 역시 요가의 육체적인 효과를 찾고 있었고, 진실로 나의 인생을 구제해 준 것은 바로 이러한 요가의 효과였다. 요가가 나의 인생을 구해 주었다고 말하는 것은 과장이 아니다. 내가 질병과 허약함에서 벗어나 건강하고 강인한 새 삶을 얻게 된 것은 바로 요가 덕분이었다.

1918년 12월, 내가 태어났을 때 인도는 다른 여러 나라들처럼 대부분의 세계에 만연하였던 인플루엔자에 의해 황폐화되었다. 어머니 셰샤마Sheshamma는 나를 임신했을 때 이 병에 걸렸고, 그 결과 나는 매우 병약하게 태어났다. 팔은 가늘고 다리는 삐쩍 말랐으며 배는 보기 흉하게 튀어나왔었다. 사실 너무도 허약했기에 살아남기를 기대할 수가 없었다. 자꾸만 머리가 아래로 숙여지곤 하여 힘들게 머리를 들어 올려야만 했다. 머리가 몸에 비해 엄청나게 커서 형제자매들은 종종 나를 놀리곤 했다. 나는 13남매 중 11번째였지만 살아남은 형제는 겨우 10명이었다.

나의 유년 시절 내내 이러한 허약하고 병든 상태가 계속되었다. 소년 시절 나는 빈번히 발생하는 말라리아, 장티푸스, 결핵을 비롯한 많은 병에 시달렸다. 아플 때면 종종 그렇듯 나의 좋지 못한 건강은 우울한 감정으로 연결되었다. 심한 우울증이 자주 나를 덮쳤고, 그럴 때마다 나는 인생이 고통을 무릅쓰고 살아갈 만한 가치가 있는 것인지 자문하곤 하였다.

내가 자란 곳은 남인도의 카르나타카주州의 콜라 지역에 있는 벨루르라는 마을로 약 500명의 인구가 쌀, 기장과 몇 가지 채소들을 경작하여 생계를 잇는 작은 농촌 마을이었다. 그러나 우리 가족은 아버지가 작은 땅뙈기를 물려받았을 뿐 아니라 조금 더 큰 옆 마을에서 학교 교사로 일하면서 월급을 받았기 때문에 다른 집보다는 형편이 나았다. 그 당시 벨루르 마을에는 학교가 없었다. 다섯 살이 되었을 때 우리 가족은 벨루르에서 방갈로르로 이사했다. 아버지는 어렸을 때부터 충수염을 앓으셨는데도 치료를 전혀 받지 못하셨다. 나의 아홉 번째 생일 직전에 재발한 충수염은 치명적인 것으로 드러났다.

아버지는 병상으로 나를 불러 당신이 아홉 살이 될 무렵 할아버지께서 세상을 떠나셨던 것처럼 내가 아홉 살이 다 되어갈 때 죽을 것 같다고 말하셨다. 또 당신의 젊은 시절 아주 열심히 노력하였으며, 나도 젊을 때 열심히 노력한다면 행복하게 살 수 있을 거라고 말하셨다. 아마도 아버지의 예언은 노력과 행복 둘 다에 있어서 실현되었다고 말할 수 있겠다. 아버지의 죽음은 우리 가족에게 커다란 공백감을 남겼고 내가 병을 이기고 학업을 계속할 수 있도록 도와줄 든든한 후원의 손길도 없었다. 병으로 인한 잦은 결석 때문에 학업 성적은 뒤떨어지게 되었다.

아버지가 학교 교사였음에도 불구하고 우리 가족은 브라만 계급, 즉 종교적 의무의 삶을 살도록 태어난 인도의 사제 계급에 속해 있었다. 전형적으로 브라만은 사람들의 봉헌물, 종교 의식의 집행에 대한 보상, 혹은 부자나 귀족 계급의 가족이나 개인의 후원을 통해 생계를 꾸려나가게 되어 있다. 인도 전통에 따르면 브라만 계급은 대체로 중매를 통해 다른 브라만 계급의 가족과 혼인을 맺는다. 나의 누이도 11살에 우리의 먼 친척인 쉬리만 T. 크리쉬나마차리아와 결혼했다. 그는 존경받는 철학자이자 산스크리트어 학자였으므로 이것은 훌륭한 결합이었다. 학업을 마친 뒤 몇 년 동안 크리쉬나마차리아는 티벳과 네팔의 접경지대인 히말라야의 기슭에서 쉬리 라마모하나 브라마차리의 후견 아래 요가를 연구하였다.

이 시대 인도의 왕들인 마하라자들은 큰 성채에 살면서 유럽의 많은 국가들보다 더 큰 개인 영지에서 코끼리를 타고 호랑이 사냥을 하곤 했다. 마이소르의 마하라자는 나의 매형의 학식과 뛰어난 요가의 능력에 대해 듣고 그에게 큰 관심을 갖게 되었다. 마하라자는 자신의 산스크리트어 대학에서 가르침을 펴도록 매형을 초청하였고, 후에는 그의 화려한 자간모한 궁전에 요가 학교를 설립하였다. 또한 그는 때때로 크리쉬나마차리아에게 다른 도시로 가서 많은 대중들에게 요가를 가르치기를 요청하곤 했다. 1934년, 내가 14살이 되었을 때 매형은 이런 여행을 떠나며 나에게 방갈로르에서 마이소르로 와서 그가 없을 동안 그의 아내(즉 나의 누이)와 가족들과 함께 지낼 것을 부탁했다.

매형이 돌아왔을 때 어머니와 다른 형제자매들에게로 가겠다고 하자 그는 그 대신 내가 마이소르에 있으면서 건강을 위해 요가를 수련하면 어떻겠냐고 제안했다.

나의 전반적인 건강 상태가 그리 좋지 않음을 알게 된 매형은 내 몸의 형태를 바로 잡고 튼튼하게 함으로써 어른으로 성장하면서 삶의 시련과 도전에 직면할 수 있도록 격렬한 형태의 요가를 추천하였다. 만일 매형이 보다 깊은 나의 영적, 인격적인 발달 상황도 꿰뚫어 볼 수 있었다면 그 당시에 그렇게 말하지 않았을 것이다. 상황과 시기가 적절한 것 같아 나는 매형의 요가 학교에서 훈련을 시작하였다.

이것이 나의 인생에서 가장 주요한 전환점이었다. 즉 운명이 나에게 찾아온 순간이었고, 나에겐 그것을 끌어안거나 피할 기회가 있었다. 많은 사람들처럼 이러한 중대한 순간들은 화려한 팡파르 없이 지나간 대신 수년간에 걸친 꾸준한 노력과 성장의 출발점이 되었다. 그리하여 매형인 쉬리만 T. 크리쉬나마차리아는 내 존경하는 선생이자 스승이 되었으며 유능한 후견인으로서 어머니와 돌아가신 아버지의 자리를 대신하였다.

내가 이 시기에 종종 수행할 것을 요청받았던 의무들 중의 하나는 마하라자의 궁정을 위해, 또 방문한 고관과 손님들을 위해 요가의 시범을 보이는 것이었다. 마하라자 측근들의 교화와 오락을 위해 자신의 수련생들 – 그중에서 내가 가장 어린 축에 들었다. – 의 역량을 시험하고, 몸을 뻗고 굽혀서 가장 인상적이고 놀라운 자세를 만들어 내는 그들의 능력을 자랑해 보이는 것이 나의 스승의 의무였다. 나는 나의 스승이자 후견인에 대한 의무를 다하기 위해, 또 그의 기대를 충족시키기 위해 요가 수행에서 내 자신의 한계까지 밀어붙였다.

18세가 되었을 때 나는 요가의 가르침을 널리 퍼뜨리기 위해 푸네로 보내졌다. 그곳에서 나는 말도 서툴렀고 소속된 곳도 없었으며, 가족, 친구는 물론 안정된 일자리조차 없었다. 그때 내가 가진 것이라고는 호흡 수련인 프라나야마는 물론 교본과 요가 철학도 없이 단지 아사나, 즉 요가 자세의 수련이 전부였다.

나는 마치 어떤 사람이 가까스로 조종하는 작은 배를 타고 세상을 향해 항해를 떠나 죽을힘을 다해 그 배에 매달려 오직 밤하늘의 별에서 위안을 찾는 것처럼 아사나 수련을 시작하였다. 비록 나 이전에 다른 이들이 세계라는 바다를 항해하였다는 것을 알고 있었지만 나에게는 그들이 남겨 놓은 지도가 없었다. 그것은 발견의 항해였다. 결국 대개는 수백 년 혹은 수천 년 전에 기록된 몇 가지 지도를 발견하게 되었고, 나는 내 발견이 그들의 것과 일치되며 또 그것을 뒷받침한다는 것을 깨달았다. 용기를 얻고 기운이 북돋워진 나는 나 또한 그들처럼 먼 육지에 도착할 수 있는지, 그리고 나의 배를 조종하는 법을 더 잘 배울 수 있는지 계속 탐색하였다. 나는 모든 해안선을 정확히 그려 넣고 모든 바다의 깊이를 재며 우연히 미지의 아름다운 섬을 발견하고 우리가 인생이라는 바다를 항해할 때 위협이 되는 숨겨진 위험한 암초나 조류를 기록하기를 원했다.

이런 식으로 육체는 요가가 무엇인지 알아내기 위한 나의 첫 번째 도구가 되었다. 이제 느린 정련의 과정이 시작되었고, 이것은 오늘날까지 나의 수련에 계속되고 있다. 이 과정에서 요가 아사나는 엄청난 육체적 효과를 가져왔고 내가 병약한 어린 아이에서 상당히 튼튼하고 활기찬 청년으로 성장하는 것을 도왔다. 나의 몸은 요가의 건강 효과를 관찰할 수 있는 실험실이었다. 하지만 나는 이미 요가가 이성과 감성에 대해 육체적 효과만큼이나 많은 효과를 가진다는 것을 알았다. 나를 구하고 향상시켰던 이 위대한 주제, 즉 요가에 대해 내가 갖고 있는 감사의 마음은 결코 과장일 수 없다.

여러분의 요가 여정

이 책은 삶에 관한 것으로 여러분과 다른 영적인 구도자를 위해 길을 밝혀 주고자 하는 시도이다. 이 책의 목표는 모든 사람들이 걸어 갈 수 있는 길을 정밀하게 표시하는 것이다. 또한 요가 수련에 처음 입문하는 사람이라도 이해할 수 있는 수준에서 조언, 방법, 철학적인 틀을 제공하는 것이지, 선량한 사람들에게 손쉬운 방법을 제공하거나 공허한 약속을 하지는 않는다. 내가 오늘 존재하는 이 자리에 도달하는 데는 70년이 넘는 끊임없는 전념의 세월이 걸렸다. 그렇다고 여러분이 요가 수련의 결실을 얻기 위해 70년의 세월이 필요하다는 것은 아니다. 요가는 수련의 바로 첫날부터 선물을 준다. 막 시작한 초보자일지라도 이러한 효과를 경험할 수 있기에 그는 몸과 마음에서, 또 심지어 영혼의 깊은 곳에서 무슨 일인가가 일어나기 시작함을 느낀다. 어떤 사람들은 이러한 첫 선물을 밝음이나 고요함, 혹은 유쾌함과 같은 새로운 느낌으로 묘사한다.

기적은 70년이 지나서도 나에게 이러한 선물들이 아직도 늘어가고 있다는 사실이다. 수련의 효과를 늘 기대할 수는 없지만 효과가 나타날 때에는 그때마다 기대하지 않았던 형태로 예상치 않게 풍성하다. 그러나 만일 여러분이 발가락을 잡는 법을 배우거나 물구나무서기를 배우는 것이 요가의 전부라고 생각한다면, 여러분은 요가의 풍요로운 선물, 요가의 축복, 또 그 아름다움의 많은 부분을 놓친 것이다.

요가는 생명의 창조적인 잠재력을 풀어놓으며, 이를 위해 자아실현을 위한 틀을 만들고, 이 여정을 따라 우리가 어떻게 발전할 수 있는지를 보여 주며, 궁극의 존재, 즉 우리의 신적인 근원과 최후의 운명에 대한 성스러운 비전vision을 열어 준다. 요가가 삶을 비추는 빛은 특별한 어떤 것이다. 그것은 변화를 가져오는데, 단지 우리가 사물을 보는 방식을 바꿀 뿐 아니라 보는 그 사람을 변화시킨다. 요가는 지식을 가져다주며 그 지식을 지혜로 승화시킨다.

우리가 여기에서 생각하는 삶을 비추는 빛은 완전한 내적 통찰, 순수한 진리 satya로, 이것은 비폭력과 결합된 마하트마 간디의 지침이었으며 세상에 살고 있는 모든 사람들을 위해 세상을 변화시켰다.

소크라테스는 '너 자신을 알라.'고 하였다. 자기 자신을 안다는 것은 자신의 몸, 마음, 그리고 영혼을 아는 것이다. 종종 말하지만 요가는 음악과 같다. 육체의 리듬, 마음의 가락, 영혼의 화음이 삶이라는 교향곡을 창조한다. 내면을 향한 여행은 자기 존재의 이러한 각 측면들을 탐색하고 통합하게 해줄 것이다. 여러분은 육체적인 몸에서 출발하여 내면의 여행을 통해 '미묘한 몸들', 즉 호흡과 감정이 자리한 에너지의 몸, 생각과 망념을 통제할 수 있는 정신의 몸, 지성과 지혜를 찾을 수 있는 지성의 몸, 어느 순간 우주적 영혼을 볼 수 있는 신성의 몸을 발견하게 될 것이다. 다음 장에서 우리는 우리 존재의 여러 층layers들에 대한 고대 요가의 이러한 면밀한 묘사를 이해하게 될 것이다. 해당되는 장에서 각 층을 살펴보기 전에 먼저 이러한 내면을 향한 여행에 대해, 그리고 이 여행이 요가의 전통적인 여덟 단계와 어떻게 결합되는지에 대해 깊이 이해해야 한다. 그리고 자연과 영혼의 관계도 알아야 한다. 요가는 하나를 위해 다른 하나를 거부하는 것이 아니라 마치 땅과 하늘이 지평선에서 하나로 합치듯, 하나하나가 떨어질 수 없이 결합된 것으로 본다.

여러분은 어느 먼 곳에서 자유를 찾을 필요가 없다. 왜냐하면 그것은 여러분 자신의 몸, 심장, 마음, 영혼에 존재하고 있기 때문이다. 무지의 어둠으로부터의 해방, 자유, 순수하고 깨끗한 지복의 기쁨이 여러분을 기다리고 있지만, 그것을 발견하기 위해서는 내면을 향한 여정을 시작할 것을 선택해야만 한다.

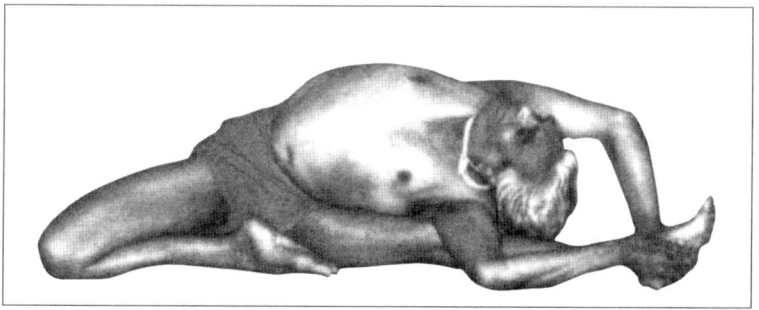

파리브리타 자누시르사아사나

제 1 장
내면으로의 여행

영적인 자각은 신성의 근본 자리를 찾는 우리들 각자 속에 존재하는 목표이다. 그 근본 자리는 결코 어느 누구에게도 존재하지 않은 적이 없지만 우리 안에 잠재된 형태로 숨어 있다. 이것은 저 먼 곳에 있는 궁극적 목표를 찾아 밖을 향해 나아가는 것이 아니라 내면의 근본 자리가 스스로 드러나게 하는 내면을 향한 여행이다.

우리의 가장 깊은 존재를 드러내게 하는 방법을 찾기 위해 성자들은 육체에서 출발하여 마음과 지성을 통과하고 마침내는 영혼에 이르기까지 존재를 둘러싸고 있는 여러 가지의 겹sheath을 탐구하였다. 요가의 여행은 우리를 몸이라는 외연으로부터 존재의 중심인 영혼으로 안내한다. 그 목적은 내면의 신성이 마치 맑은 유리를 통해 밝게 비쳐 나오듯 여러 층들을 통합하는 것이다.

코사 – 존재의 겹(덮개, 껍질)

요가는 존재의 서로 다른 차원, 혹은 겹kosas에 다섯 종류가 있다고 인정하는데, 우리가 완전함을 얻기 위해서는 이들이 서로 조화를 이루고 완벽하게 통합되어야 한다. 이 미묘한 겹들이 서로 조화를 이루지 못할 때 이들은 감각적인 세계에 대한 이지러진 상을 반사하는 거울처럼 상처를 입게 된다. 거울은 내면의 영혼의 깨끗한 빛을 밖으로 비추기보다는 우리를 둘러싼 이 세상에 존재하는 것을 반사한다. 바로 이때 우리는 질병과 절망을 경험한다. 진정한 건강은 우리 존재의 육체적인 바깥 면의 효율적인 기능만이 아니라 내면의 미묘한 차원들의 생명력, 힘, 감수성 또한 필요로 한다.

우리들 대부분은 우리의 '몸'을 단순히 피부, 뼈, 근육, 내부 장기 등 육체적인 형태로만 생각한다. 그러나 요가에 있어서 이것은 우리 몸의 가장 바깥의 층(겹), 즉 안나마야 코사annamaya kosa일 따름이다. 다른 네 개의 미묘한 몸, 혹은 코사를 에워싸고 있는 것이 바로 이 해부학상의 몸이다.

코사는 양파의 껍질 혹은 하나 속에 또 다른 하나가 겹겹이 들어 있는 러시아 인형과 같다. 이 코사에 우리의 에너지의 몸pranamaya kosa, 정신의 몸manomaya kosa, 지성의 몸vijnanamaya kosa, 그리고 마지막으로 지복이 넘치는 영혼의 몸 anandamaya kosa이 포함되어 있다. 이러한 몸, 혹은 겹이 잘못 조정되거나 서로 충돌이 일어날 때 우리는 어쩔 수 없이 우리 세계를 그토록 괴롭히는 불화와 분열과 마주치게 된다. 그 반면 우리가 몸의 여러 겹들을 조정하여 서로 조화를 이루게 할 수 있다면 불화는 사라지고 통합이 이루어져 통일성을 얻게 된다. 육체적인 몸annamaya kosa은 에너지 및 유기체적인 몸pranamaya kosa과 연결됨으로써 그에 강한 영향을 주어야 하며, 차례로 에너지 및 유기체적인 몸은 정신의 몸 manomaya kosa과, 정신의 몸은 지성의 몸vijnanamaya kosa과, 그리고 지성의 몸은 지복의 몸anandamaya kosa과 조화되어야 한다. 마찬가지로 만약 지복의 몸과 육체적인 몸 사이에 아무런 소통이 없다면 지복의 몸은 육체적인 몸의 동작과 행위에 그 빛을 비출 수 없게 되어 삶은 어둠에 덮이고, 삶을 비추는 빛도 존재하지 않게 된다.

서로 다른 겹들로 구분하는 것은 본질적으로 가설에 입각한 것이다. 우리는 독특하고 통합된 존재이다. 그럼에도 불구하고 우리가 열망하는 통일성과 완전함을 얻기 위해서는 각각의 겹이 인접한 겹과 섞여 들듯 내면에서부터 외부로, 또 외부에서부터 내면으로 소통이 있어야만 한다. 이렇게 되어야만 우리는 제 기능을 다하는 하나의 인간으로 형성된다. 그렇지 않으면 우리는 우리 삶을 불편하고 혼란스럽게 하는 해체와 분열을 경험하게 된다.

요가의 여행을 하는 사람은 코사의 통합과 균형에 대한 필요성을 이해하는 것이 아주 중요하다. 예를 들면, 정신의 몸과 지성의 몸은 우리가 육체적인 몸과 에너지의 몸에서 일어나고 있는 것을 관찰하고 분석하며 면밀히 숙고하여 재조정하기 위해 효율적으로 기능해야 한다.

다시 말해 육체적인 몸은 우리의 마음 및 영혼과 분리된 것이 아니다. 우리는 일부 수행자들이 말하듯 우리의 몸을 등한시하거나 부정해서는 안 된다. 그렇다고 우리의 몸, 즉 언젠가는 죽을 수밖에 없는 자아에 집착해서도 안 된다. 요가의 목적은 불멸의 자아를 발견하는 것이다. 요가 수행은 각 겹들 하나하나를 계발하여 육체적이든 정신적이든 완전하게 사는 것을 가르쳐 준다.

이 책을 읽는 동안 만일 여러분도 올바른 방식, 올바른 자세로 생활하면서 요가를 수련한다면 단순한 육체적인 유연성보다 훨씬 더 대단한 효과와 근본적인 변화가 일어날 것이라는 사실을 이해하기를 희망한다. 변화가 없다면 궁극적인 자유를 향해 나아갈 수 없으며, 요가를 수행하든 않든 이것은 모든 사람들의 삶에 있어서의 핵심적인 문제이다. 마음과 심정이 어떻게 작용하는지 이해할 수 있다면 우리는 "왜 나는 같은 실수를 계속해서 반복하고 있는 것일까?" 하는 질문에 대한 답을 얻을 기회를 갖게 될 것이다.

이 책의 각 장들에 대해 이런 형식을 취한 것은 고대인들이 우리에게 남겨 준 지도에 따른 것이다. 이 책의 목차는 그들의 지식과 기술에 따라 결정되었다.

인간은 하나의 연속체로서 몸, 마음, 영혼 사이에 아무런 경계선이 없는 것처럼 코사들 사이에도 명확한 경계선이 없다. 그러나 요가는 우리의 여정을 돕기 위해 편의상 이러한 따로 분리된 층(겹)들이라는 용어로 설명한다. 우리는 이들을 무지갯빛처럼 하나가 다른 하나 속에 섞여 있다고 상상해야 한다. 서로 다른 다섯 개의 몸 혹은 코사에 대한 이와 같은 전통적인 설명에 따라 우리는 이 논의를 '안정감: 육체', '생명력: 에너지의 몸', '명료함: 정신의 몸', '지혜: 지성의 몸', '기쁨: 신성의 몸' 등 다섯 개의 주요 장들로 나누었다.

이들 장에서 우리는 육체적인 몸을 포함하는 자연prakrti과 영혼purusa의 존재를 깨달으면서 내면을 향한 여행의 다양한 단계에 대해 논의한다. 영혼을 탐구할 때에는 이 탐구가 자연(육체) 안에서 이루어질 것이라는 사실을 기억하는 것이 중요하다. 왜냐하면 자연은 우리가 존재하는 곳이며 현재의 우리 자신이기 때문이다. 우리가 탐구하는 특정한 분야는 피부로부터 미지의 중심부에 이르기까지 우리 자신이다. 요가는 자연과 영혼의 이러한 융합에 관심을 가지는데, 그것은 이 융합이 바로 모든 도전, 모순, 기쁨과 더불어 인간 삶의 본질이기 때문이다.

땅과 하늘 사이에서 살아가기

내가 말했듯 우리 인간은 땅과 하늘이라는 두 실재 사이에서 살아간다. 땅은 실제적, 물질적이며 형태가 있고 구체적인 모든 것을 상징한다. 이것은 인식할 수 있는 세계로 발견과 관찰의 항해를 통해 객관적으로 알 수 있다. 우리 모두는 차곡차곡 쌓여진 광대한 집단 경험을 통해 이 세계와 세계에 대한 지식을 나누어 갖고 있다. 이 모든 것을 한 단어로 표현하면, 그것은 자연Nature이다. 산스크리트어로 자연은 프라크르티prakrti라고 한다. 이것은 다섯 가지 요소로 이루어졌는데, 그 특성에 따라 흙, 물, 불, 공기, 그리고 공간(예전에는 에테르라 하였다.)이라 불린다. 필연적으로, 또 공감할 수 있게 육체는 이와 같은 다섯 가지 요소로 구성되어 있으며 이 때문에 우리도 또한 육체에 대해 프라크르티라는 용어를 사용한다.

우주 탐사원이 달에서 암석을 가져와 과학자들이 그것들을 연구할 때 그들은 자연을 연구하고 있는 것이다. 또 우리가 태양 표면의 온도를 계산할 때, 우리는 자연을 관찰하고 있는 것이다. 우리가 행성의 자연을 연구하든 우주의 자연을 연구하든 그것은 자연이다. 자연은 다양성으로 가득 차 있으므로 그러한 연구는 우리를 끝없이 매혹한다. 자연은 극히 다양할 뿐 아니라 언제나 변화한다. 그러므로 늘 새로운 볼거리가 있다. 우리 역시 자연의 일부이므로 끊임없이 변화하고 있으며, 따라서 항상 다른 관점에서 자연을 바라본다. 우리는 무한히 계속되는 연속적인 변화를 바라보는 항구적인 변화의 작은 일부분이다. 변화가 상당히 흥미를 자극하게 되는 것은 조금도 놀라운 일이 아니다. 자연에 대해 우리가 배울 수 있는 가장 중요한 것은 자연의 작용을 규정하는 본래부터 내재된 법칙이다.

파탄잘리가 『요가 수트라』를 저술하기 수백 년 전에도 이미 인도의 요가 수행자들은 일견 혼란스러워 보이는 자연의 변화에서 어떤 유형을 찾으려 노력하였다. 무한히 다양한 자연 현상은 혼돈의 모습을 보여 준다. 그러나 그들은 '자연의 끝없는 혼란 상태를 통제하는 질서정연한 법칙이 있으며, 그것을 이해할 수 있지 않을까? 그리하여 만일 그 법칙이 작용하는 방식을 파악한다면 혼란에서 빠져나와 질서의 상태로 들어가는 것이 가능하지 않을까?' 라는 의문을 품었다. 규칙을 모르면 모든 게임은 의미가 없다. 그러나 규칙을 알 때, 게임은 아주 재미있어질 것이다. 여러분은 여전히 몇 번씩 실패하고 게임에 지지만 적어도 참여하고 있는 것이다. 즉 여러분은 게임을 하고 있는 것이다. 요가는 여러분이 육체와 자아를 가지고 게임을 하고 있다고 말한다. 게임을 함으로써 여러분은 규칙을 배울 수 있으며, 만일 그 규칙을 지킨다면 깨달음과 자유를 얻을 뿐 아니라 인생에서 성공할 수 있는 훨씬 더 좋은 기회를 갖게 될 것이다.

따라서 인류는 타다아사나(산 자세)에서처럼 자신의 두 발로 땅 위에 똑바로 서 있으면서, 머리는 하늘sky에 두고 있다. 그러나 이때 우리는 어떤 의미로 '하늘'이라 말하는가? 분명 나는 지구의 생물권, 혹은 물리적으로 실재하나 멀리 떨어져 있는 어떤 곳을 말하고 있는 것이 아니다. 아마 내가 "우리의 발은 지상에, 우리의 머리는 천상heavens에."라고 말할 수도 있었을 터이다. 영어처럼 하늘sky과 천상heavens에 관련하여 분리된 두 개의 단어를 가진 언어들은 많지 않다. 천상이라는 단어는 물리적이지 않은 어떤 것을 암시할 때 유용하다.

이 단어는 몇 가지 가능성을 열어 주는데, a) 모든 현상은 불안정한 상태에 있으므로 물리적인 어떤 것도 완전할 수 없지만 이것은 완전하다는 것, b) 우리가 다양한 측면에서 보는 까닭에 자연은 그 수가 많은 반면 이것은 보편적, 즉 단일하다는 것, c) 물리적이지 않아 장소에 제한받거나 한정되지 않으므로 이것은 모든 곳에 존재한다는 것, d) 이것은 더없이 진실하거나, 혹은 영원하다는 것 등이다. 요가에서 육체는 실제적인 물질로 이루어졌다고 여겨지는 반면 우리 자신의 변화와 내부에 존재하는 무한한 하늘이 드러나는 것을 치트 아카샤cit-akasha, 즉 문자 그대로 우주 그 자체의 비전vision이라 부른다.

물리적인 것은 무엇이든지 늘 변화하므로 그 실재는 항구적이지 않으며 영원하지 않다. 이러한 의미에서 자연은 다양한 역을 맡는 배우와 같다. 자연은 결코 의상과 분장을 벗고 본연의 자리로 돌아가지 않는다. 다만 한 역에서 다른 역으로 영원히 변화할 따름이다. 따라서 자연과 함께라면, 특히 우리 또한 자연의 일부분이기에 우리는 결코 자신이 어디에 존재하는지 전혀 알 수 없다.

　물리적 차원을 벗어난 실재는 아무리 파악하기 힘들어도 영원하고 언제나 한결같다는 이점을 가질 수밖에 없다. 이 점이 중요하다. 참되고 불변하는 것은 무엇이든 우리에게 고정된 지점을 제공하여 나침반에서의 정북 방향처럼 위치를 정해 주게 되어 있다. 그런데 나침반은 어떻게 작용하는 것일까? 자북과 나침반 속의 자석 간의 자력에 의해서이다. 나침반은 우리 자신과 같다. 따라서 우리는 우리 자신을 모든 곳에 편재하는 보편적인 실재에 맞추어 조정하는 보편적인 실재가 우리 자신 속에 존재한다고 추론할 수 있다. '조정'이라는 단어를 잊어서는 안 된다. 내가 마음, 자아, 지성의 조정을 발견한 것은 바로 육체의 조정을 통해서였다. 가장 바깥쪽의 육체, 혹은 겹(코샤)으로부터 가장 내밀한 곳에 이르기까지의 조정은 우리 자신의 개인적인 실재를 보편적인 실재와 접촉할 수 있게 하는 방법이다. 『바스타수트라 우파니샤드Vastasutra Upanishad』는 "적절한 선을 따라 사지를 배열하는 것은 브라만(신)에 대한 지식처럼 찬양된다."라고 말한다. 그보다 훨씬 더 이른 시기의 리그 베다는 "모든 형상은 본래의 형상의 이미지이다."라고 말한다. 우리는 이 실재가 시간의 흐름에 따라 변하거나 공간에 의해 제약받는 것이 아님을 알고 있다. 실재는 이 둘로부터 자유롭다. 따라서 우리의 여행이 비록 시간과 공간 안에서 이루어지고 있다 하더라도 만일 우리가 여행의 목적지에 이르러 물리적 차원을 벗어난 지고의 실재와 조우한다면 그것은 당연히 우리가 알고 있는 시간과 공간 안에서 이루어지는 것은 아닐 것이다.

우주적 영혼Purusa과 자연Prakrti

　지금까지 나는 물리적 차원을 넘어선 실재에 대한 일반적인 번역어 사용을 의도적으로 피하였는데, 왜냐하면 그것을 언급하면 대개 사람들은 자기 자신에 대해 생각하기를 멈추기 때문이다. 산스크리트어로 그 말은 푸루사Purusa이다.

영어로는 그것을 우주적, 보편적 영혼이라 부를 수 있다. 영혼이라는 말은 대체로 아주 강한 종교적 어감을 가지기 때문에 사람들은 생각해 보지도 않고 그것을 받아들이거나 제쳐 놓는다. 그들은 그것이 단지 불변하는 실재를 가리키는 말이라는 것을 잊고 있다. 그것은 논리적으로 당연하지만 우리가 우리 자신 속에서 그 실현을 경험할 때까지는 마음에 개념으로만 머무른다.

우리는 당연히 이 불변의 실재를 차이가 아니라 일체성의 개념에 바탕을 둔 무욕의 사랑과 관련지어 생각한다. 강한 모성애는 어머니가 아이에 대해 가지는 일체감으로부터 나온다. 하나가 될 때 소유라는 것은 존재하지 않는다. 소유는 '나'와 '그것'을 포함하는 이원적 상태이기 때문이다. 영혼은 변함이 없고, 영원하며, 항구적이다. 그것은 언제나 신적인 근원과 단일성에 뿌리를 둔 바라보는 자로 남아 있다. 요가의 모든 수행은 프라크르티와 푸루사, 자연과 영혼 사이의 관계를 탐구하는 것과 관련 있다. 그것은 또 우리의 원래의 모습으로 되돌아가기 위해 땅과 하늘 사이에서 살아가는 법을 배우는 것이다. 땅과 하늘 사이에서 산다는 것은 인간의 곤경으로, 기쁨과 슬픔이며, 구원 혹은 파멸이다. 자연과 영혼은 서로 뒤섞여 있다. 어떤 이들은 이 둘이 혼인을 한 것처럼 결합되어 있다고 말하기도 한다. 수행자sadhaka가 이 둘 사이의 소통과 연결을 경험하는 것은 아사나와 프라나야마 및 그 이외 요가의 다른 부분들의 정확한 수련에 의해서이다. 평범한 사람에게는 자연과 영혼의 결합이 화합되지 못하고 상호 이해가 불가능한 결합이라 여겨질 수도 있다. 그러나 이 양자 간의 교감으로 둘은 신성한 결합을 위해 서로에게 더 가까워지게 된다. 이 결합은 우리 지성을 덮고 있는 무지의 베일을 벗겨 낸다.

이러한 결합을 이루기 위해 수행자는 영혼의 틀인 육체를 살필 뿐 아니라 내면도 함께 보아야 한다. 그는 밑바탕에 놓인 법칙을 이해해야만 한다. 그렇지 않으면 그는 자연의 노예 상태로 살아갈 것이며, 영혼은 단지 개념으로만 남게 될 것이다. 대우주에 존재하는 모든 것은 소우주 혹은 개별자 속에 존재한다는 것을 깨쳐야만 한다.

여덟 개의 꽃잎으로 이루어진 요가

요가에는 점차 수행자에게 그 모습이 드러나는 여덟 개의 꽃잎이 있다. 외적인 윤리 규율yama, 내적인 계율 준수niyama, 자세asana, 호흡 조절pranayama, 감각의 통제 및 철회pratyahara, 집중dharana, 명상dhyana, 그리고 지극히 행복한 몰입(samadhi사마디) 등이 그것들이다. 이들이 연꽃의 꽃잎처럼 함께 모여 아름다운 전체를 형성하는 까닭에 우리는 이들을 요가의 꽃잎이라 칭한다.

몸 바깥쪽의 피부에서 가장 안쪽의 자아에 이르기까지 육체의 안쪽 겹들(코샤)을 통과하는 여정에서, 우리는 『요가 수트라』에 설명된 요가의 여덟 개의 꽃잎 혹은 여덟 단계와 각각 마주치고 탐구하게 될 것이다. 진리를 찾는 이에게 이러한 단계들은 파탄잘리의 시대에 그러했던 것처럼 오늘날에도 중요하다. 여덟 개의 꽃잎에서 마련된 지침과 수행 없이 우리가 육체의 겹들을 이해하고 조화시키기를 바라는 것은 불가능하다. 이들에 대해 여기에서는 간략하게 언급하겠지만, 다음 장들에서는 보다 충분히 논의하고자 한다.

요가의 여정은 다섯 가지의 보편적인 도덕률yama로 시작된다. 이러한 방식으로 우리는 바깥세상에서의 우리의 행동에 대한 통제력을 기르는 것을 배운다. 여행은 자기 정화niyama의 다섯 계율로 이어진다. 이것은 내면세계와 지각할 수 있는 감각과 연관되어 있으며 자기 수양을 발전시킬 수 있도록 도와준다. 이 책 전반에 걸쳐 이에 대해 논의할 것이지만, 무엇보다 이것은 타인과 자기 자신에 대한 우리의 행위를 억제하는 데 기여한다. 이러한 윤리적인 규율들은 요가의 여행이 시작될 때부터 끝날 때까지 늘 우리와 함께 하는데, 이는 한 사람의 영적 실현의 증명은 그가 어울려 함께 하는 사람들 사이에서 어떻게 처신하는지, 또 어떻게 서로 영향을 주고받는지에 달려 있기 때문이다.

결국 요가의 목적은 궁극적인 자유라 하겠지만 이것이 성취되기 전이라 할지라도 우리로 하여금 우리가 열망하는 삶, 즉 깨끗하고 정직한 인간관계, 호의와 우정, 신뢰, 자립, 타인의 행운에 기뻐하기, 자신의 불운에 직면하여 평정심을 유지하는 것 등 품위 있는 삶을 영위할 수 있게 하는 자기 통제, 감수성, 자각의 힘을 보다 많이 갖춤에 따라 자유의 경험은 점점 더 늘어나게 된다. 선한 상태에서 우리는 보다 큰 자유를 향해 나아갈 수 있다. 의심, 혼란, 악덕에서는 전진할 수 없다. 요가에 있어서 발전은 법률상의 이유라기보다는 아주 실제적인 이유에서 도덕적이다. '좋은' 상태를 거치지 않은 채 '나쁜' 상태에서 '가장 좋은' 상태로 껑충 뛴다는 것은 거의 불가능하다. 또한 무지가 물러남에 따라 '좋은' 상태는 '나쁜' 상태보다 무한히 더 편안해진다. 우리가 '나쁘다'고 하는 것은 행위에 있어서의 무지이며, 따라서 어둠 속에서만 번성하는 삶의 방법이다.

요가의 세 번째 꽃잎은 이 책의 다음 장에서 다루게 될 자세(요가 아사나)의 수련이다. 아사나는 육체의 힘과 건강을 유지시키는데, 이것이 없이는 거의 발전할 수가 없다. 아사나는 또 육체가 자연과 조화를 이루게 한다. 우리 모두는 마음이 몸에 영향을 미친다는 것을 알고 있어서, 이를테면 "너는 우울해 보이는구나.", 혹은 "그는 의기소침하였다."라는 말을 한다. 요가는 반대로 몸을 통해 마음에 접근하는 것이 어떨까 하고 제안한다. "턱을 위로 들어올려라.", 혹은 "어깨를 뒤로 젖히고 똑바로 서라."라는 지시는 이러한 접근법을 나타내 보인다. 아사나를 통한 자기 계발은 우리가 탐구해야 할 내면의 감춰진 것들에 이르게 하는 넓은 통로이다. 다시 말하자면 우리는 마음을 조각하기 위해 아사나를 이용하려는 것이다. 우리는 존재의 각 겹이 원하는 것을 찾아내서 그것의 미묘한 요구에 따라 그 겹들을 잘 보양해야 한다. 결국 바깥에 위치한 층을 떠받치고 있는 것은 내부의 보다 미묘한 코사이다. 따라서 요가에 있어서는 미묘한 것이 거친 것에 선행한다,

혹은 정신이 물질에 선행한다고 말할 수 있다. 그러나 요가는 내면을 향해 나아가기 위한 감수성을 발달시키기 위해 다리, 팔, 척주, 눈, 혀, 촉각과 같은 바깥쪽의 것, 혹은 가장 분명한 것을 먼저 다루어야 한다고 말한다.

이것이 바로 아사나가 요가의 모든 가능성의 영역을 여는 것에 대한 이유이다. 영혼을 실어 나르는 육화된 매개물, 즉 뼈에서 뇌까지 음식과 물로 유지되는 육체의 지지가 없다면 존재의 신성한 지복은 실현될 수 없다. 육체의 한계와 충동적 성향을 알아차릴 수 있게 되면 우리는 그것들을 초월할 수 있다. 우리 모두는 윤리적 행위에 대해 어느 정도 자각하고 있으나 더 깊은 차원의 야마와 니야마를 추구하기 위해서는 마음을 계발해야 한다. 우리에게 필요한 것은 만족, 평안, 냉철함, 무욕으로, 이들은 반드시 획득되어야 할 자질이다. 이 덕목들의 생리학을 가르쳐 주는 것이 바로 아사나이다.

요가의 네 번째 꽃잎은 호흡의 기술, 즉 프라나야마(prana생명 에너지 혹은 우주 에너지, ayama확대, 확장)이다. 호흡은 의식을 나르는 도구이다. 따라서 호흡을 천천히, 잘 조정하여 주시하고 배분함으로써 외적인 욕망vasana에서 우리의 주의를 끌어당겨 분별력 있고 지성적인 자각prajna으로 향하게 하는 것을 배운다. 호흡이 마음을 진정시킴에 따라 에너지는 자유로워져 감각으로부터 풀려나고, 높아진 역동적인 자각력과 더불어 내면을 향한 탐색을 추구하게 된다. 프라나야마는 의지력에 의해 수행되지 않는다. 마치 들판에서 말을 잡을 때 말을 추격하는 것이 아니라 손에 사과를 들고 가만히 서 있는 것과 같이 호흡도 유도되거나 살살 달래어 이루어지게 해야 한다. 이런 방식으로 프라나야마는 겸손을 가르치고 탐욕 혹은 행위의 결과에 대한 갈망으로부터 우리를 자유롭게 해 준다. 강요되는 것은 아무 것도 없다. 수용력이 모든 것이다.

감각을 마음속으로 철회하는 것pratyahara은 요가의 다섯 번째 꽃잎으로 외부 세계와 내면세계의 탐구 사이에 있는 중심점이라 부르기도 한다. 불행히도 우리는 자신의 감각, 기억, 지성을 잘못 이용하며, 이들이 가진 모든 잠재적 에너지가 외부로 흘러나가 흩어지게 한다. 우리는 영혼이 다스리는 땅에 닿기를 원한다고 말할 수 있으나, 여기에는 엄청난 줄다리기가 기다리고 있다. 우리는 안으로 들어가지도 못하고 밖으로 나가지도 못하는데, 이것이 에너지를 서서히 약화시킨다. 그러나 더 잘 할 수 있는 가능성이 있다.

감각 기능을 내면으로 돌림으로써 우리는 마음의 통제, 침묵, 고요함을 경험할 수 있다. 마음을 진정시키고 침묵하게 하는 능력은 명상과 내면을 향한 여행을 위해서만이 아니라 직관적 지성이 외부세계에서 유용하고 가치 있는 방식으로 기능할 수 있기 위해서도 반드시 필요하다.

마지막 세 개의 꽃잎 혹은 단계는 집중dharana, 명상dhyana, 그리고 완전한 몰입samadhi이다. 이 세 가지는 최고의 단계로 최종적인 통합의 요가samyama yoga이다.

집중으로부터 시작하기로 하자. 다라나는 아주 쉽게 집중으로 번역할 수 있기에 종종 간과되거나 잊히는 수가 있다. 수업을 할 때 우리는 집중하는 법을 배운다. 이는 유용하지만 요가의 용어에서 이것은 집중이 아니다. 숲에 있는 사슴에 대해 우리는 "저 봐, 사슴이 집중을 하고 있네."라고 말하지 않는다. 사슴은 몸의 세포 하나하나까지 완전하고 활기에 넘치는 깨어 있는 상태에 들어 있다. 우리는 종종 흔들리는 물체 – 축구 시합, 영화, 소설, 바다의 파도, 혹은 촛불의 불꽃 – 에 주의를 고정시키고 있다는 이유로 자신이 집중하고 있다고 속는 경우가 있다. 그러나 불꽃조차도 흔들리지 않는가? 진정한 집중이란 실이 이어지듯 깨어 있음이 끊어지지 않는 상태이다. 요가는 지성 및 스스로를 성찰하는 의식과 더불어 작용하는 '의지'의 힘으로 어쩔 수 없이 흔들리는 마음과 불가피하게 밖으로 향해지는 감각에서 우리가 어떻게 벗어날 수 있는가를 다룬다. 여기에 아사나는 우리에게 크나큰 도움을 준다.

아사나에 있어서 마음에 대한 몸의 도전을 생각해 보라. 다리 바깥쪽을 지나치게 뻗으면 다리 안쪽이 처진다. 우리는 이 상황을 그대로 내버려 둘 것인지 말 것인지 선택할 수도 있고, 의지력의 도움을 받아 경험적 지식을 바탕으로 비교를 통해 불균형을 해소할 수도 있다. 또한 뒤로 미끄러지지 않기 위해 균형을 유지하면서 무릎, 발, 피부, 발목, 발바닥, 발가락 등등(열거할 목록은 무한하다.)에 주의를 기울일 수 있다. 우리의 주의는 포괄할 뿐만 아니라 꿰뚫고 들어가기도 한다. 우리가 마술사처럼 이 많은 공들을 하나도 떨어뜨리지 않으면서, 또 주의를 흩뜨리지 않은 채 공중에 머물게 할 수 있을까? 아사나를 완성하는 데 여러 해가 걸린다는 것이 놀라운 일인가?

각각의 새로운 점이 탐구되고 조정되며 확인될 때, 깨어 있음과 집중은 필연적으로 동시에 무수한 지점으로 향하게 되어 실제로 의식 자체가 몸 전반에 걸쳐 고르게 분산될 것이다. 이때 조정된 지성의 흐름에 의해 조명되는 동시에 몸과 마음을 변화시키는 관찰자의 역할을 하는 의식은 꿰뚫고 들어가면서 포괄한다. 이것이 바로 고귀한 깨어 있음으로 이어지는 지속적인 집중의 흐름dharana이다. 늘 깨어 있는 의지는 스스로를 완전히 교정해 나가는 메커니즘을 만들면서 조정하고 연마한다. 우리 존재의 모든 요소를 포함시키면서 이루어지는 아사나의 수련은 감각, 마음, 기억, 의식, 그리고 영혼과 통합을 이룰 때까지 이런 방식으로 지성을 일깨우고 날카롭게 벼린다. 여기에 모든 뼈, 살, 관절, 섬유 조직, 인대, 감각, 마음, 지성이 활용된다. 자아the Self는 지각하는 자이며 행동하는 자이다. 내가 '자아the self'를 소문자 's'로 쓸 때에는 의식의 자연스러운 상태에서 자신이 누구이며 무엇인지에 대한 우리의 자각 전체를 의미한다. 그러므로 자아는 부풀려지거나 축소되지 않은 자신의 자연스러운 형태를 지닌다. 지속적인 흐름을 이루는 집중과 더불어 명상적으로 수행되는 완전한 아사나에서 자아는 그 완전한 형태를 지니며 나무랄 데 없이 훌륭하게 통합된다.

아사나와 집중(다라나)의 관계를 기억하는 간단한 방법을 원한다면 그것은 다음과 같다. 즉, 만일 작은 것들을 많이 배우면 어느 날엔가는 큰 것을 알게 될 것이다.

다음엔 명상dhyana을 다루기로 하자. 현대 생활의 조급함에는 스트레스가 불가피하게 잠재되어 있다. 마음에 이러한 스트레스가 쌓이면 분노, 욕망과 같은 정신의 혼란이 일어나고, 이것이 반대로 정서적인 스트레스를 만든다. 많은 스승들이 여러분들에게 이야기하고자 하는 것과는 달리 명상은 스트레스를 없애 주지 못한다. 명상은 '스트레스가 없는' 어떤 상태가 이미 이루어졌을 때에만 가능하다. 스트레스가 없으려면 뇌는 이미 고요하고 진정되어 있어야 한다. 뇌를 이완시키는 법을 배움으로써 우리는 스트레스를 없애기 시작할 수 있다.

명상은 이를 해낼 수 없다. 여러분은 이 모든 것을 명상을 위한 기초 작업으로 이루어 놓아야 한다. 그러나 나는 현대 영어의 용법에서 명상이란 말이 스트레스의 관리나 감소를 위한 다양한 형태의 행법에 대해 사용되는 수가 많다는 것을 알고 있다. 이 책에서 나는 순수한 요가적 의미에서, 다른 모든 육체적, 정신적 약점들이 대부분 제거되었을 때에만 성취될 수 있는 일곱 번째의 꽃잎으로서 이 단어를 사용하게 될 것이다.

기술적으로 말하자면 스트레스가 있는 사람이나 약한 신체, 약한 폐, 굳은 근육, 일그러진 척주, 동요하는 마음, 정신적인 흥분, 소심한 마음의 소유자는 요가적 의미에서의 참된 명상을 할 수 없다. 종종 사람들은 고요히 앉아 있는 것이 명상이라고 생각한다. 이것은 오해이다. 진정한 명상은 우리를 지혜jnana와 깨어 있음prajna에 이르게 하며, 특히 우리 자신이 에고 이상의 존재라는 것을 이해하는 데 도움을 준다. 그러므로 참된 명상을 위해서는 자세와 호흡 및 감각의 철회와 집중 등의 준비가 필요하다.

뇌를 이완하는 이러한 과정은 아사나를 통해 이루어진다. 우리는 일반적으로 마음이 머릿속에 있다고 생각한다. 아사나를 행할 때 우리의 의식은 몸 전체에 퍼지고, 마침내 세포 하나하나에 두루 침투하여 완전하게 깨어 있는 상태를 만든다. 이런 식으로 스트레스로 가득 찬 생각이 서서히 사라지고 우리 마음은 하나의 전체로서 몸, 지성, 깨어 있음에 초점을 맞춘다.

이렇게 될 때 뇌는 더욱 수용적이 되고 집중은 자연스러워진다. 뇌 세포를 이완시키고 수용적이며 집중된 상태로 유지하는 법이 바로 요가가 가르치는 기술이다. 여러분은 또 명상(디아나)이 요가의 본질적인 부분이라는 것을 잊어서는 안 된다. 그것은 분리되어 있지 않다. 야마, 니야마, 아사나, 프라나야마, 프라티아하라, 다라나, 디아나, 사마디 등 이 모든 것들은 요가의 꽃잎들이다. 모든 것 속에 명상이 존재한다. 사실 요가의 이 모든 꽃잎들 속에서 우리는 성찰적인, 혹은 명상적인 기운을 필요로 한다.

뇌에 만연된 스트레스가 아사나와 프라나야마에 의해 줄어들면서 뇌는 휴식을 취하며 긴장으로부터 풀려난다. 이와 비슷하게 여러 가지 유형의 프라나야마를 행하는 동안 온몸은 에너지로 충전된다. 프라나야마를 수련하기 위해서는 근육과 신경이 강해야 하고 집중력과 끈기, 결단력과 참을성을 지녀야 한다. 이 모든 것들을 아사나의 수련을 통해 배우게 된다. 신경은 진정되고, 뇌는 고요해지며, 굳고 딱딱해진 폐가 느슨히 이완된다. 또 신경이 건강한 상태를 유지하도록 도움을 받는다. 여러분은 곧 자기 자신과 하나가 되는데, 이것이 바로 명상이다.

명상을 바라보는 한 가지 방식으로 콜롬비아 우주 왕복선에서 사망한 이스라엘의 우주비행사 일란 라몬Ilan Ramon이 제안한 것이 있다. 지구를 돌고 난 뒤 그는 '지상에 살고 있는 모든 사람을 위한 평화와 더 나은 삶'을 호소하였다. 그가 이러한 초월적인 비전을 경험한 유일한 우주비행사는 아니었다. 다른 사람들 또한 '정치적인 차이가 희미해지는 위치에서 지구를 바라볼 때 우주를 여행하는 사람들은 독특한 관점을 공유한다.'는 사실을 인정하였다. 그러나 그들은 격렬한 투쟁이 규범이 되는 행성을 내려다보고 있다. '눈에는 눈'이라는 성경의 구절이 있는데, 이는 복수의 철학이지 정의가 아니다. 그러나 마하트마 간디는 '눈에는 눈'이라는 이념에 지배되는 세계에서는 곧 세계 전체가 맹목적이게 될 것이라고 경고하였다.

평화로운 협력에 의해 공유하는 인간의 목적을 성취할 수 있는 행성을 한번 보기 위해 우리 모두 바깥 우주로 나갈 수는 없다. 그러나 국경선으로 표면이 나뉘지 않고 흰 구름으로 둘러싸여 공중에 매달려 있는 푸른 구체 사진을 바라보면 우리 역시 지구의 단일성에 감동 받는다. 그러면 어떻게 해야 이러한 단일성을 실천할까? 이원성은 갈등의 씨앗이다. 그러나 우리 모두는 우주, 즉 이원성과 갈등이 종식되는 내면의 우주로 접근할 수 있는 통로를 가지고 있다. 그것은 요가가 우리에게 가르치는 것, 즉 인격화한 에고를 중단시키고, 그 너머 더 이상 아무 것도 없는 참되고 통합된 자아 the Self를 출현시키는 것이다. 요가는 자유에 대한 최고의 경험은 하나가 되는 것, 즉 통합이 최고의 경지로 실현되는 것이라고 말한다. 그러나 우리는 먼저 영혼을 에워싸고 있는 다섯 개의 겹을 조화시키지 않고서는 불멸의 행복을 경험하기 위해 내면으로 관통해 들어갈 수가 없다.

아사나와 프라나야마는 저 이원성의 초월을 위한 수습 기간이라 할 수 있다. 이들은 내면의 평온함을 얻기 위해 우리의 몸, 척주, 호흡을 준비시키는 데 그치는 것이 아니다. 파탄잘리는 특히 아사나가 우리에게 이원성, 즉 더위와 추위, 명예와 불명예, 부와 가난, 얻음과 잃음을 초월하는 법을 가르쳐 준다고 말했다. 아사나는 부침하는 세상의 혼란 속에서 평정심을 가지고 살아가게 하는 확고함을 부여한다. 엄격하게 말하면 이는 하나의 아사나 속에서 명상을 할 때만이 가능하지만, 모든 아사나를 명상적 방법으로 수행하는 것은 가능하며 이것이 현재 나의 수련이 도달한 경지이다. 나의 아사나는 명상적이며, 프라나야마의 수련은 경건하다. 명상 그 자체는 참된 자아를 흉내 내는 거짓 자아, 즉 에고의 마지막 정복이고 해체이다. 신성의 축복으로 일단 이원성이 융화되고 초월되면 사마디라는 최고의 선물이 주어질 것이다.

 사마디(결합)의 최종 단계에서 개인의 자아는 자신의 모든 속성과 함께 신성의 자아, 우주정신과 융합된다. 요가 수행자는 신성이 하늘을 향해 있다기보다는 내면을 향해 있음을 깨달으며, 이 마지막 영혼의 탐구에서 구도자는 보는 자가 된다. 이렇게 그들은 존재의 근본 자리에서 신성을 경험한다. 사마디는 일반적으로 마지막 자유, 즉 카르마, 원인과 결과, 작용과 반작용의 바퀴에서 벗어난 자유로 설명된다. 사마디는 우리들의 도덕적 자아를 영속시키는 것과는 전혀 관계가 없다. 사마디는 자연의 순환 속에 틀림없이 일어나는 육체라는 덧없는 매체의 소멸이 오기 전에 우리의 영원한 자아와 조우할 수 있는 기회이다.

 그러나 요가 수행자는 이러한 고귀한 지복의 단계에 계속 머물지는 않는다. 하지만 그는 자신의 가장 내밀한 존재 속에서 신성이 우리 모두를 결합시키며, 다른 사람에게 행한 언행이 결국 자신에게도 똑같이 행해진다는 사실을 알고 있기에 그가 세상으로 돌아왔을 때 그의 행동은 달라져 있다. 요가는 행위를 나쁜 결과만을 초래하는 검은 행위, 결과가 혼합된 회색의 행위, 좋은 결과를 가져오는 하얀 행위, 그리고 아무런 반작용도 불러일으키지 않는 색깔이 없는 행위 등 네 종류로 나눈다. 마지막의 행위는 생성 혹은 인과 관계의 카르마적 수레바퀴 속으로 계속 얽혀 들어가지 않으며 이 세상에서 활동할 수 있는 깨달은 요가 수행자의 행위이다. 좋은 의도로 의식적으로 행한 하얀 행위라 할지라도 좋은 결과를 받게 될 미래로 우리를 구속한다. 만일 어느 변호사가 정의를 구현하고자 부당하게 피소된 결백한 사람을 구하기 위해 노력한다면, 이것은 하얀 행위의 본보기라 할 수 있겠다. 그러나 어린 아이가 다가오는 차 앞으로 갑자기 뛰어들 때 여러분이 잠깐 생각할 겨를도 없이 번개처럼 달려들어 위험에서 아이를 잡아채어 구했다면 이는 요가 수행자의 행위, 다시 말해 직접적이고 즉각적인 인식과 행동에 기초한 행위라고 할 수 있겠다. 여러분은 "내가 저 아이를 구하길 참 잘했지."

라는 말로 스스로를 칭찬하지는 않을 것이다. 그것은 여러분이 자신을 행위의 입안자가 아니라 오히려 과거나 미래에 대한 고려 없이 순수하게 순간에만 존재하는 그저 '옳은' 어떤 것의 도구라고 느낄 것이기 때문이다.

이런 이유로 이 책의 마지막 장인 '자유롭게 살기'는 윤리에 관심을 두고 있으며 요가의 처음 두 단계(야마와 니야마)로 돌아간다. 자아를 실현한 남성 혹은 여성이 세상에서 얼마나 자유롭게 사는지 봄으로써 우리는 우리 각자가 절대적인 운명에 따르는 것이 아니라 내면을 향한 여정과 전진하는 삶의 여정을 따라 한 걸음 한 걸음 내디디며 나아갈 때 어떻게 길을 헤쳐 나가야 되는지에 대해 배울 것이 무엇인지 알게 될 것이다.

자연의 세계에서 사는 법 배우기

내면을 향한 여정을 시작하기 전에 우리는 그것의 본질을 명확히 해야 한다. 내면을 향한 여정 혹은 영적인 길에 대한 오해가 빈번히 일어나는데, 그것은 이러한 길이 대부분의 사람들에게 자연의 세계, 즉 세속적이고 현실적이며 기쁨을 주는 것을 거부할 것을 제시한다는 것이다. 그와는 반대로 요가 수행자에게(사실 도가의 스승이나 선승에게도) 영혼을 향한 길은 전적으로 자연이 지배하는 영역에 놓여 있다. 이것은 살아 있는 물질의 겉모습 혹은 표면의 세계로부터 가장 미묘한 중심부 속에 이르기까지 자연을 탐구하는 것이다. 영성이란 우리가 추구해야 할 외적인 목적이 아니라 우리가 드러내야 할 각자의 신성한 근본 자리의 일부분이다. 요가 수행자에게 영혼은 육체와 분리된 것이 아니다. 영성이란 내가 명확히 밝히고자 시도한 것처럼 천상에 속하거나 자연을 벗어난 것이 아니라 바로 우리 자신의 육체 안에서 접근하여 감지할 수 있는 것이다. 실제로 영적인 길이라는 개념은 잘못된 명칭이다. 즉 여러분은 신성처럼 명확한 정의에 의해 이미 모든 곳에 존재하는 어떤 것을 향해 어떻게 나아갈 수 있겠는가? 만일 우리가 집을 충분히 깨끗하고 정돈된 상태로 만든다면 언젠가는 신성이 줄곧 거기에 존재해 왔다는 것을 알아차리게 될 것이라고 생각하는 것이 더 나을 것 같다. 육체의 겹들에 대해서도 우리는 신성이 보이도록 깨끗한 창문이 될 때까지 더러움을 닦음으로써 같은 작업을 한다.

과학자는 지식, 즉 외부의 자연과 외부 그 자체에 대한 지식을 통해 자연을 정복하고자 한다. 이러한 수단에 의해 그는 원자를 쪼개어 외적인 힘을 얻게 될 수도 있다. 요가 수행자는 존재의 원자atma를 꿰뚫고 들어가기 위해 자신의 내적인 자연을 탐구하고자 한다. 그는 넓은 땅과 쉬지 않고 물결치는 바다에 대한 지배권을 얻는 것이 아니라 자신의 고집스러운 살과 열병을 앓는 마음에 대한 지배권을 얻는다. 이것이 온정적인 진리의 힘이다. 진리 앞에서 우리는 벌거벗은 느낌을 가지지만 동정심은 우리의 모든 부끄러움이 사라지게 한다. 진리를 추구하는 구도자를 기다리고 있는 것은 바로 이러한 성장과 진화에 대한 내적 탐구, 혹은 변형이 이루어지게 하는 심오한 요가의 여정으로서의 '안으로 파고들기'이다. 우리는 가장 감지하기 쉬운 우리의 육체적인 몸과 더불어 이러한 '안으로 파고들기'를 시작하며, 요가 아사나의 수련은 우리 각자에게 주어진 이 멋진 악기를 연주하는 법을 이해하고 배울 수 있도록 도와준다.

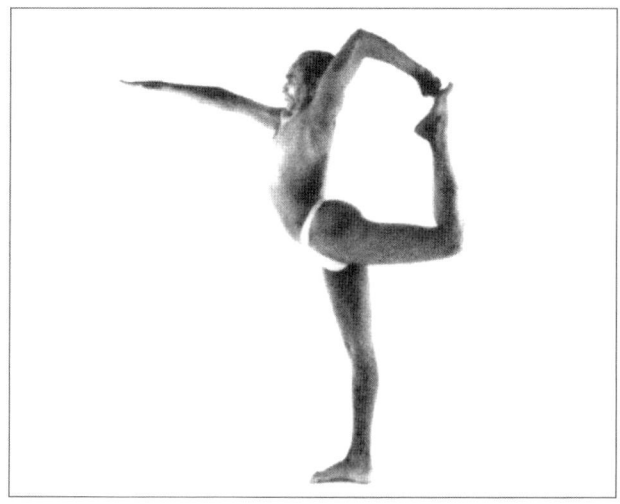

나타라자아사나

제 2 장
안정감

육체(아사나Asana)

  요가 수행자가 자기 존재의 근본 자리를 향해 내면으로 여행을 떠나는 것은 바로 이 지점에서이다. 많은 사람들은 요가가 세상을 거부할 뿐 아니라 세상에 대해 책임감을 가지고 참여하는 것도 거부하며, 심지어 고행으로 이어질 만큼 극도로 엄격하다고 생각한다. 그러나 고난과 유혹과 더불어 세상 속에 살아가면서, 동시에 가장의 일상적 삶 속에서 균형과 자기 통제를 유지하는 가운데 더 큰 도전과 충족을 찾을 수는 없는 것일까? 영적인 삶을 추구하기 위해서는 육체를 부정하거나 망각해서는 안 된다. 영적인 목표를 향한 여정에 있는 동안 육체는 활발한 상태를 유지해야만 한다.

요가는 문명만큼이나 오래되었고 전통적이지만, 꼭 필요한 생명력을 얻기 위한 수단으로 현대 사회에서 여전히 존속되고 있다. 그러나 요가는 우리가 육체의 힘뿐만 아니라 마음에 주의력과 깨어 있음을 계발할 것을 요구한다. 요가 수행자는 육체적인 몸이 영혼을 위한 성전일 뿐만 아니라 근본 자리를 향한 내면의 여행을 시작하는 수단임도 안다. 먼저 육체적인 몸에 주의를 기울여야 영적인 삶에 있어서 무엇인가를 성취하기를 바랄 수 있다.

남자든 여자든 어떤 이가 만일 신성의 경험을 열망한다 하더라도, 그의 육체가 무거운 짐을 견디기에 너무 허약하다면 열망과 포부가 무슨 소용이 있겠는가? 그러므로 이 때문에 더욱 어느 정도씩 육체적 제약과 장애로 고통 받는 우리들 대다수가 자신 앞에 놓인 여행을 위해 스스로를 조정할 수 있도록 가능한 한 빨리 요가 수행을 시작해야 하는 것이다.

요가는 우리가 살아가는 삶 속에서 역량을 갖추고, 아직 어렴풋하게만 인식하고 있는 삶에 대한 감수성과 수용성을 키우도록 우리에게 자각하는 기법, 그리고 확장하고 파고들어 가며, 변화하고 발전하는 기법을 알려 준다. 우리는 우리가 가진 측면 중 모두에게 가장 구체적이고 접근하기 쉬운 육체적인 몸의 단계에서 시작한다. 요가 아사나와 프라나야마의 수행은 우리로 하여금 훨씬 더 커진 통찰력으로 자신의 육체를 이해하고, 육체를 통하여 마음을 이해하며, 영혼에 이르게 한다. 요가 수행자에게 육체는 삶의 실험실, 실험과 영원한 탐구의 장이다.

요가 수행자에게 육체적인 몸은 자연의 요소들 중 하나, 즉 흙에 상응한다. 우리는 죽음을 면할 수 없는 흙이며, 먼지로 돌아간다. 모든 문화는 이 진리를 인식하지만 오늘날 우리는 이것을 단순한 비유로 다룬다. 이것은 비유 이상의 것으로, 여러분이 자신의 육체를 탐구할 때 실은 자연의 이 요소를 탐구하고 있는 것이다. 여러분은 또한 자신 속에 흙의 성질, 즉 고형성, 형체, 견고성, 강인함을 발달시키고 있다.

  요가 아사나에 대해서는 내가 예전에 저술한 책들에서 상세히 설명하였다. 이 장에서 우리는 각 자세의 기법이 아닌 모든 아사나와 삶에서 얻기 위해 노력해야만 하는 성질과 속성의 견지에서 아사나에 대해 논의할 것이다. 아사나를 완성할 때 우리는 우리의 육체적 현현의 참된 본질, 우리 존재의 본질 및 우리에게 생명력을 부여하는 신성의 본질을 이해하게 될 것이다. 또 육체적인 장애, 감정의 동요, 정신적 산란으로부터 자유로워질 때 우리 영혼(아트마)에 이르는 문을 열 것이다. 이것을 이해하기 위해서는 기술적인 숙련보다 훨씬 더 많은 것을 얻어야 하고, 아사나를 단지 육체적인 훈련으로만 행하는 것이 아니라 우리의 육체를 이해하고 나아가 그것을 호흡, 마음, 지성, 의식, 양심, 그리고 근본 자리와 통합하는 수단으로 행해야 한다. 이런 방식으로 우리는 참된 통합을 경험할 수 있으며 궁극의 자유에 이를 수 있다.

건강의 진정한 본질

  대부분의 사람들은 자신의 몸이 자신들을 괴롭히지 않을 것만 요구한다. 병이나 통증으로 괴로워하지 않으면 자신들이 건강하다고 느끼며, 궁극에는 질병을 초래하게 될 몸과 마음에 존재하는 불균형을 알아차리지 못한다. 요가는 건강에 3중의 영향을 준다. 즉, 건강한 사람들이 건강을 유지하게 하고, 질병이 커지는 것을 막으며, 불건강한 상태에서 회복하는 것을 돕는다.

  그러나 질병은 그저 육체적인 현상만은 아니다. 영적인 삶과 수련을 방해하는 모든 것은 질병이며 언젠가는 병으로 나타나게 될 것이다. 대부분의 현대인들은 자신의 몸에서 마음을 분리시키고, 일상의 삶으로부터 영혼을 추방한 까닭에 이 세 가지(몸, 마음, 영혼)의 건강이 근육의 조직처럼 밀접하게 뒤얽혀 있다는 것을 잊고 있다.

건강은 육체의 견고함에서 시작하여 정서의 안정으로 심화되며 그 다음 지성의 명료함, 지혜, 그리고 마지막에 영혼의 드러남으로 이어진다. 사실 건강은 여러 가지 방식으로 분류할 수 있다. 우리 모두에게 친숙한 육체적인 건강도 있지만, 도덕적인 건강, 정신적인 건강, 지성의 건강, 심지어 의식의 건강, 양심의 건강도 있으며, 마지막으로 신성의 건강이 있다. 이들은 우리가 처해 있는 의식의 단계와 관련되어 있으면서 그것에 의존하는데, 이에 대해서는 제5장에서 다룰 것이다.

요가 수행자는 건강이 육체와 더불어 시작되어야 한다는 것을 결코 잊지 않는다. 여러분의 육체는 영혼의 자녀이다. 여러분은 자신의 자녀를 기르고 훈련해야만 한다. 육체적인 건강은 흥정을 할 수 있는 상품이 아니다. 또한 알약 등 약물의 형태로 꿀꺽 삼킬 수도 없다. 그것은 땀 흘려 얻어야만 하는 것이고 우리가 만들어 가야 할 그 무엇이다. 여러분은 자기 자신 안에서 아름다움, 자유, 무한성의 경험을 창조해야 한다. 이것이 건강이다. 건강한 식물과 나무들은 풍성한 꽃과 열매를 생산한다. 이와 같이 건강한 사람에게서는 미소와 행복이 햇빛처럼 빛난다.

몸매의 관리, 유연성의 유지 등 건강을 위해 요가 아사나를 수련하는 것은 요가의 외적인 수련이다. 이것은 적당한 출발점이기는 하나 목적지는 아니다. 내면의 몸을 더 깊이 꿰뚫고 들어감에 따라 마음은 아사나에 몰두하게 된다. 처음의 외적인 수련은 땀에 젖게 하지 않고 지엽적인 데에 머물겠지만 두 번째의 보다 강도 높은 수련은 수련자가 아사나의 더 깊은 효과를 추구할 만큼 충분히 땀에 젖게 한다.

아사나의 가치를 낮게 평가해서는 안 된다. 단순한 아사나에서도 우리는 세 가지 차원의 탐구, 즉 육체를 견고하게 해 주는 외적인 탐구, 안정된 지성을 가져오는 내적인 탐구, 자비로운 영혼을 만들어 주는 가장 내밀한 탐구를 경험한다. 일반적으로 초보자가 아사나를 수행하는 동안 이러한 측면을 깨닫지 못할지라도 이러한 탐구들은 그곳에 존재한다. 우리는 종종 사람들이 아사나 수련을 조금 했을 뿐인데도 몸이 활기차고 가벼워진다고 말하는 것을 듣는다. 금방 수련을 시작한 사람이 이러한 건강한 상태를 경험할 때 그것은 단순히 요가의 외적이거나 해부학적인 효과가 아니다. 이는 또한 수련의 내적 차원에서의 생리적인 효과 및 심리적인 효과와도 관련이 있다.

  육체가 완전한 건강 상태에 있지 않은 한 여러분은 육체 의식에만 사로잡힌다. 이 때문에 여러분은 마음을 치유하고 수양하는 일에 주의를 기울일 수가 없다. 그러므로 튼튼한 몸이 있어야 안정된 마음을 지닐 수 있는 것이다.

  육체는 우리가 그 한계를 초월하고 충동적 성향을 없애지 않으면 장애가 될 것이다. 그러므로 우리는 이미 알고 있는 영역을 넘어 탐구하는 법, 즉 깨어 있음을 확장하고 그 깨어 있음에 스며드는 법과 자신을 정복하는 법을 배워야 한다. 이를 위해서는 아사나가 이상적이다.

  우리의 잠재 능력이 힘을 발휘할 수 있게 하는 열쇠는 순수함과 감수성이라는 자질이다. 순수함, 혹은 요가 교본에서 흔히 말하는 깨끗함에 있어서 중요한 점은 그것이 본래 도덕적인 순수함은 아니라는 것이다. 이는 곧 순수한 뒤에야 감수성을 얻을 수 있음을 말한다. 감수성은 유약함 혹은 취약함이 아니라 지각의 명료함이며, 이를 통해 사려 깊고 정확한 행동이 가능하다.

  그 반면 경직성은 불결함, 그리고 육체적 감각에서든 정신적 감각에서든 축적된 독소에서 비롯되는데, 이때 우리는 그것을 편견 혹은 편협한 마음이라 부른다. 경직성은 무감각이다. 땀 흘려 하는 힘든 운동과 꿰뚫어 보는 통찰력은 정화와 자기 계발의 과정을 거쳐 우리로 하여금 순수함과 감수성을 얻게 한다.

  순수함과 감수성은 내면을 향한 여정에 있어서만이 아니라 우리 바깥의 환경, 외부 세계와의 관계에 있어서도 도움을 준다. 불결함이 미치는 영향은 매우 바람직하지 못하다. 그 영향으로 인해 우리는 자신의 주변에 단단한 껍질을 만든다.

만일 우리가 우리 자신과 피부 바깥의 세계 사이에 딱딱한 껍질을 만들었다면 우리는 자신에게서 삶의 대부분의 가능성을 빼앗고, 우주 에너지의 자유로운 흐름을 끊는 것이다. 또 모든 감각 기관에 영양분이 들어가거나 유독한 노폐물이 배출되는 것이 어려워진다. 우리는 캡슐, 곧 어느 시인이 말한 대로 '공허한 성채' 안에 살고 있다.

우리는 포유동물로서 항상성을 가진다. 이것은 이를테면 체온처럼 환경 속에서 변화와 도전에 적응함으로써 우리가 몸 안에서 어떤 균형 상태를 항구적으로 유지한다는 것을 뜻한다. 힘과 유연성은 내적인 균형을 유지할 수 있게 하나, 인간은 점점 더 자신을 조절하기보다는 오히려 환경을 지배하고자 애쓰고 있다. 중앙 난방, 냉방 장치, 300미터도 안 되는 거리를 운전하기 위해 몰고 나가는 자동차, 밤새도록 불이 밝혀진 도시, 계절에 상관없이 세계를 돌아 수입된 음식물 등등은 모두 우리가 자연에 적응해야 하는 의무를 피하기 위해 얼마나 노력하는지, 또 그 대신 자연이 우리에게 적응하기를 얼마나 강요하는지를 보여 주는 실례이다. 이 과정에서 인간은 부서지기 쉬운 약한 존재가 되었다. 이제는 모두들 집에서 의자 생활을 하는 나의 인도인 제자들조차 상당수는 너무 뻣뻣해져서 연꽃 자세를 쉽게 취하지 못한다.

여러분이 직업을 잃었다고 상상해 보자. 이것은 어떻게 융자금을 갚고 가족들을 먹이고 입혀야 할지와 같은 부수적인 근심거리가 딸린 외적인 도전 상황이다. 이것은 또 감정적으로 대단한 변화를 불러온다. 그러나 여러분이 균형을 유지하고 있고, 여러분과 외부 세계 사이에 에너지의 침투가 이루어진다면 다른 직업을 발견함으로써 적응하고 살아남을 것이다. 순수함과 감수성은 살아가는 매일매일 우리가 우주로부터 일당을 받고 있음을 의미한다. 존재의 여러 내부 층에서의 수련을 통해 조화와 통합이 시작되면 그 즉시 우리가 살고 있는 세계와의 조화와 통합이 시작된다.

비교적 처음 시작하는 사람에게조차도 주어지는 요가의 커다란 선물은 그것이 가져다주는 행복, 자립적인 만족의 상태이다. 행복은 그 자체로 좋은 것이며 발전을 위한 토대이다. 고요하지 못한 마음은 명상을 할 수 없다. 행복하고 고요한 마음은 우리가 예술성과 기술을 지니고 살 뿐만 아니라 추구를 계속 할 수 있게 한다. 미국의 독립선언서는 생명, 자유, 그리고 행복의 추구에 대해 말하고 있는 것이 아닌가? 만약 요가 수행자가 그것을 썼더라면 그는 아마 생명, 행복, 그리고 자유의 추구를 말했을 것이다. 때로 행복은 정체를 초래할 수 있다. 그러나 통제가 잘 된 행복에서 비롯된 자유라면 진정한 해탈의 가능성이 존재한다.

앞서 말하였듯 육체는 경시되어서도 안 되지만 너무 애지중지해서도 안 된다. 육체는 자유에의 추구를 시작하도록 우리에게 주어진 유일한 도구이자 자원이기 때문이다. 육체를 영적이지 못한 어떤 것으로 경멸하는 것이 유행한 적이 있었다. 그러나 어느 누구도 그것을 경멸할 수 없다. 또 육체에 탐닉해서 육체적이지 않은 것을 경멸하는 것이 유행한 적도 있었다. 하지만 어느 누구도 인생에는 단순한 육체적 쾌락과 고통 이상의 그 무엇이 있다는 것을 부정할 수는 없다. 만일 우리가 육체를 등한시하거나 탐닉한다면 질병이 찾아 들고 육체에 대한 집착은 커져만 갈 것이다. 여러분의 몸은 이제 더 이상 내면을 향한 여정을 위한 도구로 쓰이지 못하고 영혼에 이르는 바르고 잘 닦인 길에서 목에 맨 맷돌처럼 무겁게 느껴질 것이다. 만일 자신이 자신의 몸이라고 말한다면, 그것은 잘못된 것이다. 자신이 자신의 몸이 아니라고 말한다 해도 역시 그것은 틀린 것이다. 비록 몸이 태어나고 살다가 죽는다 하더라도, 몸을 통하지 않고서는 신성을 볼 수 없다는 것, 그것이 진실이다.

요가는 육체를 서양의 스포츠와는 아주 다르게 인식한다. 서양의 스포츠는 육체를 경주마 취급하여 그것을 점점 더 빠르게 몰아붙이려 하고 속도와 힘에서 다른 모든 육체들과 경쟁한다. 오늘날 인도에는 요가 수련자들이 서로 경쟁할 수 있는 요가 '올림픽'이 있다. 나는 이것을 비난하지 않는다. 나는 요가를 대중화하기 위한 시도로 전 세계에 걸쳐 수많은 시범을 해 보였다. 이것이 기술 시현의 요가였던 반면, 요가의 정수는 외적인 전시가 아니라 내적인 계발에 관한 것이다. 요가는 신성할 뿐만 아니라 아름답기도 하다. 궁극적으로 요가 수행자는 내적인 아름다움, 무한성, 자유만이 아니라 내적인 빛도 함께 추구한다. 한때 어느 저널리스트가 나를 '철의 아헹가'라고 불렀는데, 나는 내가 쇠처럼 단단한 것이 아니라 다이아몬드처럼 단단하다고 고쳐 주었다. 다이아몬드의 단단함은 그것이 지닌 유용성의 일부이지만 그 참된 가치는 그것을 통해 비쳐 나오는 빛에 있다.

그러면 우리는 건강과 순수함에 이르는 방식으로 아사나에 접근하고 수련하려면 어떻게 해야 할까? 유연성에서 신성으로 이끄는 그 길은 무엇일까? 성자 파탄잘리에 의해 저술된 『요가 수트라』는 요가적 삶을 위한 토대를 마련해 준다. 흥미롭게도 『요가 수트라』에는 특별히 아사나를 다룬 경구가 오직 4개뿐이다. 그런데 각각의 경구에서 언급한 내용은 오히려 상세히 읽고 깊이 이해할 가치가 더 있다. 파탄잘리는 아사나가 완전한 육체, 아름다운 형태, 우아함, 강인함, 꽉 짜인 체격, 다이아몬드와 같은 견고함과 광휘를 가져다준다고 했다. 아사나에 대한 그의 기본적인 정의는 '스티라 수캄 아사남Sthira sukham asanam.'이다. 스티라Sthira는 '단단한, 고정된, 확고부동한, 지속하는, 항구적인, 침착한, 고요한, 편안한' 것을 의미하고, 수카Sukha는 기쁨, 안락, 완화, 지복을 뜻한다. 아사남Asanam은 산스크리트어에서 아사나의 복수형이다. 그러므로 아사나의 시현은 몸과 마음과 영혼의 모든 차원에서 평온하고 침착하며 고요해야만 한다. 다시 말해 예전에 내가 번역한 것과 같이 '아사나는 완벽하게 견고한 육체, 굳건한 지성, 자비로운 영혼이다.'

결국 아사나를 수행하는 동안 육체의 모든 겹과 한 개인의 모든 부분들이 서로 조화를 이룰 때, 마음의 동요가 끝나고 고통으로부터 해방됨을 경험하게 된다.

아사나에서 여러분은 육체적인 몸과 미묘한 감정적, 정신적, 영적인 몸의 모든 층을 조정하고 조화시켜야 한다. 이것이 통합이다. 그러나 어떻게 이 겹들을 조정하여 이러한 통합을 경험할 것인가? 겉으로 보기에는 단지 몸을 뻗거나 비틀어서 기이한 자세를 만드는 것 같은데, 우리는 그 안에서 어떻게 그토록 심오한 변형을 이루어 낼 것인가? 그것은 깨어 있음으로 시작된다.

깨어 있음: 피부의 모든 모공은 눈이 되어야 한다

우리는 지성과 지각 작용이 오로지 우리 뇌에서만 일어난다고 생각하지만 요가는 깨어 있음과 지성이 육체에 충만해야 한다고 가르친다. 몸의 각 부분은 진정으로 지성에 의해 압도되어야 하며, 몸의 깨어 있음과 마음의 깨어 있음이 혼연일체를 이루게 해야 한다. 이 둘이 서로 협력하지 않으면 각자에게 불행이 따르고, 이것이 분열과 '편안하지 못하다'는 느낌으로 이어진다. 예를 들어 우리는 입에서 침이 저절로 분비될 때에만 먹어야 하는데, 이는 그것이 우리가 정말 배고프다는 것을 알려 주는 육체의 지성이기 때문이다. 그렇지 않으면 우리는 자신에게 억지로 음식을 먹여야 하고 그 결과 틀림없이 병에 걸리게 될 것이다.

많은 현대인들은 몸을 거의 쓰지 않기 때문에 이러한 육체적인 깨어 있음에 대한 감수성을 잃어버렸다. 그들은 침대에서 차로, 차에서 책상으로, 다시 차로, 소파로, 침대로 옮겨 다니지만 그들의 동작에는 깨어 있음, 그리고 지성이 없다. 행위 또한 없다. 행위란 지성이 결부된 동작이다. 세계는 움직임으로 가득 차 있다. 세계가 필요로 하는 것은 더욱 의식적인 동작, 더 많은 행위이다. 요가는 우리에게 동작에 지성을 불어넣어 그것을 행위로 변화시키는 법을 가르친다. 실제로 마음은 움직임에만 사로잡혀 자극되는 것이 일반적인 반면, 아사나에 도입된 행위는 지성을 자극해야만 한다. 여러분이 축구 경기에 열렬히 빠져들 때가 전자의 예가 되겠다. 이것은 요가가 아니다. 여러분이 아사나 안에서 행위를 받아들일 때 요가가 존재하는 것이며, 몸 안의 다른 어떤 곳에서 다른 무엇인가가 여러분의 뜻과는 상관없이 움직인다. 지성은 이에 대해 의문을 품고, "이것이 올바른 것인가, 잘못된 것인가? 만일 잘못된 것이라면 그것을 어떻게 바꾸어야 하는가?"라고 묻는다.

  육체 속에서 이러한 지성을 어떻게 개발시킬 것인가? 어떻게 우리의 동작을 행위로 바꾸는 법을 배울 것인가? 아사나가 우리를 가르치기 시작할 수 있다. 우리는 피부의 모든 모공 하나하나가 내면의 눈처럼 작용하도록 강력한 감수성을 개발하고 있다. 우리는 피부와 살 사이의 상호 작용에 민감해진다. 이런 방식으로 깨어 있음이 우리 몸의 주변부까지 골고루 퍼져 특정 아사나에서 육체가 정렬되고 있는지 아닌지를 느낄 수 있다. 여러분은 이러한 눈의 도움으로 내면에서부터 육체를 부드럽게 조정하고 균형을 이루게 할 수 있다. 이는 보통의 두 눈으로 보는 것과는 차이가 있다. 여러분은 그 대신 느낀다. 즉 자기 몸의 자세를 감지하고 있는 것이다. 팔을 뻗은 채 전사 자세로 서 있을 때 여러분은 앞에 있는 손가락을 볼 수 있지만 또한 느낄 수도 있다. 여러분은 손가락들의 위치와 손가락들이 끝까지 뻗쳐졌음을 감지할 수 있다. 또 뒷다리의 자세를 감지하고, 뒤를 돌아보거나 거울을 보지 않고도 그것이 곧게 뻗었는지 알 수 있다. 여러분은 세포라는 형태의 수많은 눈의 도움으로 자세를 관찰하고 몸의 위치를 수정해야 한다(양쪽에서 그것을 조정하면서). 이렇게 몸에 깨어 있음을 불러일으키고 뇌와 근육의 지성을 융합하기 시작하는 것이다. 이 지성이 몸의 구석구석에, 그리고 아사나 전반에 걸쳐 존재해야만 한다. 피부의 느낌을 잃는 순간 아사나는 둔해지고 지성의 흐름은 상실된다.

  육체의 날카로운 깨어 있음과 뇌와 심장의 지성은 조화를 이루어야만 한다. 뇌는 육체가 자세를 취하게 지시를 내릴 수 있지만, 심장이 또한 그것을 느껴야 한다. 머리가 지성의 보금자리인 반면 심장은 감정의 보금자리이다. 이 둘은 육체와 더불어 서로 협력해서 작용해야 한다.

의지가 행사되지만 뇌는 기꺼이 몸에 귀를 기울이고 육체의 한계 내에서 무엇이 합리적이고 현명한 것인지를 알아야만 한다. 육체의 지성은 사실이다. 그것은 실재하는 것이다. 뇌의 지성은 상상에 지나지 않는다. 따라서 상상은 실현되어야 한다. 오늘 뇌는 어려운 후굴 자세를 하는 것을 꿈꿀 수 있지만, 그렇다고 기꺼이 하고자 하는 육체에게도 불가능한 것을 강요할 수는 없다. 우리는 언제나 앞으로 나아가고자 하나, 반드시 내적인 협력이 필요하다.

"우리는 그것을 할 수 있어."라고 여러분의 뇌가 말할 수는 있다. 그러나 무릎은 "나에게 명령하는 당신은 누구요? 내가 그것을 할 수 있는지 없는지는 내가 말할 수 있소."라고 말할 지도 모른다. 그러므로 여러분의 몸이 말하는 것에 귀를 기울여야 한다. 때때로 몸은 여러분과 협력하지만 그것이 지나치다고 여길 때도 있다. 만약 필요하다면 지성을 이용하여 깊이 생각하라. 비록 처음에는 시행착오를 거치겠지만 해결책이 나타날 것이다. 그때 몸과 마음의 관계에 대해 진정으로 이해할 수 있을 것이다. 이를 위해서는 뇌의 겸허함과 육체에 대한 이해가 필요하다. 뇌는 모든 것을 알지 못한다. 만일 뇌가 육체로부터의 지식을 받아들인다면 그것은 나중에 육체의 지성을 증가시킬 수 있을 것이다. 이렇게 몸과 뇌는 아사나에 통달하기 위해 함께 작업하기 시작한다.

이것은 섞어 짜기와 상호 침투의 과정으로, 이때 존재의 겹 혹은 층들은 서로 조화롭게 작용한다. 각각의 차원에서의 우리 존재의 모든 실과 섬유들이 서로 접촉하고 소통하게 됨을 나는 섞어 짜기라는 말로써 표현한다. 이것이 몸과 마음이 함께 작용하기를 배우는 방법이다. 피부는 우리 지성의 가장 바깥층을 제공한다. 우리의 근본 자리에는 가장 내밀한 지혜가 자리 잡고 있다. 그러므로 자세를 취할 때 외부의 감각으로부터 오는 지식과 내적인 지혜가 언제나 서로 연결되어 있어야 한다. 그때에는 어떠한 이원성도 존재하지 않는다. 여러분은 하나이고 완전하며 존재한다는 느낌 없이 존재한다. 피부로부터의 도전은 자아 the Self, 즉 우리의 영혼을 두드려야 하고, 자아는 "내가 무엇을 더 해야 하는가?"라고 물어야 한다. 외부로부터의 지식은 자아가 행동하도록 자극한다.

 지금껏 말해 왔듯 요가를 행하는 동안에는 뇌가 아니라 육체가 무엇을 해야 할지 알려 주어야 한다. 뇌는 육체로부터 받아들이는 메시지와 상호 협력해야 한다. 나는 종종 수련생에게 "너의 뇌가 몸속에 들어 있지 않구나! 그것이 네가 아사나를 통달하지 못하는 이유이다."라고 말하곤 한다. 물론 내가 말하고자 하는 것은 그의 지성이 머리에 머물러 몸을 채우지 않고 있다는 것이다. 그것은 아마 여러분의 뇌가 몸보다 더 빨리 움직인다거나, 아니면 몸이 지성의 올바른 안내를 받지 못하여 뇌의 지시를 완수하지 못하고 있음을 말할 수도 있다. 여러분은 뇌를 조금 더 느리게 움직여 뇌가 몸을 따라가게 하는 법을 배우거나, 뇌의 지성에 맞추어 몸을 더 빨리 움직여야 한다. 육체는 행하는 자, 뇌는 관찰하는 자가 되게 하라.

 행위를 마친 뒤에는 행한 것에 대해 성찰해야 한다. 뇌는 행위를 올바로 해석하였던가? 만약 뇌가 올바로 관찰하지 않는다면 행위에 혼란이 온다. 뇌의 의무는 육체로부터 지식을 받아들여 육체가 행위를 더 정련시키도록 이끌어 주는 것이다. 각 동작 사이마다 멈추어서 깊이 생각하라. 이것이 주의력을 향상시킨다. 그런 다음 여러분은 고요함 속에서 깨어 있음으로 가득 채워질 것이다. 스스로에게 "나의 모든 부분이 각각 자신의 직무를 해냈는가?"라고 물어 보라. 자아는 이것이 잘 이루어졌는지 어떤지를 찾아내야만 한다.

 동작을 성찰하기 위해 멈춘다는 것은 여러분이 동작을 하는 내내 성찰을 하지 않는다는 것을 뜻하는 것은 아니다. 행위가 끝난 뒤에만이 아니라 행위 하는 동안에도 지속적인 분석이 이루어져야 한다. 이것이 참된 이해로 이어진다. 지식의 참된 의미는 행위와 분석이 동시에 진행되어야 한다는 것이다. 느린 움직임에 의해 성찰적인 지성이 가능해진다. 그로 인해 우리 마음은 동작을 주시할 수 있고, 나아가 행위는 숙련된다. 요가의 기예는 관찰의 예리함에 달려 있다.

"나는 무엇을 하고 있는가?", 그리고 "왜 내가 그것을 하고 있는가?"라고 스스로에게 물을 때 우리 마음이 열린다. 이것이 자각이다. 그러나 수련생은 자각을 해야지 자신을 의식해서는 안 된다는 것을 알아야 한다. 자기를 의식함은 마음이 끊임없이 자신에 대해 근심하고 의심하며 의혹에 차서 자신에게 몰입할 때 일어나는 현상이다. 그것은 마치 여러분이 해야 할 일에 대해 끝없이 논쟁하는 천사와 악마가 양 어깨 위에 앉아 있는 것과 같다. 자기를 의식하면 여러분은 자신을 소진시키게 될 것이다. 또한 아사나에 대해, 그리고 얼마나 멀리 뻗기를 원하는지에 대해 생각하느라 아사나를 체험하지도 못하고 능력에 맞게 뻗지도 못하므로 불필요하게 근육을 긴장시키게 될 것이다.

자각은 자기를 의식하는 것과는 반대이다. 여러분이 자각의 상태에 있다면 완전히 자기 자신의 내부에 있는 것이지 자신의 바깥쪽에 있으면서 안을 들여다보는 것이 아니다. 여러분은 에고나 자만심이 없이 자신이 행하고 있는 것에 대해 명확히 알아차린다.

만일 몸을 고요한 상태로 두지 못한다면 뇌도 고요한 상태로 두지 못한다. 만일 몸의 침묵을 알지 못한다면 마음의 침묵도 이해할 수 없다. 행위와 침묵은 함께 가야 한다. 행위가 있으면 마찬가지로 침묵도 존재해야 한다. 침묵이 있으면 단지 움직임이 아닌 의식적인 행위가 존재할 수 있다. 행위와 침묵이 자동차 클러치의 두 개의 판처럼 결합될 때, 그것이 의미하는 것은 지성이 원활하게 작용한다는 것이다.

자세를 행하는 동안 여러분의 마음은 잠을 뜻하는 것이 아닌, 내적인 의식의 상태에 들어 있어야 한다. 즉 그것은 침묵, 비어 있음, 그리고 자세에 의해 얻어지는 감각의 예리한 깨어 있음으로 채워질 수 있는 공간을 의미한다. 여러분은 자신의 내부에서 자신을 바라본다. 그것은 완전한 침묵이다. 육체에 대해 객관적인 자세를 유지하는 동시에 몸의 어느 한 부분도 소홀히 하지 않으며, 아사나를 행하는 동안 신속하면서도 방심하지 않아야 한다. 여러분이 델리에 있든 뉴욕에 있든 급한 행위는 힘을 약화시킨다. 고요한 마음으로 규칙적으로 행하라.

육체의 지식을 말로 표현하는 것은 어려운 일이다. 그것을 경험하고 그 느낌이 어떤지 알아내는 것이 훨씬 더 쉽다. 이는 마치 지성의 빛줄기가 몸을 통과해 팔을 지나 손가락 끝까지, 그리고 다리로 내려가 발바닥을 뚫고 밖으로 내비치는 것과 같다. 이런 현상이 일어날 때 마음은 수용적이 되고 이완을 시작한다. 이것은 민감하게 깨어 있는 수용적 상태로 둔감하거나 공허하지 않다. 방심하지 않는 휴식의 상태는 마음을 다시 소생시키고 몸을 정화한다.

아사나를 행하는 동안 내내 여러분은 지성의 깨어 있음을 재충전해야만 한다. 즉 주의력이 끊어지지 않고 계속 흘러야 한다는 뜻이다. 그것이 실패하는 순간 재충전은 되지 않고 주의력도 분산된다. 그러면 아사나 수련은 활기를 주는 창조적인 수련이 아닌 습관이 되어버린다. 여러분이 주의를 기울이는 순간 무엇인가가 창조되고, 창조는 생명과 에너지를 지닌다. 깨어 있음은 우리가 자세를 취할 때나 생활을 할 때 피로나 에너지의 고갈을 극복하게 한다. 자신을 찾아오는 사람들을 기꺼이 돕는 요가 수행자의 입장에서 볼 때, 피로는 언제나 우리를 잠식한다. 이것은 요가 교사의 직업상의 위험이다. 그러므로 우리는 피로를 인정하고, 몸의 생기를 되찾고 에너지를 다시 얻기 위해 강렬한 깨어 있음으로 새로이 전념해야 한다. 아사나를 행하는 동안의 깨어 있음은 에너지를 다시 불러오고 몸과 마음의 원기를 회복시킨다.

깨어 있음은 생명을 불러온다. 생명은 역동적이다. 그러므로 아사나 또한 그렇게 되어야만 한다.

역동적으로 뻗기 : 존재의 근본 자리로부터

모든 아사나 수련의 목적은 존재의 근본 자리로부터 그것을 행하고 몸의 주변부에 이르기까지 역동적으로 뻗어 나가는 것이다. 몸을 뻗을 때 이번에는 주변부가 근본 자리로 다시 메시지를 전달한다. 머리끝에서 발끝까지 여러분은 자신의 중심부를 발견해야 하고 이 중심부에서 가로와 세로로 몸을 뻗고 확장시켜야 한다. 만일 뻗는 행위가 뇌의 지성에서 비롯된다면 확장은 가슴의 지성에서 시작된다. 아사나를 행하는 동안 지적인 지성과 정서적인 지성이 만나 함께 작용해야 한다. 뻗음은 곧 주의이고, 확장은 깨어 있음이라고 나는 종종 말한다. 아사나 수련은 몸의 말단 부위까지 주의와 깨어 있음을 불러일으키고 피부에 활력을 찾아 주는 일이다.

아사나를 수련하는 동안 피부의 감수성을 개발하는 것이 매우 중요하다. 피부와 그 아래층의 섬유 조직 사이에 마찰이 없도록 공간을 만들어 내야 한다. 섬유 조직에는 동력 전달 신경이 있고 피부에는 감각 신경이 있다. 이 두 신경은 지성이 몸속에서 방해받지 않고 자유롭게 순환하도록 아사나를 행할 동안 서로에 대한 이해를 가지고 작용해야 한다. 이것은 코, 네 발, 꼬리로만 피부에 달라붙어 내부에서 자유로이 이리저리 움직이는 것으로 보이는 수달과 어느 정도 닮은 것 같다.

뻗음과 확장은 언제나 우리의 중심부에 확고히 뿌리를 내리고 있다. 이들은 존재의 근본 자리에서 발원한다. 대부분의 사람들은 몸을 뻗을 때 단순히 자신이 닿고자 하는 지점까지 뻗지만, 자신이 있는 곳에서부터 뻗고 확장하는 것을 잊고 있다. 몸을 뻗고 확장할 때에는 이르고자 하는 지점까지만이 아니라 그 시작점으로부터도 뻗고 확장해야 한다. 몸의 측면에서 팔을 벌리고 뻗어 보라.

가슴 전체가 팔과 같이 움직여졌는가? 이제 중심을 잡고 머물러 팔을 손가락 끝까지 쭉 뻗으려 노력한다. 그 차이를 알아차렸는가? 자신이 만든 공간을 인식하고 자신의 중심부로부터 몸을 뻗는 방식을 알아차렸는가? 이제 원의 원주처럼 모든 방향에서 팔을 밖을 향해 확장시켜 본다. 뻗음을 통해 감수성과 모든 방향에서 공간을 만들어 내는 경험을 얻을 수 있어야 한다.

  지나친 뻗음은 자신의 중심부, 즉 신성의 근본 자리와 연결되지 못할 때 일어난다. 에고는 중심부에서 서서히 뻗어 나가기보다는 자신의 능력에 대한 고려 없이 단지 더 많이 뻗어 바닥에 닿으려고만 한다. 각각의 동작은 예술이 되어야 한다. 그것은 자아가 유일한 관객인 예술이다. 주의를 외부가 아닌 내부로 돌려야 하며, 타인들이 보는 것에 대해서가 아니라 자아가 보는 것에 대해 걱정해야 한다. 얼마나 멀리 뻗기를 원하는지에 대해 집착하지 말고 정확하게 뻗고 있는지에 대해 마음을 쏟는다. 어디로 가기를 원하는지가 아니라 역동적인 뻗음으로 갈 수 있는 만큼 나아간다는 데에 초점을 맞추어야 한다.

  과도하게 뻗어서도 안 되지만 덜 뻗어서도 안 된다. 하나가 과도하게 뻗쳐지면 나머지 다른 무언가가 덜 뻗쳐진다. 과도한 뻗음이 부풀려진 에고에서 비롯된다면 덜 뻗는 것은 자신감이 결핍된 결과이다. 과도한 뻗음이 자기를 과시하고자 하는 성향이라면 덜 뻗는 것은 현실도피주의이다. 과도한 뻗음이나 덜 뻗음이나 모두 잘못된 것이다. 그러므로 언제나 근원, 근본 자리, 그리고 각 아사나의 토대로부터 뻗어야 한다. 이것이 역동적인 뻗음의 기예이다. 부상을 입히는 것은 요가가 아니다. 부상에 이르게 하는 것은 바로 요가를 행하는 방식이다. 공간이 좁아지는 순간, 그것이 뜻하는 바는 여러분이 부상을 입고 있다는 것이다. 올바른 아사나에서는 협착이 일어나지 않는다. 몸이 굳어 있다 하더라도 공간을 만들어 내야만 한다.

  언제나 몸을 뻗고 확장시키려는 노력을 해야 한다. 뻗음과 확장이 공간을 만들고, 공간은 자유를 가져온다. 자유란 정확함이고, 정확함은 신의 속성이다. 육체의 자유로부터 마음의 자유가 나오며, 그 다음 궁극의 절대적 자유가 가능하다.

각각의 사지가 독립성과 유연성, 그리고 옆에 있는 사지들에서 자유롭게 될 때, 우리 자신의 육체 안에서 요가가 얻고자 하는 궁극의 자유를 체험할 수 있다. 의심할 여지없이 육체가 뻣뻣하고 경직된 것은 죄수의 구속복을 입거나 감옥에서 생활하는 것과 같다.

피부의 움직임은 아사나를 이해하게 한다. 피부가 수용할 수 있는 한계에 이르기까지 뻗쳐지는 것을 느껴야 한다. 전에 말하였듯 피부는 모든 곳에서 무엇이 일어나는지를 알려 주는 육체의 뇌이다. 피부는 그것이 조여지든 느슨하든, 늘어지든 부풀어 오르든, 또 떨리든 딱 붙어 고정되든, 거울처럼 정신적 상태를 반영한다. 그러므로 수련을 할 때 피부의 상태를 주의 깊게 살펴보아야 한다.

피부까지 이르도록 몸을 뻗을 때 여러분은 또한 신경의 말단을 뻗고 있는 것이다. 이것을 뻗음으로써 신경 말단에 누적된 노폐물들을 배출할 수 있도록 신경의 말단이 열린다. 이것이 내가 뻗음과 확장을 가르치는 이유이다. 신경은 풀어지고 이완된다. 여러분은 마치 몸의 피부와 근육, 그리고 뼈까지도 뻗는 것처럼 느낀다. 근육과 피부에 공간을 만드는 것으로써 아사나를 수련한다면 육체는 아사나에 적합하게 된다. 이를 위해 몸 전체가 움직여야 한다. 부분을 뻗기 위해 전체를 뻗어야 하는 것이다.

만약 뻗기가 온몸 전체에 걸쳐 고르게 이루어진다면 긴장은 전혀 없다. 그렇다고 아무런 노력도 하지 않아도 된다는 뜻은 아니다. 노력을 하나, 이 노력은 활기를 불어넣는 것이다. 여기에는 잘못된 억압이나 긴장이 없고, 오히려 내면의 뿌듯한 상태를 느낄 수 있다. 긴장이 있으면 요가의 수련은 순전히 육체적인 차원에 지나지 않고, 불균형과 잘못된 판단을 하게 한다. 우리는 피로와 싫증을 느끼며 짜증스럽고 혼란스러운 상태에 빠지게 된다. 그러나 긴장에서 벗어나 뇌가 수용적으로 되면 그것은 영적인 요가가 된다. 여러분이 한계치에 이르도록 몸을 뻗었다면, 그 아사나 속에 살면서 그 아사나에서 자유의 기쁨을 경험하라. 몸을 뻗는 동안 여러분은 언제나 공간을 만들고 자신의 중심부로부터 몸을 뻗어야 한다. 압박은 구속이고, 확장은 자유이다.

　수평적인 확장과 수직적인 뻗음은 모든 방향에서 몸을 뻗을 수 있도록 동시에 이루어져야 한다. 모든 관절이 활성화되었을 때 자세에서 자유가 가능하다. 우리가 삶 속에서 행하는 무엇에 있어서든지 충만해야 하는 것처럼 우리가 행하고 있는 어떤 자세에서도 충만한 상태에 있어야 한다.

　자세를 취할 때에는 우리의 자각이 중심부로부터 얼마나 멀리 뻗어 나가는지, 그리고 얼마나 멀리 꿰뚫고 들어가는지 탐구하는 것이 중요하다. 강물이 바다로 끊임없이 흐르듯 우리의 뻗음도 한 번의 주의 집중으로 단 한 번의 행위가 되어야 한다. 강처럼 여러분의 동작들은 시작부터 끝까지 하나의 단일한 행위 속에 있어야 한다. 이런 식으로 신경계의 에너지는 강물처럼 흐른다. 몸을 뻗을 때 에너지가 중단 없이 흐르는지 살펴보아야 한다. 몸을 뻗는 모든 곳에서 여러분은 우주를 향해 나아가고 있는 것이다. 에너지는 몸을 통해 피부 끝, 그리고 그 너머까지 이른다. 이것이 무예인들이 비상한 힘을 일으키기 위해 사용하는 비결이다. 그들은 벽돌을 타격하는 것이 아니라 벽돌을 통해 타격한다. 사지의 끝을 통해 아사나의 에너지가 뻗어 나가게 해야 한다. 에너지의 강물이 여러분을 통해 흐르게 하라.

　뻗음이란 자유이고, 자유는 이완을 가능하게 한다. 아사나에 이완이 있을 때 피로는 없다. 그러나 여러분은 이완과 느슨함의 차이를 반드시 알아야 한다. 느슨함 속에는 혼란과 경솔함, 그리고 부주의가 포함되어 있으므로 에너지의 흐름이 불안정하다. 이완에는 조심스러운 조정이 존재하므로 에너지는 규칙적인 흐름을 탄다. 우리는 아사나의 이완 속에 있으면서 밖을 향해 움직이고, 우리의 근본 자리에 중심을 잡고 머물면서 밖을 향해 뻗으며 내부로 꿰뚫고 들어간다. 이것이 바로 "행함 없이 행할 때, 내재한 무한성에 이르렀을 때, 완성을 이루리."라는 아사나에 대한 파탄잘리의 두 번째 경구가 전달하고자 하였던 의미이다.

이완: 모든 자세 안에 평안함이 있어야 한다

완전히 몸을 뻗고 있을 때라 할지라도 올바른 자세에는 언제나 이완이 들어 있다. 에고는 무자비한 작업 감독자이다. 에고는 능동성과 수동성, 노력과 이완이 아사나 속에서 균형을 이루어야 한다는 것을 알지 못한다. 우리가 몸을 뻗고 이완할 때 아무런 마음 혹은 몸의 동요가 없다. 능동성과 수동성의 균형은 활동적인 뇌를 관찰자로 변화시킨다.

이는 뇌가 수동적 상태에 있게 되고, 근육이 단단히 수축되지 않으면서도 몸의 세포들이 활기로 가득 차게 됨을 의미한다. 노력만 있으면 근육에 끝없이 부담을 주어 과도한 뻗음으로 근육이 지쳐서 부상을 입게 된다. 억지로 강행하면 마음은 균형을 잃어버린다.

이완이란 몸 안에서 불필요한 근육의 긴장을 푸는 것으로, 이완에 의해 내부의 몸이 견고해지고 마음은 평온하게 된다. 그러나 자신의 육체로 애써 노력하면서 이러한 평화를 어떻게 경험할 것인가? 아사나를 배우는 데에 따르는 아픔과 통증을 느끼면서 어떻게 이러한 평온을 경험할 것인가? 우리는 나중에 고통이라는 주제로 되돌아가 어떻게 하면 고통을 평온하고 확고하며 침착한 마음으로 바라볼 수 있게 되는지를 논의할 것이다. 그때 우리는 아사나를 행하고 있을 때 어떻게 이완하고, 몸을 어떻게 가볍게 만드는지, 또 어떻게 경직과 굳는 것을 막는지에 대한 실마리를 제시할 것이다.

세포와 자아가 고요한 침묵의 상태에 있음을 느낄 때까지 숨을 내쉬면서 아사나를 시작한다. 들숨은 긴장이고 날숨은 자유이다. 모든 동작은 날숨과 함께 이루어져야 한다. 날숨은 몸의 스트레스와 긴장을 몰아낸다.

아사나를 행한 뒤, 만일 더 깊이 뻗기를 원한다면 숨을 내쉬고 다시 뻗는다.

들숨에 의해 이루어졌다면 그 작용이 외적인 육체에 미치게 되는 반면, 날숨 뒤에 아사나를 다시 고치는 것은 내부의 유기체에 작용한다. 비록 아사나의 최종 자세는 겉보기로만 객관적으로 판단될 수 있으나, 그것은 내면에서 지속된다. 최종 자세에 이른 뒤에는 노력과 근육의 팽팽한 긴장을 놓아버리고 호흡조차 몸을 동요시키지 않게 하면서 인대와 관절이 아사나를 확고하게 유지하도록 하중을 인대와 관절로 옮기는 방법을 배워야 한다.

뻗는 동작을 지속할 때는 이완, 즉 단단히 죄는 것이 아니라 몸을 이완하고 여는 것에 집중해야 한다. 이것은 몸뿐만 아니라 뇌도 이완시킨다. 여러분은 목과 머리도 이완시켜야 한다. 목 뒤쪽의 피부에 힘을 빼고 혀를 부드러운 상태로 두면 뇌의 긴장이 사라진다. 이것이 행위 속의 침묵이고 행위 속의 이완이다. 혀와 목구멍과 뇌 또한 서로 연결되어 있기 때문에 혀와 목구멍을 이완하는 법을 배우게 되면 여러분은 곧 뇌를 이완하는 법을 알게 된다. 요가에 따르면 목구멍은 비슈디 차크라(vishuddhi chakra 정화의 바퀴)의 영역이다. 목구멍이 안쪽에서 긴장되어 이완이 이루어지지 않는 한 그것은 불결한 바퀴이다. 긴장으로 경직됨은 오염이 더 확산되도록 유도하는 중독을 암시한다. 에고가 아니라 영혼을 보아야 한다. 아사나 프라나야마를 행하는 동안 목구멍이 긴장되어 있다면 여러분은 자신의 몸이 아닌 에고로 가득 찬 뇌로 행하고 있는 것이다. 이를 악물지 말아야 한다. 아니면 여러분은 뇌 또한 '악물고' 있게 될 것이다. 이들은 여러분이 요가 아사나를 수련할 때만이 아니라 사무실에 앉아서 일을 할 때에도 알아차릴 수 있는 사실들이다.

뻗는 동작을 지속할 때 눈에도 유의해야 한다. 눈의 긴장 역시 뇌에 영향을 준다. 눈이 고요하고 잠잠하면 뇌도 고요하고 수용적인 상태가 된다. 뇌가 이완하기 시작했을 때에만 배울 수 있다. 뇌가 긴장되고 초조해지면 혼란이 찾아들고, 뇌는 아무 것도 이해하지 못한다. 눈은 뇌 가까이에 있으며, 눈의 움직임은 뇌의 상태를 반영한다. 혼란스러울 때 우리는 눈살을 찌푸리며, 눈이 불안한 기색을 띠며 좁혀지게 된다. 눈을 압박하는 것은 뇌를 차단하고 스트레스를 증가시킨다. 눈을 크게 뜨고 있으면 뇌는 열의에 넘치고 수용력을 가지게 된다. 만일 눈을 긴장시키고 있다면 그것은 여러분이 스트레스의 세계에 살고 있다는 것을 뜻한다. 눈이 긴장되어 있으면 뇌가 아사나를 하는 것이지 몸이 하는 것이 아니다. 가령 긴장된 눈으로 무엇인가를 본다면 그것은 이미 우리의 신경이 지치고 불필요하게 긴장하고 있음을 의미하는데, 이로 인해 우리는 에너지를 잃게 된다. 아사나를 수련할 때 우리는 에너지를 생성하고 안정적으로 유지시키며 불필요한 낭비를 하지 않기 위해 노력한다. 볼 때에는 눈을 이완시켜야 한다. 그렇지 않으면 엄청난 양의 에너지를 낭비하고 있는 것이다.

눈은 부드러운 상태를 유지하면서 안으로 가라앉아야 한다. 수련을 하는 동안 눈을 뜨고 이완시키는 동시에 뒤쪽을 바라보아야 한다. 이렇게 뒤쪽을 바라보는 것은 눈이 내면을 바라보도록 훈련시키는 것이며 자신의 몸과 뇌를 관찰하게 한다. 눈이 꽃처럼 피어나게 해야 한다. 느끼는 것은 보는 것이고, 보는 것은 느끼는 것이다. 여러분은 눈을 크게 뜨고 느껴야 한다. 눈이 내면보다도 오히려 외부로 향하면 통합은 이루어지지 않는다.

우리의 눈이 통상적인 시각 영역 안에 있는 관자놀이의 가장자리에서 앞을 보도록 지시를 내리면 전두부의 뇌는 분석적인 작업 vitarka을 한다. 하지만 귀 가까이 관자놀이의 뒤쪽 가장자리에서 시각적인 인지 작용이 일어나게 하면 후두부의 뇌가 활성화되어 종합하는 작업 vicara이 이루어진다. 전두부의 뇌는 그 강력한 관통력으로 분석할 수 있다. 후두부의 뇌는 전체적이며, 다시 모으는 일을 한다. 만일 이것을 상상하기 어렵다면 거대한 중세 시대의 대성당에 처음 발을 들여놓을 때 어떤 일이 일어나는지 생각해 보라. 눈은 자신 앞에 있는 것, 이를테면 제단에 초점을 맞추는 것처럼 보이겠지만 실제로 우리의 지각은 우리를 둘러싸고 있는 엄청난 규모의 전체 공간, 그것의 장대함, 그리고 고대의 침묵이 웅얼거리는 것을 받아들이고 있다. 이것이 전체를 아우르는 명상적인 통찰력이다.

아사나를 행하는 동안 만일 행위가 전두부의 뇌로부터만 '이루어졌다면', 이것은 후두부 뇌의 성찰적인 작업을 차단한다. 각 아사나의 형태는 재조정과 재정렬을 위해 반드시 지혜의 몸vijnanamaya kosa에 비추어 성찰되어야 한다. 아사나가 전두부의 뇌에서 기계적으로 행해질 때 행위는 몸의 말단 부분에서만 느껴지고 내적인 감각, 내면의 환한 빛은 존재하지 않는다. 그러나 아사나가 뇌의 뒷부분과 지속적으로 관계를 맺으면서 행해진다면 각 행위에 대한 반작용과 감수성이 형성된다. 이때 삶은 역동성을 지닐 뿐만 아니라 생명력으로 충전된다.

우리 비전vision의 빛과 생명은 모든 곳에서 빛나야 한다. 마침내 '제 3의 눈'이라 불리기도 하는 영혼의 눈이 두 눈썹 사이에 눈썹보다 약간 더 높이 자리 잡는다. 만일 이 눈이 고요하면 영혼도 고요하며, 마치 목격자처럼 영향을 받거나 휘말려 들지 않고서 모든 것을 관찰한다. 따라서 이마의 피부 역시 이완되어야 한다.

이완은 몸의 바깥층에서부터 시작되어 우리 존재의 깊은 층들로 침투해 들어간다. 육체의 세세한 부분과 정확성이 이완의 기술에 통달하게 한다. 이완의 기법을 아는 사람은 명상의 기법 또한 알고 있다. 동서남북 어디에 살든 모든 사람들은 스트레스로 고통을 받으며 휴식과 이완을 갈망한다. 만일 우리가 완전히 몸을 뻗는다면 완전히 이완하는 것이 된다. 뻗기의 대가이며 이완의 대가인 고양이를 보라. 파탄잘리가 설파한 '노력 없는 노력'은 또 하나의 중요한 자질인 '민첩함'에 의해서도 그 특징이 드러난다.

민첩함(가벼움): 민첩하게 생각하고 민첩하게 느껴야 한다

아사나가 정확하게 이루어질 때 몸의 움직임은 부드러워지고 몸에는 민첩함이, 마음에는 자유가 깃든다. 아사나가 무겁다고 느껴지면 그것은 잘못된 것이다.

여러분은 온몸에 민첩한 느낌이 고루 퍼지도록 노력해야 한다. 이것은 마음속에서 몸의 중심부로부터 바깥을 향해 몸을 뻗음으로써 성취될 수 있다. 다시 말해 크게 생각하고 크게 행해야 한다는 것이다. 그저 팔을 들어올린다고 생각할 것이 아니라 육체적 감각 안에서 팔을 바깥을 향해 뻗는다고 생각해야 한다. 그리고 팔을 고요히 들어올린 상태에서 몸으로부터 훨씬 더 멀리 뻗음으로써 지성을 확장한다고 거듭 생각한다. 여러분 자신을 작고 억압받으며 고통 받는 존재로 생각해서는 안 된다. 지금 당장은 아무리 불가능하게 보인다 하더라도 여러분 자신을 우아하며 확장되고 있다고 생각해야 한다.

우리가 이러한 민첩함을 상실한다면 우리 몸도 위축된다. 몸이 위축되는 순간 뇌가 무겁고 둔하게 되며, 여러분은 아무 것도 볼 수 없게 된다. 지각의 문이 닫혀 버리는 것이다. 즉시 가슴의 지성을 고양시키고 마음을 열어야 한다. 흉곽의 네 가장자리는 떠받치는 기둥과 같다. 이들은 언제나 확고해야 한다. 구부정한 자세는 몸에 마취제와 같은 작용을 한다. 우리 부모가 구부정한 자세를 하지 말라고 말할 때 그것은 가슴의 형태를 무너뜨리는 것이 우리의 자아the Self를 붕괴시키는 것이라는 것을 그들이 본능적으로 이해하고 있기 때문이다. 영혼이 위축되는 것은 바로 마음이 위축되기 때문이다. 마음을 깨어 있는 상태로 유지하는 것이 척주의 역할이다. 이렇게 하기 위해 척주는 뇌를 바른 위치에 있게 해야 한다. 척주는 결코 느슨히 늘어져서는 안 되며 자아에 이르도록 꼿꼿이 세워져야 한다. 그렇지 않으면 여러분 속에 존재하는 신성의 빛이 흐려진다.

아사나에서 몸을 뻗을 때 여러분은 이러한 민첩함을 유지해야 한다. 바로 이런 이유 때문에 모든 아사나에서는 상승 다음에 하강이 뒤따르고, 하강 다음에 상승이 뒤따라야 한다고 나는 말한다. 예를 들어 만일 발가락에 손이 닿기를 원한다면 우리는 먼저 위로 몸을 쭉 뻗어 몸의 한가운데에 있는 경첩(연결 부분)을 열어야 하며, 그런 다음에야 몸을 아래로 내릴 수 있다. 이와 유사하게 몸을 위로 뻗기 위해서 우리는 몸을 아래로 내린다. 비트루비우스적 인간, 즉 레오나르도 다빈치의 유명한 인체 비례도에서처럼 우리는 원을 채우기 위해 노력한다. 두 개의 서로 다른 방향으로 끌어당김으로써 끈이 끊어지게 해서는 안 된다. 우리는 양극성의 균형을 찾는 것이지 이원성의 대립을 추구하는 것이 아니다.

 몸이 유연하고 마음이 민첩할 때, 아사나는 바르게 행해진 것이다. 경직과 무거움은 아사나가 그릇되게 행해졌음을 의미한다. 긴장된 곳이 있으면 뇌가 과잉 반응하고 우리는 거기에 사로잡혀 빠져나오지 못하게 되므로 자유는 없다. 민첩함, 확고함, 그리고 유연성을 동반한, 가슴의 지성으로부터 나온 아사나 수행은 그것이 완전한 뻗음, 완전한 확장, 완전한 팽창임을 의미한다. 뇌로부터 행해지는 아사나는 우리를 무겁게 하지만 가슴으로부터 행해지는 아사나는 우리를 가볍게 만든다.

 아사나가 유연해야 할 때는 언제이고, 단단해야 할 때는 언제일까? 움직일 때 모든 근육은 화판의 꽃잎들처럼 활짝 열리고 부드러워야 한다. 움직일 때에는 결코 경직되면 안 된다. 다만 자세를 완성한 다음에 단단함을 유지해야 한다. 농부가 밭을 쟁기질하여 땅을 부드럽게 만드는 것처럼 요가 수행자는 씨를 뿌려 더 나은 삶을 영위하기 위해 신경을 쟁기질한다. 이러한 요가 수련에 의해 육체의 잡초가 제거될 때 삶의 뜰은 우거질 수 있다. 땅이 너무 딱딱하다면 어떤 생명이 거기에서 자랄 수 있겠는가? 만일 몸이 너무 뻣뻣하고 마음이 지나치게 경직되었다면 어떤 삶이 가능하겠는가?

 경직과는 대조적으로 긴장은 좋은 것도 아니고 나쁜 것도 아니다. 긴장은 적당한 시간에 적당한 정도로 나타나야만 한다. 그것을 고르게 분산시키거나 균형을 맞추는 것이 생명이다. 이 세상에 요가 수행자들이 말하듯 긴장이 전혀 없어야 하는 것은 존재하지 않는다. 심지어 죽은 몸에도 긴장은 있다. 여러분은 몸에 적당한 정도의 긴장을 찾아야 한다. 적당한 양의 긴장은 몸의 모든 에너지를 보존해 줄 것이다. 지나치게 많은 긴장은 에너지를 침식한다. 부상은 이러한 에너지의 침식과 침식하는 동작에 의해서이지 요가를 함으로써 발생하는 것이 아니다.

  그러나 지나치게 적은 긴장은 곧 허약함을 나타낸다. 육체에는 적당한 긴장이 있어야 한다. 적당한 긴장은 건강한 긴장이다. 여러분은 몸 안의 모든 것에 생명을 불어넣어야 한다. 움직임에 결코 경직이 있어서는 안 된다는 것을 기억해야 한다. 몸을 뻗는 것은 긴장이지만 그것은 경직과는 다르다. 경직은 우리를 부상당하기 쉽게 만들고 균형을 잃어버리게 한다. 균형은 우리의 몸과 존재의 모든 차원에서 이루어져야만 하는 것이다.

균형: 고른 것이 조화이다

  요가를 통해 몸의 양쪽 간에 완전한 균형을 발전시킬 수 있다. 우리 모두는 몸의 어느 한쪽을 선호하여 불균형한 상태를 만들기 시작한다. 한쪽이 다른 쪽보다 더 활발하면 활발한 쪽이 활발하지 않은 쪽에 대해 이끌어 주는 역할을 함으로써 그것을 똑같이 활발하게 만들어야 한다. 더 약한 쪽에 주의를 기울여야 하며, 더 많은 관심을 가지고 배려해야 한다. 우리는 열성적이고 지적인 친구보다는 둔하고 애써 노력하는 친구를 향상시키는 데 더 깊은 관심을 보인다. 마찬가지로 여러분은 몸의 활발한 쪽이 이룬 성과를 즐기는 동안에도 자기 자신에 대해 이 같은 연민을 가지고 더 허약한 쪽의 몸의 상태에 따라 행동해야 한다.

  행위의 정확성은 몸의 한쪽에 의한 도전이 다른 쪽의 동일한 응전과 만나게 될 때 얻어진다. 이것이 지식의 등불을 밝힌다. 여러분은 힘에 의해서가 아니라 육체의 지성(그것이 본능이든, 또는 느낌이나 능력이든)을 이용하여 균형을 유지해야 한다. 힘에 의해 균형을 유지한다면 그것은 육체적인 행위인 반면, 육체의 지성에 의한다면 그것은 행위에서의 이완이다. 고른 것은 조화이며, 그러한 고른 조화 속에서만 우리는 배운다.

모든 자세에서 오른쪽과 왼쪽의 차이를 관찰함으로써만이 아니라, 한 평면에서 다른 평면으로, 사지에서 사지로, 근육에서 근육으로, 관절에서 관절로, 바닥에서 꼭대기로, 측면에서 측면으로, 뒤에서 앞으로 뻗는 강도를 관찰함으로써 깨어있음의 균형을 찾아야 한다. 동작을 행할 때 동일하게 뻗고, 동일한 안정성을 확보하며, 동일한 공간을 만들고, 동일한 강도를 유지한다. 몸의 한 부분을 정확하게 정렬시키기 위해 여러분은 온몸으로 실행해야 한다. 또한 몸의 어느 부분이든지 하나도 빠짐없이 다 사용해야 한다.

각각의 아사나나 프라나야마에 있어서 몸의 각 영역과 부분이 어떤 기능을 해야 하는지, 또는 어떤 상태에 있는지를 알아야 한다. 즉 활발한지 수동적인지, 안정되어 있는지 유동적인지를 알아야 한다는 것이다. 아사나를 수행할 때는 몸의 모든 부분이 활동하지 않으면 안 되며, 어느 부분이라도 경시되어서는 안 된다. 예를 들어 만일 오른쪽 다리를 뻗고 있다 하더라도 왼쪽 다리를 망각해서는 안 된다. 그와는 반대로 왼쪽 다리를 안정적인 상태로 두기 위해 주의를 기울여야 한다. 이러한 상호 보완적인 행위는 오른쪽 다리가 쉽게 움직일 수 있도록 자유롭게 풀어 준다. 몸이 움직이고 있지 않는 경우에는 뻗어야 한다. 만일 한쪽에 땀이 난다면 다른 쪽에도 똑같이 땀이 나야 한다. 어느 한쪽에 땀이 더 많이 날 때는 다른 부분을 충분히 이용하지 않은 것이다. 땀은 고르게 나야 하나 지나쳐서는 안 된다.

각 아사나에서 만약 몸과 바닥 – 기초 – 사이의 결합이 잘 되어 있으면 아사나는 훌륭하게 수행될 것이다. 언제나 기초에 주의해야 한다. 즉 바닥에 가장 가까운 부분에 주의를 기울여야 한다. 먼저 바탕이 되는 곳에서부터 몸을 바로 잡는다. 서서 하는 자세들은 삶에 이러한 기초를 제공해 주는 것을 목적으로 한다. 이 자세들은 발목과 무릎을 강화한다. 어떤 사람이 정신적으로 혼란에 빠지거나 낙담해 있을 때 여러분은 그가 두 발로 확고하게 설 수 없다는 것을 알아차릴 수 있을 것이다. 이 자세들은 뇌가 자신의 위치에 자리 잡고 작용할 수 있도록 똑바로 서는 법을 가르쳐 준다. 발은 나무의 뿌리와 같다. 자신의 발로 제대로 설 수 없다면 그는 삶에 대해 부정적인 자세를 발달시키게 되며, 그의 요가 또한 불안정하게 된다. 이 자세들은 어려운 시기에, 심지어 파국이 닥쳐와도 안정성을 유지할 수 있게 도와준다. 안정이 습관이 되면 성숙과 명료함이 뒤따른다. 안정은 균형을 필요로 한다.

 균형이란 단순히 몸의 균형을 맞추는 것을 뜻하지 않는다. 몸의 균형은 삶의 균형을 위한 토대이다. 어떤 입장에 놓여 있든, 혹은 삶의 어떤 조건에 처해 있든 우리는 균형을 찾아야 한다. 균형은 현재 - 여기 그리고 지금 - 의 상태이다. 만일 현재 속에 균형을 잡고 있다면 여러분은 영원 속에 살고 있는 것이다. 지성이 견고히 안정되어 있으면 과거도 미래도 없이 오직 현재만이 존재한다. 미래에 살지 말라. 오직 현재만이 참된 것이다. 마음은 계획하고 근심하고 의심하면서 우리를 끊임없이 미래로 데려간다. 기억은 반추하고 후회하면서 우리를 과거로 데려간다.

 신성은 오직 지금 체험될 수 있기에, 자아the Self만이 우리를 현재로 데려간다. 생각, 언어, 행위가 하나로 되듯 과거, 현재, 미래는 각각의 아사나에서 함께 결합된다.

 우리는 에너지가 적절히 분배되도록 각 아사나의 정중선을 찾아내야 한다. 정중선으로부터 동요하면 우리는 과거나 미래로 가 버린다. 수직으로 올라가는 것은 미래이고, 수직으로 내려가는 것은 과거이다. 수평선은 현재이다. 현재는 완전한 아사나이다. 여러분이 수평으로 열리면 미래와 과거는 현재 안에서 만난다. 이것이 역동적인 뻗음과 확장으로 인해 여러분이 균형을 찾고 몸을 통해 현재 안에서 더욱 충만하게 살게 되는 방식이다. 아사나에서 우리는 공간의 세 차원에서 균형과 통합을 찾아내지만 또한 시간이라는 4차원에서 균형과 통합을 찾기도 한다.

고대의 성자들은 인생의 열쇠는 균형, 즉 내가 존재의 모든 층에서 강조해 왔던 그 균형이라고 말하였다. 그러나 우리는 무엇을 균형이라고 생각하는가? 그 대답은 자연의 세 가지 속성에 들어 있는데, 그것이 이른바 구나guna이다. 이 세 가지 속성은 아사나 수련에서나 여러분의 몸, 마음, 영혼에서 균형을 이루어야 한다. 대략 이들은 견고성solidity, 활동성dynamism, 밝음luminosity으로 번역된다.

우리는 자연의 본질은 변화로, 결코 끝나지 않는 그 자신에 대한 표현과 재표현이라는 것을 알았다. 우리는 스스로에게 무엇이 저 변화를 끝없이 부추기는가 하고 물어야 한다. 왜 사물은 있는 그대로 그냥 머물지 않는 것일까? 이것은 인도 철학에서 창조의 순간에 자연의 바로 밑뿌리에서 출현하였다고 여겨지는 구나의 세 가지 상호보완적인 힘 때문이다. 이 세 종류의 자연의 힘인 구나를 이해하는 것은 요가 아사나의 수련과 우주적 영혼에 이르는 내면의 여행에 성공하기 위해 중요하다.

자연이 그 존재를 분명히 드러내자마자 이 세 가지의 힘에도 변화가 일어난다. 이들은 균형을 잃고 불안정성을 만들어 낸다. 이 불안정성은 생성력이 매우 풍부하다. 수학자들의 말에 따르면 숫자는 1에서 출발하여 2로, 2에서 3으로, 3에서 다수로 나아간다. 무한한 다양성이 가능하도록 문을 여는 것은 바로 3이라는 숫자이다. 무한의, 발현되지 않은 근원은 하나이다. 이원성은 둘이다. 이원성은 구별과 나눔이라는 생각, 혹은 개념이지만 혼자서는 현상으로 나타날 수 없다. 3은 파동이며 수학적인 사인 곡선이고 빛이나 소리처럼 진동이다. 두 개의 파동이 충돌하면 새로운 현상이 만들어진다. 이것은 자연에 원래 내재된 창조성이다. 가장 미묘한 진동과 소립자 차원에서조차 자연에 내재된 고유한 동요가 그것을 창조, 파괴, 재생의 끝없는 순환의 고리 속으로 밀어 넣는다. 3에서 다수가 나온다.

앞에서 말했듯 구나는 세 가지의 상호보완적인 힘으로 구성되었다. 이들이 곧 타마스(tamas덩어리 혹은 불활성), 라자스(rajas진동 혹은 활동성), 사트바(sattva밝음 혹은 빛의 속성)이다.

　이제 실제적인 예를 살펴보기로 하자. 아사나를 행할 때 우리는 분자들을 부수고, 그 분자들을 우리로 하여금 내부를 꿰뚫어 볼 수 있게 해 주는 원자로 나누기 위해 거친 몸의 덩어리에 구멍을 내려고 노력한다. 몸은 우리에게 저항한다. 몸은 고집이 세어 조금도 양보하려 하지 않는다. 왜 그런가? 몸에는 타마스가 가득 차 있기 때문이다. 그럴 수밖에 없다. 육체는 덩어리를 필요로 하고, 뼈는 밀도를 필요로 하며, 힘줄과 근육은 견고성과 단단함을 필요로 한다. 살이 단단하게 된다는 것은 바람직한 일이고, 근육이 느슨해지는 것은 그렇지 못하다.

　뼈의 밀도가 높은 것은 장점이지만 뇌에서라면 밀도는 결함이다. 여러분은 사람들이 "그 사람 빡빡한 걸.", 혹은 "융통성 없이 굴지 마라."라고 말하는 것을 듣는다. 왜냐하면 우리의 뇌와 신경계에는 라자스(활동성과 진동)가 주도적 역할을 해야 하고, 밀도가 높은 것은 불리하기 때문이다. 마음은 본래 민감하고 변덕스러우며 파악하기 힘든 반면, 몸은 무겁고 무기력하며 게을러지려는 경향이 있다. 지나친 것은 바람직하지 않다. 근육으로 묶인 몸은 작은 엔진을 단 아주 무거운 자동차와 같다. 그것은 그저 천천히 움직이기만 할 것이다. 더욱이 관성을 극복하기 위해서는 속도를 내는 것보다 더 많은 에너지가 필요하다. 이를테면 정지한 자동차를 시속 1마일의 속도로 미는 것이 시속 1마일의 속도로 운행하는 자동차를 시속 2마일의 속도로 높여 운행하는 것보다 더 어렵다.

　아사나 수련에 관련지어 볼 때 이는 처음에는 저항이 더 크므로 노력을 더 많이 기울여야 할 필요가 있다는 의미이다. 육체의 노력과 마음의 통찰penetration이라는 아사나의 두 측면 중에서 궁극적으로는 후자가 더 중요하다. 마음의 통찰이 우리의 목표이기는 하지만, 처음에 일을 진행하기 위해서는 땀 흘려 노력하는 것보다 더 좋은 게 없다. 그러나 일단 움직임이 시작되어 탄력이 붙으면 통찰이 시작될 수 있다. 노력이 노력 없이 자연스러워지면 아사나는 가장 높은 수준에

도달한 것이다. 이것은 어쩔 수 없이 느린 과정이며, 만일 우리가 수련을 멈춘다면 무기력이 다시 힘을 얻게 된다. 우리가 실제로 행하고 있는 것은 밀도 높은 물질에 활기찬 에너지를 불어넣는 것이다. 이것이 좋은 수련을 하면 민첩하고 생기 있는 느낌을 얻게 되는 이유이다. 비록 우리 몸의 덩어리는 무겁지만 우리는 이 땅 위를 가볍게 밟을 수 있게 되어 있다.

 핵심적인 문제는 관련된 물질 현상에 따른 구나의 적합한 비율과 균형이라는 것을 분명히 해 두어야 한다. 예를 들어 식탁은 타마스의 성질이 아주 강한 것이 적합하다. 만약 우리가 식탁이 좀 더 라자스의 성질을 가지길 원한다면 바퀴를 달아서 운반대로 사용한다. 타마스는 밀도와 질량을 부여하는데, 만일 이 속성들이 우리의 필요보다 더 많으면 우리는 그것을 둔감함과 무기력이라 부른다. 활동성이 결핍된 덩어리는 라자스로써 에너지를 줄 수 없다.

 라자스의 부정적인 측면은 거칠고 광란적이며 쉽게 동요된다는 것이다. 우리가 원하는 것은 민감한 마음이지 동요하는 마음이 아니다. 우리는 또한 사트바로 이끄는 고요하고 명료한 마음을 원한다. 이 말들은 명백한 실재라기보다는 오히려 가치를 표현한다. 진실을 말하자면 우리는 사트바에 대한 경험이 너무 적어 잘 알지 못한다. 타마스의 견고성과 라자스의 빠른 운동성은 우리의 시야를 가린다. 대상 및 감각적 흥분의 세계에서는 타마스와 라자스가 주도권을 가진다. 그러나 여러분이 진정으로 이완 속에서 깨어 있음을 유지하는 법을 배우고자 요가에 접근한다면, 실제로 여러분은 사트바가 자신의 삶에서 중요한 역할을 하길 원하고 있음을 말하고 있는 것이다. 우리는 사트바를 설명하기 위해 밝음이라는 단어를 사용하는데, 이것은 빛의 내적이고 평화로운 속성을 가리킨다. 우리가 자신 속에 향상시키고 통합하고자 노력하는 것은 바로 이 속성이다. 밝음은 명료하고 기민하며 고요하다.

 이 세 구나의 힘의 상호 작용은 요가 수련에 있어 결정적으로 중요하다. 여러분은 세 구나의 비율을 조정하고 균형을 맞추기 위해 이것들을 식별하고 관찰하는 법을 배워야 하며, 내면으로 침투해 들어갈 때 사트바의 아름다움을 표면으로 드러나게 해야 한다. 여러분은 팔레트에 세 가지의 기본 물감을 가지고 자신의 캔버스 위에 색깔, 형태, 명암의 적절한 배합을 표현하기 위해 물감들을 언제까지나 다시 혼합하고 뒤섞는 화가와 같다. 고통을 피하고 정신, 감정 혹은 육체의 질병을 치유할 수 있는 것은 바로 이것을 할 수 있는 능력을 통해서이다. 고통은 아사나 수련의 피할 수 없는 일부분이므로 당연히 지금 대처해야 한다.

고통: 불편한 가운데에서도 편안함을 찾아야 한다

많은 사람들이 현재의 경험을 피하기 위해 과거나 미래에 초점을 맞추는데 이것은 대개 현재가 고통스럽거나 견디기가 힘들기 때문이다. 요가 수업에 있어서 많은 수련생들은 교사가 아사나 자세를 풀어도 좋다고 말할 때까지 그저 '이를 악물고 견뎌 내야' 한다고 생각한다. 이것은 요가를 미용 체조로 여기는 것으로 잘못된 태도라 할 수 있다. 인생은 고통으로 가득 차 있으며, 고통은 그곳에 스승으로 존재한다. 오직 노력하는 가운데 지식을 얻을 수 있다. 고통이 있을 때에만 우리는 빛을 볼 것이다. 고통은 여러분의 스승이다. 행복하게 즐거움을 만끽할 때에도 우리는 또한 고통이 다가올 때 행복을 잃어버리지 않는 법을 배워야 한다. 즐거움 속에 행복을 느끼듯 고통 속에서도 행복을 느낄 수 있는 법을 배워야 한다. 불편한 가운데에서도 편안함을 찾는 법을 배워라. 고통으로부터 달아나려 하지 말고 고통 속으로 들어가 그것을 초월하려고 노력해야 한다. 이것은 끈기와 인내를 개발하는 것으로 요가를 대하는 정신적인 자세이다. 이는 또한 삶을 대하는 정신적인 자세이기도 하다.

요가의 윤리적 규범이 세상 속의 우리의 행위를 정화하는 것과 마찬가지로 아사나와 프라나야마는 우리의 내면세계를 정화한다. 피할 수 없는 삶의 고통과 고뇌를 견디고 극복하는 법을 배우는 데 도움을 얻기 위해 우리는 이러한 수련을 이용한다. 예를 들어 보자. 당뇨병이 있는지 알아보려면 당분이 몸에서 얼마나 잘 받아들여지는지 알기 위해 테스트를 한다. 이와 유사하게 요가의 수련은 몸이 고통을 얼마만큼 견딜 수 있는지, 그리고 마음이 고뇌를 얼마나 많이 받아들일 수 있는지를 알려 준다. 고통은 불가피하므로, 아사나는 우리가 피할 수 없는 고통을 받아들여서 그것을 피할 수 있는 고통으로 변화시키는 법을 발견하는 실험실이라 할 수 있다. 우리는 고통을 적극적으로 찾지 않는 반면, 모든 성장과 변화의 부분인 불가피한 고통으로부터 달아나지도 않는다. 아사나는 우리가 긴장과 억압을 보다 쉽게 견딜 수 있도록 몸과 마음의 수용력을 키우는 것을 돕는다. 다시 말해 노력과 노력에 따르는 어쩔 수 없는 고통은 아사나가 우리에게 가르쳐 줄 수 있는 것의 본질적인 부분이다. 이를테면 뒤로 굽히는 자세들은 사람들의 용기와 끈기를 알 수 있게 하고, 또 그들이 그 고통을 견딜 수 있는지 어떤지를 알게 한다. 두 팔로 균형을 잡는 아사나들은 관용을 가르치고 계발한다. 언제나 변화하고 불안정한 세상에 익숙해지고, 또 그러한 세상에서 균형을 잡을 수 있다면 여러분들은 끊임없는 변화와 다름을 받아들이는 법을 배우게 된다.

아사나를 지속하기 위해서는 인내가 필요하다. 아사나를 통달하기 위해 여러분은 참을성과 규율을 필요로 한다. 얼굴을 찌푸린다고 아사나가 찾아오지는 않을 것이다. 그렇다면 어떻게 해야 고통을 견딜 만한 것으로 만들 수 있을까? 우리는 이미 자세에서 어떤 식으로 평안한 상태에 이르는지 살펴보았다. 적당한 긴장이 있을 때에도 이완이 있어야 한다. 이러한 이완은 관자놀이와 뇌 세포의 스트레스를 풀어 주는 것으로 시작될 수 있다. 이것이 눈과 관자놀이를 이완시켜 뇌에 실리는 부담을 완화시킨다. 그 결과 신경과 근육 섬유의 스트레스로 인한 부담이 사라진다. 이것이 참을 수 없는 고통을 참을 만한 고통으로 전환할 수 있는 방법이며, 이에 의해 여러분은 마침내 아사나를 통달하고 고통이 완전히 사라지게 할 시간과 공간을 확보하게 된다.

  자유를 얻기 위해서는 고통을 견뎌야만 한다. 이것은 삶에서도 마찬가지로 진실이다. 나의 수련생은 프라나야마를 하기 위해 앉아 있는 동안 발이 저려서 자신의 모든 것이 발에 집중된다고 말했다. 나는 그녀가 행했던 것 또한 훌륭한 수련이라고 말했다. 평온하지 못하였으므로 그녀는 수행을 잘하지 못했다고 생각하였다. 그러나 수련은 단지 즐거운 감각에 관련된 것만은 아니다. 수련은 깨어 있음과 관련된 것이며 깨어 있음은 우리가 즐거움과 고통 둘 다를 알아차리고 이해하게 인도한다.

  처음 시작할 때에는 몸이 우리에게 저항하므로 고통이 아주 강렬할 수 있다. 고통에 몸을 맡김으로써 우리는 몸을 유연하게 만들며, 점차로 고통이 줄어들 것이다. 그러나 더 숙달되었는데도 그래서는 안 될 때에 고통이 날카롭게 되돌아온다면, 잠시 아사나를 멈추고 무엇이 잘못되었는지 잘 생각해 보는 것이 현명하다. 고통은 몸이 아사나를 하는 법을 이해하지 못했을 때에만 생기며, 이런 경우는 초기에 일어날 수 있다. 정확한 자세에서는 고통이 생기지 않는다. 올바른 자세를 배우기 위해서는 고통과 대면해야 한다. 다른 방법은 없다.

  우리의 지성은 몸과 밀접한 관계를 가져야 하며, 몸과 긴밀히 접촉하고 몸에 대해 잘 알아야 한다. 마음과 몸 사이에 친밀한 관계가 형성되지 않으면 이중성과 분리가 생기고 통합은 없다. 고통을 경험할 때 여러분은 고통스러운 부분과 긴밀한 접촉을 하게 되므로 그 부분을 조정하여 고통을 줄이고 경쾌함을 느낄 수 있다. 고통은 어떻게 하면 스스로를 없앨 것인가에 대해 끊임없이 생각하며 단련을 요구하는 까닭에 위대한 철학자이다. 고통의 방정식의 다른 측면은 고통이 그 영향을 받는 영역에 어떻게 주의를 집중시킬 수 있는가에 대한 이해이다. 만일 우리가 뇌의 긴장을 풀면 고통 받는 곳에 기울였던 주의가 고통의 근원을 축소시키고 나중에는 그것을 절멸시키는 방법을 알려 준다. 이렇게 하여 고통은 우리로 하여금 고통과 더불어 살아가고 마침내는 어떻게 그 고통과 작별을 고할 수 있는가를 알려 주는 훌륭한 스승이 될 수 있다.

요가가 이러한 모든 고통의 원인이라는 것은 옳지 않다. 고통은 이미 거기 있되 숨어 있을 뿐이다. 우리는 그냥 그것과 더불어 살거나 아니면 그것을 자각하지 않도록 배웠다. 그것은 마치 우리 몸이 식물인간 상태에 있는 것과 같다. 여러분이 요가를 시작하면 인식하지 못했던 고통이 표면으로 드러난다. 우리가 몸을 정화하는 데 지성을 사용할 수 있을 때 숨어 있던 고통이 사라진다. 몸과 마음이 단단히 경직되어 있는 한 평화는 없다. 억지로 밀어붙이기, 관찰 없이 행동하기, 목구멍 죄기, 귀를 차단하는 것과 같은 내면적인 오류들은 습관을 만들고, 이러한 습관에 의해 깨어 있음의 결핍, 압박감, 둔중함, 경직, 불균형, 고통 등이 생겨난다. 예를 들면 쇠퇴하였던 근육이 생기를 회복하면 재생의 고통이 뒤따른다. 고통에 맞서는 길은 두 가지뿐이다. 즉 영원히 고통과 더불어 살든가, 아니면 고통을 분석하여 근절시킬 수 있는지 알아보든가이다.

고통의 존재와 그 중요성을 인식해야 하는 한편, 우리는 고통을 미화해서도 안 된다. 고통이 있는 곳에는 반드시 이유가 있다. 어떻게 해서든 고통스러운 아사나를 유지하거나 조급하게 아사나를 완성하고자 애쓰는 것이 목적은 아니다. 나의 스승이 적절한 훈련이나 준비도 없이 다리를 과격하게 뻗는 하누만 아사나를 행하라고 강요했을 때 어린 수련생이었던 나는 이런 식으로 몸을 다쳤다. 우리의 목적은 가능한 만큼의 높은 지성과 열정적인 사랑으로 아사나를 행하는 것이다. 이렇게 하기 위해서는 '적당한' 고통과 '부적당한' 고통의 차이를 배워야 한다.

적당한 고통은 건설적일 뿐 아니라 원기를 불어넣어 주며 도전을 포함하는 반면 부적당한 고통은 파괴적이고 극심한 괴로움을 초래한다. 적당한 고통은 우리의 성장과 육체적, 정신적 변화를 위한 것이다. 그것은 대개 점차로 길어지고 튼튼해진다는 감각으로 느껴지며 현재의 우리 능력을 넘어 지나치게 멀리 나아갔음을 알려 주기 위한 우리 몸의 수단으로, 주의를 촉구하는 듯한 종종 날카롭고 갑작스런 느낌인 부적당한 고통과는 구별되어야 한다. 더욱이 만일 지속적이면서 일을 할 때 더 심해지는 고통을 느낀다면 그것은 부적당한 고통이기 십상이다.

요가의 도전은 합리적인 범위 안에서 우리의 한계를 넘어서는 것이다. 우리는 몸이라는 캔버스를 사용하여 마음의 틀을 끝없이 확장한다. 그것은 마치 캔버스를 더 확대하여 그릴 수 있는 면을 더 크게 만들고자 하는 것과 같다. 그러나 우리는 우리 몸의 현재 형태를 존중해야 한다. 만약 한꺼번에 너무 빨리, 혹은 너무 많이 당기면 캔버스는 찢어지게 될 것이다. 오늘의 수련이 내일의 수련에 손상을 입힌다면 그것은 올바른 수련이 아니다.

많은 요가 지도자들은 여러분에게 쉽고 편안하게, 그리고 스트레스 없이 참된 노력을 다 기울이지 않으면서 아사나를 하라고 요구한다. 이것은 결국 수련자가 어쩔 수 없이 두려워하고, 집착하며, 좀스럽게 자기 마음의 한계 안에 갇혀 살게 만든다. 이런 지도자들과 그 제자들은 내가 설명하는 정확하고 강도 높은 종류의 수련은 고통스럽다고 느낀다. 그렇다, 때때로 우리가 수련하는 동안 의지를 발휘하여 노력할 때 고통을 경험하는 것은 사실이다. 요가는 마음의 정련뿐 아니라 육체의 정화와 탐구를 위한 것이다. 이것은 육체적인 고통을 악화시키지 않으면서 그것을 관찰하는 동시에 견디기 위해 강한 의지를 요구한다. 어느 정도의 스트레스가 없이는 진정한 아사나를 경험할 수 없으며, 마음은 자신의 한계 안에 갇혀 앞에 놓인 경계선을 넘어가지 않으려 할 것이다. 한계에 갇힌 이러한 마음 상태는 좀스럽고 작은 마음이라 표현할 수 있다.

최고의 발레 무용수였던 두 사람의 수련생이 기억난다. 그들은 저항이나 스트레스를 겪지 않고 모든 자세를 해낼 수 있었으므로 최종 자세를 향해 가는 여정에서 그들이 배울 수 있는 것은 아무 것도 없었다. 그들로 하여금 다시 자세로 되돌아가게 하여, 알려진 것과 알려지지 않은 것 사이에 균형을 이루는 지점에서 작업할 수 있도록 자신들 안에 존재하는 저항과 더불어 어떻게 운동성을 창조하는지를 가르치는 것이 나의 일이었다. 현재의 한계를 넘어 우리의 육체 의식을 확장하고 확대할 때 우리는 깨어 있음의 지성적 확장으로 알고 있는 것의 경계선에서 알지 못하는 것을 향하여 작업하고 있는 것이다. 발레 무용수들은 그들의 과도한 유연성으로 인한 육체적 능력이 그들의 지성적인 의식을 능가하기 때문에 대부분의 사람들과는 반대의 문제를 가진다.

아사나를 수련하기 시작하면 육체적인 고통과 정신적인 고통 모두를 경험한다. 적당한 육체적인 고통과 부적당한 육체적인 고통의 차이점을 감지하는 법을 배워야 하듯 정신적인 고통에 대해서도 마찬가지이다. 적당한 정신적 고통 역시 점진적이어야 한다. 그것은 우리를 강하게 만들고 재빨리 행동하지 않게 한다. 일터로 나가기 전에 요가를 하기 위해 아침 여섯 시에 일어나는 것이 고통스럽게 여겨질 수도 있지만 그것은 건설적이고 현재의 한계를 넘도록 스스로에게 도전하는 것을 의미한다. 그러나 우리의 수련을 점진적이고 서서히 행해야 함을 잊어서는 안 된다. 만일 너무 일찍, 이를테면 아침 네 시에 일어나는 고통이 몸으로 하여금 반발을 일으키게 하는 원인이 된다면 여러분은 수련을 계속 해 나갈 수 없을 것이다. 더욱이 아침 네 시에 일어나는 일이 여러분의 수면을 단축시키고 가족들에게 짜증을 내는 원인이 된다면 여러분은 이기적으로 굴고 있는 것이며 나아가 자신의 고통을 다른 사람들에게 전가하고 있는 것이다. 우리는 우리가 가는 길에 삶이 주는 피할 수 없는 고통과 괴로움에 대항하는 백신으로 적당한 고통을 활용해야 하지만, 그 용량은 정확해야 한다. 아사나 수련은 삶과 수련에서 장애물들을 살피고 이에 대처할 수 있는 방법을 발견할 기회이다.

지성이 발달된 많은 사람들은 정서적으로는 아직 미성숙 상태에 있다. 그들이 만약 고통과 대면해야만 한다면 그들은 그로부터 도피하려 한다. 강도 높은 자세를 하게 될 때 그들은 고통에 직면하여 고통을 통해 작업할 준비가 거의 안 되어 있다.

이러한 수련은 그들이 자기 육체의 본성의 실재와 직면할 수 있게 한다. 우리는 감정을 직시해야지 그로부터 달아나서는 안 된다. 우리는 그저 즐거움을 위해 요가를 하는 것이 아니라, 궁극적인 해탈을 위해 요가를 하는 것이다.

대부분의 사람들은 고통 없이 즐거움을 누리길 원한다. 나라면 둘 다를 택하겠다. 고통이 나를 얼마나 먼 곳으로 데려다 주었는지 보라. 고통에 저항하지 않을 때 고통 받는 다른 사람들과 우정을 나눌 수 있을 것이다. 나는 내 자신의 몸 안에서 많은 고통을 받았다. 이제 누군가가 나에게 그의 고통에 대해 말한다면 나는 내 몸으로 그 고통이 무엇인지 느낀다. 나의 개인적인 경험으로 인해 나는 엄청난 사랑과 연민을 가지게 되었다. 그래서 나는 이렇게 말한다. "친구여, 내가 무엇인가 시도하고 해 보기로 하겠소." 고통은 여러분을 인도하기 위해 온다. 고통을 알게 되었을 때 여러분은 연민을 가질 수 있을 것이다. 기쁨을 나누는 것으로는 이것을 배울 수 없다.

그러나 여기에서의 연민은 상대를 불쌍히 여기는 마음이 아니다. 외과 의사가 환자를 수술할 때 환자에게 마취를 시키지 않으면 그 수술은 고통스러운 일이 될 것이다. 요가 스승으로서 나는 환자가 의식이 있을 때 수술을 해야 한다. 그것이 고통스럽다는 것은 분명하다. 그러나 우리가 행동하고, 살고, 성장하는 법을 배우는 것은 오직 이런 방식으로만 가능하다. 모든 일이 잘 될 때에 우리 모두의 마음은 정상적인 상태를 유지한다. 그러나 무엇인가 잘 풀리지 않을 때에도 우리 마음은 제 자리를 지켜야 한다. 만일 고통에 직면하여 그것을 필요한 수단으로 수용한다면 모든 근심은 사라진다.

모든 질병은 실제로 우리 자신의 일부분이다. 즉 그것은 우리 자신이 만들어 낸 것이다. 요가 철학에 의하면 질병과 고통은 우리들의 과거 행위의 결과이다. 그런 의미에서 우리는 자신이 만들어 낸 모든 것에 대해 책임이 있다. 요가를 통해 고통에 맞선다면 우리는 관용과 인내에 대한 새로운 자각심뿐 아니라 다른 사람들의 고통에 대한 참된 연민도 느낄 수 있게 된다. 이러한 자질들은 우리의 현재 수행의 정도를 나타낸다. 그러므로 역경을 긍정적으로 받아들이는 것이 어떠할까? 확실히 그것은 경각심을 불러일으키는 신호이지만, 또한 그것을 스스로 해결하고 초월할 수 있는 방안의 씨앗도 함께 가지고 있다.

  나는 어린 시절의 병약함, 가난, 충분하지 못한 교육, 스승의 엄격함 등을 내 삶에 있어 가장 큰 축복으로 생각한다. 이러한 결핍이 없었더라면 아마 나는 결코 요가를 그토록 충실하게 수행하지 않았을 것이다. 다른 모든 것들을 벗겨 냈을 때 본질적인 것이 드러나는 법이다.

 특히 젊을 때에는 무엇을 고수해야 할지를 알고 그렇게 할 결심을 하며 불굴의 노력을 한다는 것이 어렵기 마련이다. 푸네Pune에서 열심히 노력하는 청년으로서 나는 요가 수련에 매달렸다. 전에 말했듯 그 당시 누구라도 요가 지도자로 성공하기를 원하는 사람이 있다면 사회 전체는 그를 미쳤을 뿐 아니라 쓸모없는 사람이라고 생각했다. 성직자가 되거나 수행자가 되는 것은 받아들일 수 있으나 직업으로서의 요가는 상궤를 벗어난다는 것이 여론의 분위기였다. 훨씬 더 큰 고통은 내 가족들로부터 인정을 받지 못하고 배척당하였다는 것이다. 예를 들면 극단적인 정통교파 출신으로서 나는 당연히 정수리 부분에 긴 머리카락의 타래만 남기고 나머지 부분은 모두 밀어버린 머리 모양인 셴디shendi를 하고 있었다. 서구화된 현대의 푸네에서 이것은 심한 조롱의 대상이었다. 모두들 튼튼하고 매력적이며 영리한 우리 반의 대학생들은 나를 무자비하게 놀리고 비웃었다. 결국 나는 셴디를 밀어버리고 현대식 헤어스타일로 바꾸었다. 이 일로 내 가족들은 격노하여 나를 몹시 미워하게 되었다. 나와는 식사도 함께 하려 하지 않았고 나를 부엌에만 있게 하였다.

 또 힌두교도들은 전통적으로 바다를 건너는 것이 금지된다. 1954년 처음으로 영국에 요가 수업 여행을 다녀온 뒤 나는 외삼촌에게 문안을 드리고자 방갈로르에 들렀다. 그는 내가 집안으로 들어가는 것조차 거부하였다. 젊은이로서 내가 오만이라는 방어적인 보호막을 키웠다는 것이 이상한 일인가? 시간이 흘러 나는 부드러워졌지만, 나의 젊은 시절 오만은 적대적인 것처럼 보이는 세상에서 내 자신을 보호하기 위해 할 수 있는 유일한 방법이었다. 그럼에도 불구하고 이러한 적대감은 또한 내가 요가에 참을성 있게 충실하게 하는 동기가 되었다.

 때때로 우리 모두는 모든 행동이나 행위의 과정이 잘못된 것처럼 여겨지는 끔찍한 딜레마에 처한다. 『바가바드 기타』 제2장에서의 아르주나는 이러한 딜레마에 빠져 있다. 아무 것도 하지 않는 것 또한 불가피한 결과를 낳는 하나의 행위인 것이며, 그러므로 그것 역시 고통과 괴로움을 피하는 방법이 아니다. 크리쉬나의 도움으로 아르주나는 종교적인 의무의 체계인 다르마의 길을 따르며, 그리하여 인간적, 물질적 차원에서는 화해할 수 없는 것을 화해시킨다. 나의 청년 시절에는 수련생들과 가족 양쪽 모두에게 받아들여지는 것이 불가능해 보였다. 그러나 요가의 여정에서 끝까지 인내하여 나는 수련생들과 가족에 의해 받아들여졌을 뿐 아니라 이제 존경까지 받기에 이르렀다. 이는 요가로 얻은 발전이 없었다면 불가능하였을 것이다.

 어느 단계에서 나의 문제는 순식간에 위대한 축복으로 변하였다. 수많은 여성들과 소녀들의 반을 가르치고 있었으므로 일반적으로 내가 부도덕한 죄를 지었다고들 추측하였다. 이런 고통스러운 그릇된 비난으로 나는 심지어 스승과 말다툼까지 하였다. 그러나 이 일로 인해 나는 그럴 경제적인 형편이 아닌데도 결혼을 결심하였고, 아마 라마마니와의 결혼은 나에게 가장 큰 축복이었다고 말해도 좋으리라. 그러므로 우리의 근심은 역경과 고통에 감연히 맞서고 그것을 필요한 수단이라고 받아들임으로써 해결되고 사라지는 것이다. 우리가 가고 있는 길에 충실하다면 우리의 삶은 점점 더 나아질 것이며 멀리 있는 완성의 빛이 다가와 우리의 여행길을 비출 것이다.

완성: 가장 작은 향상에도 늘 행복해 하라

우리의 목적은 완성에 이르는 것에 두지만, 매일매일 완성을 향한 작은 향상에 만족해야 한다. 과도한 야망은 지속적인 발전에 파괴적인 영향을 미칠 수 있다. 완성은 궁극적으로 오직 신성과 함께 한다. 그런데 만일 완성을 신성 속에서만 찾을 수 있다면 완성의 가치란 무엇인가? 우리는 완성을 꿈꿀 수 있는 동물이며, 우리를 향상시키도록 고무하는 것은 바로 이러한 꿈이다. 변화를 이루기 위해 필요한 노력에 불을 붙이는 것 또한 이러한 꿈이다. 완성은 예술과 삶에 대한 관심을 불러일으킨다. 완성의 꿈을 향하도록 이끄는 본능은 사실 신성을 향한 갈망이다.

우리의 몸은 기꺼이 할 준비가 되어 있지만 우리 마음이 약해서 "우리는 시간이 없어.", 혹은 "잊어버려, 그것은 노력을 기울일 만한 가치가 없어."라고 말할 때가 있다. 또 때로는 우리 마음은 기꺼이 할 준비가 되어 있는데 우리 몸이 약해서 "이 모든 문제를 감당하기에 나는 정말 너무 피곤해."라고 말하기도 한다. 수련자는 마음과 몸 사이에 초점을 맞추면서 양자가 원하는 것에 귀를 기울이지만 지성과 영혼이 참된 결정을 내릴 수 있게 해야 한다. 왜냐하면 이러한 결정은 진정한 의지력과 헌신이 존재하는 곳에서만 가능하기 때문이다. 언제나 자신의 능력을 확대하고자 노력하는 한편 자기 능력에 맞게 행해야 한다. 오늘 10분 동안 행했으면 며칠 뒤에는 12분 동안 행하고, 그것을 통달했으면 다시 시간을 늘린다. 나쁜 자세를 최대로 행하는 것보다는 좋은 자세를 최소로 행하는 것이 더 낫다.

자기 자신에게 실망했다고 말해서는 안 된다. 아사나 수련을 계속하기 위해 매일 무엇인가를 할 시간을 낸다. 때로는 몸과 마음 모두가 의지력을 따르겠지만, 다른 때에는 그에 반발하기도 한다. 여러분에게 있어 수련을 어렵게 만드는 문제되는 부분이 있는가? 다친 무릎? 뻣뻣한 등? 그것이 여러분의 문제아이다. 여러분 또한 극진한 사랑과 관심을 필요로 하는 문제를 가진 아이였을 수도 있었기에, 그 아이를 다루고 키우는 법을 배워야 한다. 실패에 대해 걱정하지 말라. 인생에서의 실패는 우리를 결단으로 이끌고, 없어서는 안 될 철학적인 접근을 하게 한다. 초연하라. 나를 보라, 나는 두려워하지 않으며, 어려운 문제들을 미룰 수 있는 방법이 없다는 것을 알고 있다. 나에 있어서 만일 곤경이 어제 닥쳤다면 그만큼 더 좋은 일이고, 20년 뒤에 닥칠 것이라면 그것 또한 좋은 일이다. 모두가 좋은 일이다.

두려워해서는 안 된다. 자신의 육체에 집착하지 말라. 두려움이 몰려오더라도 그것을 수용하고 그것을 극복할 용기를 찾아야 한다. 두려움을 느낄 때는 그것을 창조적인 작업을 위한 기회로 객관적으로 생각하면서 육체에 대한 집착 없이 수련해야 한다. 두려움이 없으면 수련과 계발을 필요로 하는 여러분 자신의 일부분으로서 몸을 더 의도대로 다룰 수 있다.

깨어 있는 마음으로 아사나와 프라나야마를 중단 없이 오래 수행할 때 토대가 확고해지고 성공이 찾아온다. 젊은 사람, 늙은 사람, 나이가 아주 많은 사람, 그리고 환자와 노쇠한 사람들까지도 끊임없는 수련으로 요가의 완성을 이룰 수 있다. 수련하는 사람에게 성공은 찾아오기 마련이다. 요가의 성공은 성스러운 교본을 읽는다고 해서 얻어지는 것이 아니다. 교본의 도움은 점차로 필수적이게 되지만 수련이 없다면 단지 이론적인 데에 그치고 만다. 철학이 테스트하는 것은 그것이 적용 가능한 것인지, 더욱이 현재 여러분이 삶을 살아가는 방식에 있어서도 그처럼 적용이 가능한지의 여부이다. 영적인 천재로 태어났던 파탄잘리조차도 요가는 열망과 결단력을 가지고 오랜 기간 지속적이며 중단 없는 수련에 의해서만 통달할 수 있다고 말했다.

정원사가 사과 씨앗을 심을 때, 사과가 금방 나타날 것을 기대하는가? 당연히 아니다. 정원사는 씨앗에 물을 주고, 매일 살펴보며, 씨앗이 자라는 것을 보며 행복을 느낀다. 몸도 같은 식으로 다루어야 한다. 우리는 작은 발전을 지켜보면서 사랑과 기쁨으로 아사나와 프라나야마 수련에 물을 주어야 한다. 목표가 무엇인지 알고 있다 하지만 우리는 깨달음에 초점을 맞추지 않는다. 수련이 성숙해지면 그때 깨달음이 찾아온다는 것을 우리는 알고 있다. 인내심과 잘 통제된 수련이 결합되면 필요한 의지력이 생긴다.

의지력은 구체적인 것이지 막연하지 않다. 여러분이 무엇인가를 할 때 그것은 의지력을 밖으로 드러내는 것이며, 다음에는 같은 의지력을 가지는 것이 훨씬 더 쉬워진다. 아사나를 행할 때 여러분은 근육의 표현을 통해 육체적으로 의지력을 표현하고 있는 것이다. 의지력은 마음속에만 있는 것이 아니라 몸에도 있다. 나는 누군가의 넓적다리를 찰싹 치면서 "의지력은 여기에 있네."라고 말하는 사람으로 유명하다. 의지력으로 여러분은 근육이 길어지게 만들고 우아함을 연출한다. 마음을 확장하면서 우리는 이 의지력으로써 평화, 만족, 육체에 대한 집착으로부터의 자유를 표현한다. 의지력은 무언가를 하고자 하는 기꺼운 마음 외에 아무 것도 아니다.

여러분은 자신의 지성과 의지력을 이용하여 스스로에게 지금 하고 있는 것보다 조금 더 잘 할 수 있을까를 물어야 한다. 빛은 가능하다고 여겨지는 것보다 조금 더 자각을 확장하는 사람에게 찾아온다. 우리는 정주함으로써 자신을 제한한다. 우리는 "오, 나는 이것 이상 나아가기를 원하지 않아, 이것이 좋다는 것을 알기 때문이지."라는 말을 한다. 이것이 우리의 옛 마음에 살아 있다. 조금 더 많이 할 수 있는지 의문을 가져야 한다. 그러면 즉시 동작이 이루어지는 것을 경험할 것이다. 여러분이 양심적이라면, 여러분의 양심은 "조금 더 나아가도록 애써 봐."라고 속삭일 것이다. 만일 자신의 목표를 최대한 이루고자 노력한다면 자신에 대한 지식이 찾아올 것이다. 내가 이렇게 말하는 것은 여러분의 마음과 지성이 내면의 몸을 향해 더 깊이 들어가서 마음을 자아 the Self - 존재의 근본 자리 - 에 더 가까이 다가가도록 하기 때문이다. 몸이 취하고자 하는 것보다 조금 더 많이 나아가는 순간 우리는 자아에 더 가까이 있다. "이제 만족해."라고 말하는 순간 깨어 있음과 주의력의 빛은 희미해진다.

　아사나 수련에 있어서 기억의 역할은 우리로 하여금 어제의 수련을 오늘의 수련과 비교하게 하는 것이며, 따라서 우리는 올바른 방향으로 발전하고 있는지 알 수 있다. 그러나 많은 사람들이 과거에 배웠던 것을 반복하므로 그들의 아사나 수련은 기계적인 것이 되고 이로 인해 몸과 마음은 정체된다. 아사나는 기계적으로 짐작될 수 있는 자세가 아니다. 그것은 사유를 포함하며 그러므로 혁신과 즉흥성을 포함한다. 이것들에 의해 최종적으로 동작과 그에 대한 반작용 사이에 균형이 얻어진다. 결코 반복해서는 안 된다. 반복은 마음을 둔감하게 만든다. 언제나 자신이 하고 있는 것에 대한 관심을 북돋우고 흥미를 창조해야 한다. 내가 말하는 요점을 실례를 들어 설명하기 위해 나는 때때로 수업에 참가한 수련자들 앞에서 짐짓 서서 하는 자세를 해 보이고는 그들에게 내가 행한 것이 완벽한 아사나라고 말하곤 한다. 어느 누구도 나에게 그 자세에 결함이 있다고 말하지 못한다. 겉으로 보기에 그것은 완벽하지만 내면에서 그 자세는 죽어 있다. 내 마음이 거기 없기 때문이다. 그런 다음 나는 마음이 온전히 함께하게 하여 그 아사나를 새로 행한다. 나는 내 안에서 통합을 창조하며, 그들로 하여금 다리, 몸통, 감각에 나타나는 주의 집중을 보게 한다. 그것은 알아차릴 수 있게 다르다.

　과거의 경험이 마음에 각인되지 않게 해야 한다. 매번 새로운 마음과 새롭게 접근하는 태도로 아사나를 수행한다. 예전에 행했던 것을 다시 반복한다면 기억 속에 살고 있는 것이 되며 따라서 과거에 살고 있는 셈이다. 이것은 곧 과거의 경험을 넘어 앞으로 나아가는 것을 원하지 않음을 뜻한다. 과거의 기억을 간직하는 것은 "어제 나는 이 자세를 저렇게 했는데."라고 말하고 있는 것이다. "내가 어제 했던 것과 다른 새로운 무엇인가가 있는가?"라고 물을 때, 또 "나는 앞으로 나아가고 있는가, 아니면 뒤로 가고 있는가?"라고 물을 때 향상이 있다. 그러면 여러분은 정적인 아사나 안에서 역동성을 창조하는 법을 이해한다. 기억은 여러분이

"어제 했던 것보다 무엇을 더 할 수 있을까?"라고 스스로에게 질문할 수 있는 도약판으로 이용되어야 한다. 이것은 아사나 수련에 있어서와 마찬가지로 인생에 있어서도 진실이다. 일반적으로 우리가 하나의 아사나에 통달하면, 그것이 시시해지게 된다. 이것이 바로 수많은 사람들이 같은 것을 기계적으로 몇 번이고 계속 되풀이하는 것을 목격하게 되는 이유인데, 그들의 마음은 다른 곳에 가 있다. 약점들은 커지고 여러분은 아사나를 제대로 음미할 수가 없다. 이것은 올바른 접근이 아니다. 사람들은 자기가 목표를 달성하였다고 생각한다. 그들이 그것을 어떻게 알 수 있는가? 그것은 단지 시작에 불과할 수 있다. 여러분은 과거 경험의 선을 건널 수 있는지 언제나 알아보아야 한다. 자기 내부에서 아름다움, 자유, 무한성의 느낌을 창조해야 한다. 이것들은 오직 현재 안에서만 경험될 수 있다.

우리가 더욱 숙련되고 아사나가 우리에게 가까워질수록 자기만족의 영역 안에 머물고 싶은 유혹이 생긴다. 나는 이것을 '보가 요가bhoga yoga', 혹은 오로지 즐거움을 위한 요가라 부른다. 우리는 더 이상 성찰적인 지성의 거울을 사용하여 불완전한 점을 찾아서 교정하지 않는다. 우리는 그것을 이기적인 허영심을 위해 사용한다. 요가의 여행은 무풍지대에서 조용히 멈추어 있다. 우리의 항해에 바람이 없다면 헤어나는 유일한 방법은 노를 젓는 것뿐이다. 이것은 새로운 도전을 하기 위해 열정적이고 노력을 다하며 한결같은 수련에 다시 전념함을 의미한다. 무엇이 잘못되었는가? 내가 어디에서 어떻게 개선할 수 있는가? 이것이 수련의 불(tapas타파스)이 지성의 등불을 점화하고 자아에 대한 지식(svadhyaya스바드야야)이 싹트기 시작하는 지점이다. 타파스라는 말은 우리의 불순함을 불태워 없애는 내적인 지성의 열기라는 의미를 지닌다.

만일 우리가 다른 사람들과 분리되어 있거나 요가에 의해 그들보다 더 순수하거나 진보하였으며 더 우월하다고 생각한다면 우리는 정체되어 있거나 심지어 무지의 상태로 다시 떠내려가고 있다고 확신해도 좋다. 지금으로부터 900여 년 전 우리가 다른 사람들보다 '위에' 있을 수 있다는 브라만교의 틀린 생각을 드러내 보였던 것은 성자이며 철학자였던 라마누자Ramanuja였다. 그와는 반대로 수련과 삶의 청정함은 우리를 위가 아니라 '사이에' 있게 한다. 우리 자신의 육체 내에서 이루어지는 내적인 통합에 대해 논의하였던 것과 마찬가지로 이것은 당연히 다른 모든 생명과의 통합에로 이르게 한다. 통합은 하나를 의미한다. 하나라는 수는 다른 모든 수 안으로 들어갈 수 있는 수이다. 감수성과 감각이 충분히 발달된 존재는 '어느 한 사람'이 되는 것이 아니라 인간성의 공통분모가 된다. 이것은 머리의 지성이 겸손함과 가슴의 지혜에 의해 변화되고 연민의 감정이 북돋워질 때에만 일어난다.

만약 끝이 있다면, 신은 존재하지 않는 것이다. 신에 의한 창조는 결코 끝나지 않으므로 여러분이 움직임을 창조하는 일도 결코 중단되지 않는다. "내가 그것을 이루었다."라고 말하는 순간 여러분은 자신이 가진 모든 것을 이미 잃은 것이다. 무엇인가 찾아오자마자 여러분은 한 걸음 더 나아가야 한다. 그때 발전이 있다. "나는 저것으로 만족해."라고 말하는 순간, 그것은 정체가 시작되었음을 의미한다. 그것은 곧 배움의 끝이다. 여러분은 지성의 창을 닫아 버렸다. 그러므로 나는 내가 할 수 있는 것이 아니라 내가 할 수 없는 것을 하겠다. 언제나 여러분은 질과 양에 있어서 스스로 생각하기에 할 수 있는 것보다 조금 더 많은 것을 해야 한다. 이렇게 함으로써 궁극적으로 아름다움과 위대함에 이르게 된다.

배우기 위해 엄청난 고통을 감수하듯, 이미 배운 것에 대한 헌신을 계속 이어나가야 한다. 배우는 것은 아주 어렵지만 얻은 것을 지키는 것은 두 배로 어렵다. 군인들은 전투에서 이기는 것이 정복된 영토를 점유하는 것보다 더 쉽다고 말한다. 나는 수련을 향상시키기 위해 끊임없이 노력하는 동안 최선을 다하며, 내가 얻을 수 있는 것에 대해 만족한다. 비록 육체는 늙고 할 수 있는 것이 더 적어지지만, 더 젊거나 근골이 더 단단한 육체에는 나타나지 않는 미묘한 부분들이 모습을 드러낸다. 여러분은 자신의 몸과 몸이 여러분을 위해 할 수 있는 것에 대한 사랑과 애정이 샘솟게 해야 한다. 사랑은 피부의 가장 작은 모공, 육체의 가장 작은 세포에서도 실현되어져, 육체라는 거대한 공화국 안에서 다른 모든 모공 및 세포들과 협력할 수 있도록 그들의 지성을 일깨워야 한다.

이러한 사랑은 여러분으로부터 다른 사람들에게로 방사되어야 한다. 아사나만을 수련하는 사람들은 종종 요가가 머리와 가슴을 계발하기 위한 것이라는 것을 잊는다. 파탄잘리는 친절, 연민, 기쁨, 즐거움에 대해 말했다. 친절과 선의는 요가 수련생들에게 필수적인 두 개의 자질이다. 요가 수업에서 수련생들은 종종 너무 심각하게 보일 뿐 아니라 서로서로 분리되어 있는 것처럼 보인다. 친절은 어디에 있으며, 연민, 기쁨, 즐거움은 어디에 있는가? 이들이 없다면 우리는 파탄잘리의 참된 요가를 성취하지 못한 것이다.

다른 사람들에게서 결점을 찾기 이전에 자기 자신을 정화해야 한다. 다른 누군가의 실수를 보았을 때는 자신이 같은 실수를 저지르고 있는 것은 아닌지 알아차리도록 노력해야 한다. 이것이 판단력을 얻어 그것이 향상되도록 변화시키는 방법이다. 다른 사람들의 몸을 부러움이나 우월감을 가지고 보아서는 안 된다. 모든 사람들은 서로 다른 체질을 가지고 태어난다. 남들과 절대로 비교해서는 안 된다. 각자의 능력은 그의 내적인 힘의 기능이다. 자신의 능력을 알고 끊임없이 그것을 개선하라.

시간이 지나면서 수련할 수 있는 강도가 높아진다. 요가는 수련 강도를 네 단계로 보며, 이는 노력과 침투의 두 측면과 관계있다. 노력, 혹은 수련을 통한 우리의 노력은 에너지를 생성시키며, 우리는 존재의 근본 자리를 향해 침투해 들어가는 여행을 위해 이 에너지를 필요로 한다. 수련 강도의 첫 번째 단계는 우리 모두 알고 있듯 조금만 노력하는, 즉 아마 일주일에 한 시간 수업에 참가하고 집에서는 수련하지 않을 핑계를 찾는 그런 단계이다. 우리 모두는 어디에선가 요가를 시작해야만 한다. 가벼운 수련은 나쁜 수련이 아니며 우리가 할 수 있는 것을 계속하는 것은 좌절하여 포기하는 것보다 더 낫다. 물론 이런 가벼운 투자에는 배당금이 크지 않으며, 침투와 관련시켜 볼 때 우리의 깨어 있음은 초보적이고 지엽말단적인 것에 머문다. 예를 들면 우리는 발목에 닿을 수는 있지만 발가락에는 닿지 못한다는 것을 알게 될 것이다.

만일 전념하는 정도를 높여서 수련에 더 많은 시간과 노력을 기울인다면 우리는 자신을 웬만큼 평균적인 수련자로 여길 수 있을 것이며, 늘 지속적이지는 않지만 그럼에도 불구하고 우리 몸과 기관의 내적 구조는 스스로를 드러내기 시작할 것이다. 우리는 섬유 조직과 힘줄, 간의 신장(뒤로 굽히는 자세를 할 때), 심장의 휴식을 느낄 것이다.

그 다음 단계는 결연하고 격렬하다. 내면을 향한 우리의 시선은 정련되고 통찰력 있으며 사려 깊고 명민해진다. 우리는 상념들이 명멸하는 것을 알아차리게 되며, 또 호흡의 움직임이 의식을 어떻게 헝클어 놓거나 진정시키는지를 깨닫게 된다.

최고의 단계는 수련에 있어 자신을 혹독하고 가차 없으며 완전하게 투자하는 것이 특징이다. 어느 누구라도 처음부터 이 단계로 뛰어들 수 있는지는 거의 알려지지 않는다. 아마 처음에는 생활환경이 그것을 허용하지 않을 것이나 시간이 흐르면 그렇게 할 수 있을 것이다. 이제 우리의 통찰력은 마침내 간교한 에고의 비꼬인 교활함을 모두 꿰뚫어 볼 수 있고, 지혜는 무르익어, 우리는 존재의 근본자리에 이르게 된다.

수련 강도에 이러한 단계를 두는 목적은 우리로 하여금 불충분하다고 느끼게 하려는 것이 아니라 우리가 자신이 어느 위치에 놓여 있고 어떻게 수행하고 있는지를 참되고 정직하게 알 수 있도록 참고할 수 있게 하려는 것이다. 이것은 땅주인이 자신의 종들에게 나누어 주었던 은화에 대한 성경의 우화와 비슷하다. 그 돈을 효과적이고 현명하게 전부 투자하였던 종들은 자신의 주인에게 열 배의 은화를 돌려줄 수 있었고 당연히 칭송을 받았다. 단순히 자기 은화를 멀리 땅속에 감추었던 종은 자신이 받았던 것을 그냥 돌려줄 수밖에 없었다. 그의 주인은 만족하지 못하였다. 우리는 모두 신이 부여한 재능을 지녔으며, 그것을 효과적으로 발전시켜 그 완전한 잠재성이 실현되게 하는 것이 우리의 의무이다. 그렇게 하지 않는다면 그것은 마치 우리가 삶의 선물을 거절하는 것과 같다. 그러나 그보다 더 중요한 것은 우리의 재능이 아무리 개인마다 천차만별이라 하더라도 그것이 완전히 실현되면 우리를 신성과 재결합하게 할 연결 고리를 제공한다는 것이다.

신성한 요가: 영혼으로 아사나를 하라

아사나와 프라나야마 수련에서 우리는 우리 존재의 내적 실재에 더 가까워지기 위해 외부의 실재에 작업을 한다는 생각을 가져야 한다. 이것은 진실이다. 우리는 주변부로부터 출발하여 핵심에 이르도록 작업한다. 물질 육체는 접근할 수 있는 실제적인 실재를 가진다. 그것은 지금 여기에 있으며, 우리는 그것으로 무엇인가를 할 수 있다. 그러나 우리 존재의 가장 내밀한 부분 또한 우리를 돕기 위해 애쓰고 있음을 잊어서는 안 된다. 그것은 표면으로 나와서 자신을 표현하기를 원한다.

삼각형 자세(트리코나아사나)의 예를 들면, 우리는 이 자세와 우리 몸의 해부학적 구조 간의 관계 때문에 모두들 같은 실수에 빠진다. 우리 몸은 마루 쪽을 향해 앞으로 넘어지려고 하는 것처럼 보인다. 몸은 완벽하게 표현된 아사나에서 우리가 보는 것과 같은 방식으로 스스로를 열기를 원하지 않는다. 그러므로 우리는 마음을 다해 노력해서 몸 전체가 열릴 수 있도록 조정하는 법을 배운다. 우리는 몸을 뻗고 팔을 교정하고 가슴을 길게 늘이며 골반을 연다. 그러나 전념하여 배우는 과정에서 마음과 지성 또한 연다. 연다는 행위는 출입문과 같고, 일방통행만 할 수 있는 출입문은 없다. 그렇다, 우리는 안으로 침투하기 위해 노력한다. 그러나 무엇이 우리를 만나기 위해 바깥으로 나오고자 애쓰는가? 그것은 가장 안쪽에 있으면서 밖으로 비쳐 나오기를 원하는 지복(아난다)의 빛이다. 일반적으로 우리는 덮개로 가려진 등잔과 같다. 내부에 있는 우리의 빛은 볼 수가 없다. 여는 행위를 함으로써 덮개는 사라지고 등불의 빛이 비쳐 나온다.

이 점에 있어서 우리는 또한 자연(프라크르티)의 마음이 어떤 식으로 우리를 기꺼이 도우려 하는지 깊이 생각해야 한다. 자연의 생명력은 새로 시작하는 힘 prerana이고, 추진하는 힘이며, 창조를 자극하는 힘이다. 그것은 우리의 부름을 들으며, 우리가 간청할 때의 용기와 결연한 의지에 비례하여 그 부름에 응답한다. 우리가 의지력을 행사할 때 자연의 생명력이 그에 응답하므로 열렬히 갈망하는 사람은 적당히 원하는 사람보다 더 많은 이익을 얻을 것이다. '하늘은 스스로 돕는 자를 돕는다.'는 속담이 있는데, 이것은 자연에 대해서도 역시 진실이다.

여러분이 만일 아사나를 정확하게 한다면 자아 the Self는 저절로 열린다. 이것이 신성한 요가이다. 이때에는 자아가 아사나를 행하는 것이지 육체나 뇌가 행하는 것이 아니다. 자아에는 피부의 모공 하나하나가 다 포함되어 있다. 영적인 수련이 시작되는 것은 바로 마음과 몸이라는 강이 바다와 같은 존재의 근본 자리로 흘러 들어갈 때이다. 특별한 영적인 수련은 없다. 몸과 마음이 수용적이고 명상에 잠기며 편안한 상태에 있을 때, 거기에 집착하지 말고 앞으로 나아가야 한다. 이 지점에서 요가의 영적 체험이 출발한다. 성스러운 교본을 읽는 것이 영적인 수련이라고 말할 사람이 틀림없이 있을 것이다. 그러나 내가 가르치는 것은 행위에 있어서의 영적인 수련이다. 이 장이 시작될 때 말한 대로 나는 마음을 단련하고 영혼에 도달하기 위해 육체를 이용한다. 올바른 의도로 행해진다면 아사나는 우리가 단지 육체만을 의식하는 데에서부터 영혼을 의식하게 유도함으로써 우리를 변화시키는 것을 돕는다. 내가 종종 말하듯 사실 육체는 활이며, 아사나는 화살, 그리고 영혼은 과녁이다.

아사나는 정직하고 덕성을 갖추어야 한다. '정직한' 이라는 말로써 내가 뜻하고자 하는 것은 아사나가 진실해야만 한다는 것이다. 속이거나 가장해서는 안 된다. 여러분은 가슴, 팔, 다리에서 손가락과 발가락 끝까지 몸 구석구석을 아사나로 채워 몸의 중심부에서 아사나가 퍼져 나와 사지의 모든 부분을 가로지르고 감싸도록 가득 채우게 해야 하며, 몸 구석구석에서 자신의 지성, 깨어 있음, 의식을 느껴야 한다.

'덕성' 이라는 말로써 나는 아사나가 에고를 위해서나 관심을 끌기 위해서가 아니라 자아the Self를 위하여, 또 신성에 더 가까이 다가가기 위하여 올바른 의도로 행해져야 한다는 것을 이야기하고자 한다. 이렇게 하여 아사나는 성스러운 봉헌이다. 우리는 자신의 에고를 바치고 있는 것이며, 이는 신성에 대한 지극한 헌신 Isvara pranidhana이다.

아사나를 행하고 있는 것이 그저 마음이거나 혹은 몸이어서는 안 된다. 여러분은 아사나 속에 존재하면서 자신의 영혼과 함께 아사나를 행해야 한다. 어떻게 하면 영혼과 함께 아사나를 할 수 있을 것인가? 우리는 영혼에 가장 가까운 육체의 기관, 즉 심장과 함께 아사나를 할 수 있을 뿐이다. 따라서 덕성을 갖춘 아사나는 머리가 아니라 심장으로부터 행해진다. 그때 여러분은 그냥 아사나를 하는 것이 아니라 아사나 속에 존재하는 것이 된다. 많은 사람들이 아사나 안으로 들어가는 길을 생각하려 하나 여러분은 그 대신 사랑과 헌신을 통해 아사나 안으로 들어가는 길을 느껴야 한다.

이런 방식으로 여러분은 조화를 이루어 내기 위해 머리가 아니라 심장으로부터 작업하게 될 것이다. 육체의 평온은 영혼의 고요함에 대한 징표이다. 모든 관절 하나하나에서 평온함을 느끼지 못하는 한 육체에서 해탈을 위한 기회는 없다. 여러분은 묶여 있다. 그러므로 땀 흘리고 고통스러워하는 동안 심장을 가볍게 하여 그것이 기쁨으로 몸을 채우게 하라. 여러분은 자유로워지게 될 뿐 아니라 지금 현재 자유롭다. 기뻐하지 않을 것이 무엇인가? 고통은 일시적이나 자유는 영원하다.

다음 장에서는 육체로부터 호흡으로, 살로부터 생명 에너지로 더 깊이 나아간다. 내면을 향한 여행의 다음 단계에서 우리는 에너지와 호흡의 역할에 대해 더 많은 것을 배울 것이다.

에너지의 몸인 프라나마야 코사는 호흡과 감정을 계발하기 시작하는 층이다. 우리는 우리 모두 가지고 태어나는 육체를 어떻게 길들일 것인가에 대해 논의해 왔듯 우리 모두가 경험하는 인간적 감정을 잘 길들여야 한다. 마음을 고요히 가라앉히고 영혼을 보기를 희망할 수 있기 전에 우리는 먼저 호흡 수련을 배우고 영혼의 여정에서 너무도 자주 되풀이되어 나타나는 장애물인 여섯 가지의 감정적 혼란들을 – 욕망, 분노, 탐욕, 망념, 자만, 증오 – 다루어야 한다.

브르쉬카아사나

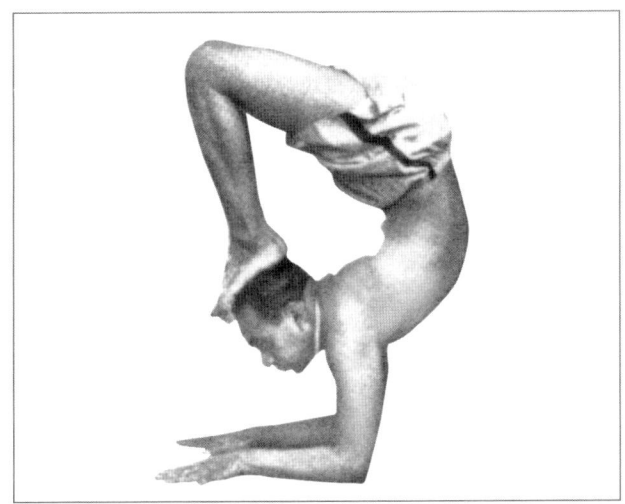

제 3 장

생명력

에너지의 몸(프라나Prana)

모든 사람은 더 많은 생명 에너지를 갈망한다. 만일 에너지를 포장하여 가게에서 팔 수 있다면 그것은 이제껏 가장 성공한 사업이 될 것이다. 에너지에 대해 단지 이야기하는 것만으로도 사람들은 흥분하고 힘을 얻는다. 그들은 어디에서 에너지를 얻을 수 있는지 알고 싶어 한다. 그러나 우선 에너지는 어디에나 존재하고, 그 다음 그것이 공짜이기 때문에 포장되지도 않을 뿐더러 가게에서 살 수도 없다.

비록 신성은 하나이지만 우리는 신성에 많은 이름을 붙인다. 에너지에 대해서도 마찬가지이다. 핵 에너지가 있고 전기에너지가 있으며 근육 에너지와 정신 에너지도 있다. 이 모두는 생명 에너지로서 산스크리트어에서는 프라나 에너지 혹은 그냥 프라나로 불린다. 프라나는 중국에서는 치Chi, 일본에서는 기Ki라 한다. 어떤 사람들은 서양에서 프라나에 가장 가까운 전통적인 개념은 기독교의 성령, 영원하고 초월적인 성스러운 힘이라는 견해를 내놓기도 한다. 프라나는 종종 바람, 생명력을 가진 공기라 불리기도 한다. 성경은 창조의 묘사를 "신의 숨이 물 위를 떠돌았다."라는 문장으로 시작한다. 프라나는 신성의 숨이다. 그것은 모든 차원에서 우주에 두루 스며 있는 에너지이다. 프라나는 물질적 에너지이자, 정신적, 지적, 성적, 영적, 우주적 에너지이다.

모든 진동하는 에너지들은 프라나이다. 열, 빛, 중력, 자력, 전기 등과 같은 모든 물질적 에너지 또한 프라나이다. 이것은 모든 존재 속에 감추어진 잠재적인 에너지로서 자신의 생존을 위협하는 데 대한 반응으로 나타날 때 최고도로 방출된다. 이것은 또 모든 활동의 가장 주요한 동력원이다. 창조하고 보호하고 파괴하는 것은 바로 에너지이다. 힌두교도들은 흔히 신이 생성자이며 조직자이고 파괴자라고 말한다. 들숨은 생성력이며, 호흡의 보유는 조직하는 힘이고, 그 에너지가 사악한 것이라면 날숨은 파괴하는 힘이다. 이것은 작용을 할 때의 프라나이다. 활기, 힘, 생명력, 생명, 정신은 모두 프라나의 형태들이다.

프라나는 일반적으로 숨으로 번역되나 이것은 다만 프라나의 여러 현시 가운데 하나에 불과하다. 우파니샤드에 의하면 프라나는 생명과 의식의 원리이다. 이것은 영혼(아트만)과 동일시되며, 우주에 존재하는 모든 것들의 생명의 숨이다. 이 존재들은 프라나를 통해 태어나고 그에 의지하여 살아가는데, 이들이 죽으면 각자의 숨은 우주적 숨 속으로 용해된다. 이것은 우리 삶의 모든 순간에서 가장 본질적이고 참된 현재적 특성이면서도 가장 신비로운 것으로 남아 있다. 이 신비의

한가운데로 들어가는 것이 요가의 책무이며, 특히 프라나야마의 책무이다.

호흡의 형식에 있어서 프라나는 출발 지점이 된다. 아야마ayama라는 접미사는 신장, 확장, 확대, 길이, 넓이, 조절, 연장, 억제, 통제의 뜻을 지닌다. 그러므로 가장 단순한 형태로 보았을 때 프라나야마는 호흡의 연장과 억제를 의미한다. 프라나가 에너지이면서 생명력인 까닭에 프라나야마는 우리의 모든 생명 에너지의 확장과 확대를 뜻한다. 그것을 보유하고 이용하고 조절하기 위한 조치를 취하지 않고서는 순수한 에너지처럼 증발하기 쉽고 폭발적인 그 어떤 것도 양을 증가시킬 수 없다는 사실은 명백하다. 여러분이 집에 도달한 전기 흐름의 강도를 갑자기 세 배로 증폭시키고자 하더라도 주전자가 평상시보다 3분의 1의 시간으로 끓는다거나 불빛이 세 배 더 밝아질 것이라고는 생각하지 않을 것이다. 우리는 모든 전기 회로가 즉시 다 타버려 아무 것도 남겨지지 않을 것이라는 것을 안다. 우리의 육체라고 달라야 할 이유가 있는가? 이것이 파탄잘리가 아사나와 프라나야마의 사이에는 올라가는 단계가 있다고 분명하게 천명한 이유이다. 프라나야마 수련이 가져올 프라나 흐름의 증가를 견뎌 내기 위해서는 아사나의 숙달을 통해 강하고 안정적인 몸의 회로를 갖추어야 한다.

이러한 기본적인 예방책에 유의하지 않아서 큰 고생을 하는 많은 사람들이 여러 해 동안 내게 왔다. 그들은 견고한 기초를 닦을 필요성을 등한시하였고, 쉽게 얻을 수 있다는 영성으로 도약하고자 하는 희망으로 여러 다양한 수련 코스에 참가했다. 그들 몸과 마음의 허약함이 그들을 실망시켰고 문제를 악화시켰다. 파탄잘리는 만일 기초가 확고하지 않으면 결과적으로 비탄, 절망, 육체의 불안정, 호흡의 동요가 뒤따를 것이라고 경고하였다. 정신적인 억압과 그에 수반된 불안은 심각한 문제이다. 이들은 극단적인 것으로, 파탄잘리는 특히 아사나에 관한 자신의 세 번째 경구에서 아사나 수련이 위험과 양 극단을 번갈아 오가는 것으로부터 우리를 보호할 것이라 말했다. 그는 극단적인 것들을 이원성이라 불렀다. 이런 맥락에서 그것은 우리가 우리 자신을 지혜롭게 통제하기 위해서는 몸과 마음에서 충분한 인내심을 길러야 한다는 의미이다. 하루는 실컷 배불리 먹고 그 다음 날은 금식하는 것은 현명한 일이 아니다. 사무실에서 불친절한 말 때문에 우울, 분노, 혹은 원한에 빠진다면, 그것도 현명한 일이 아니다. 우리가 아직도 행위나 감정, 그리고 정신에 있어서 양 극단 사이를 오간다면 프라나야마를 할 준비가 되지 않은 것이다. 만일 몸과 신경이 적당히 건강하고 감정과 마음이 안정되었다면 우리는 준비가 된 것이다.

 내면을 향한 여정을 위해 우리는 많은 에너지를 필요로 할 것이고, 아주 미묘하고 질이 우수한 에너지 또한 필요로 할 것이다. 결코 끝나지 않는 이 탐험, 전념, 그리고 깨달음은 프라나의 특별한 에너지를 요구한다. 깨어 있음을 전달하므로 프라나는 특별하다. 그것은 또 의식을 실어 나르는 매개체이다. 여러분이 가장 멀리 떨어져 있는 엄지발가락의 세포에 깨어 있음을 전하고 싶다면 프라나가 그것을 그곳으로 옮겨줄 것이다. 여러분이 충분한 프라나의 흐름을 가지고 있다면 몸속 어디에든 여러분의 의식을 퍼지게 할 수 있다. 이를 위해 프라나를 많이 생성시킬 필요가 있다. 프라나를 생성시키려면 여러분은 정상 호흡을 신장, 확장, 조절, 억제하도록 연마해야 한다. 바로 앞 장에서 존재의 육체적이며 가장 바깥에 있는 층인 안나마야 코사의 수련에 대해 이와 동일한 용어를 사용하였던 것과 같이 이제 우리는 두 번째 층인 생리학적 혹은 유기체적인 몸, 즉 프라나마야 코사에 대해서도 같은 용어를 사용한다. 이미 알고 있는 우리 자신을 아사나를 통해 강화시켰다면 우리는 이제 호흡의 훈련을 통해 우리의 활에 두 번째의 시위를 보탠다. 그렇게 함으로써 에너지를 더 많이 생성할 수 있다. 더 많은 에너지를 가지고 우리는 내면을 향해 더 멀리, 더 깊게 탐험하고 침투할 수 있다.

 가장 바깥의 층에 대해서 이야기하든, 안쪽에 있는 이 층에 대해서 이야기하든 우리는 언제나 깨어 있음의 빛을 가져오고 있다. 저 깨어 있음의 빛이 전달될 때에는 항상 프라나가 포함되어 있지만 우리는 오직 지금에만 의식적으로 프라나를 생성시키고 그 방향을 조정하고 있다. 요가 철학에서는 에너지(프라나)와 의식(citta치타) 둘 다가 우주의 지성(mahat마하트)에서 직접 전개되었다고 한다. 마하트는 자연의 보편적 지성이다. 바위는 보편적 지성을 가진다. 모든 나뭇잎들에도 그것이 들어 있다. 보편적 지성은 모든 피조물의 세포 하나하나에 다 들어 있다. 그것은 모든 곳에 스며 있으며 무한하다. 자연의 지성의 특성은 자기표현이다. 자연이 무한히 변화하고 끝없는 창조성을 가지는 이유가 바로 이것이다.

프라나는 우리를 이러한 무한한 지성에 연결시켜 주는 고리이다. 우리가 그렇게 이용할 수 있는 권한을 가졌음에도 그것의 이용과 개발을 등한시하다니 이 얼마나 부끄러운 일인가. 우리는 번호로만 식별하는 은행 계좌에 엄청난 재산이 있으면서도 번호를 잊어버려 가난 속에 근근이 살아가야 하는 사람과 같다. 우리는 각 개인 의식의 제한된 지성을 가지고 그 의식 안에서 살면서 외롭고 보잘것없다는 느낌을 자주 받는다. 그러나 이때 우주의 의식과 지성을 직접 이용할 수 있는 통로가 있다. 프라나는 이 통로를 통해 흐르면서 우리 각자를 자연의 고유한 최고 원리와 합류케 한다. 프라나야마는 대우주의 에너지를 품은 지성이 우리들의 소우주를 밝혀 주도록 이러한 통로를 회복시키는 일에 관계한다.

호흡과 프라나야마

지난 몇 년 동안 이미 요가 아사나를 가르쳐 왔던 1944년까지 나는 프라나야마 수련을 시작하지 않았다. 여러분은 자신의 프라나야마가 아무리 형편없다 해도 처음 몇 년 간의 나의 프라나야마보다 더 나쁠 가능성이 거의 없다는 사실에 위안을 받을 수 있을 것이다. 나는 새벽 4시경 잠자리에서 일어나 아내와 함께 커피를 마시곤 하였고, 곧바로 다시 잠자리에 드는 일도 잦았다. 그렇지 않으면 불과 30~40분이 지나면 숨을 헐떡거리기 시작하여 그것을 그만두어야 했다. 나의 폐의 기능은 어린 시절의 폐결핵으로 인해 여전히 약화되어 있었으며 게다가 뒤로 굽히는 자세들을 하느라 언제나 몸을 지나치게 혹사했다. 이 자세들을 통해 나는 유연성을 얻을 수 있었지만 저항력을 얻지는 못하였다. 어떻든 나는 끝까지 해냈다. 그러나 가슴은 긴장되었고 근육은 욱신거렸다. 심지어 벽에 등을 기댄 상태에서도 호흡은 무겁고 힘이 들곤 하였다. 나는 점차 뒤로 굽히는 자세들이 척주의 안쪽 근육을 강화하는 반면 앞으로 뻗는 자세들은 척주 바깥쪽 근육을 발달시킨다는 사실을 깨닫게 되었다. 그래서 인내심을 얻기 위해 시간을 조절하여 앞으로 굽히는 자세들을 수련하였다. 마치 큰 망치로 등을 때리는 것처럼 고통이 격심하였고 수련 뒤 몇 시간이 지나도록 아픔은 지속되었다. 비트는 자세에도 집중하였는데, 그것은 측면 근육을 형성시키기 위해서였다. 그 일은 모두 매우 실망스러웠고, 비록 수련에서 비롯될 수 있는 의기소침함을 피하기는 하였지만 나는 극도로 불안하였다. 동요하는 마음으로는 결코 프라나야마를 할 수 없다. 때로는 상쾌함을 느끼기도 했지만 다른 때에는 우울하고 긴장되었는데, 그것은 내가 숨을 들이마실 때 뇌를 이완하는 법을 조금도 몰랐거나 숨을 내쉬는 과정에 필요한 붙잡는 기술을 이해하지 못했기 때문이었다. 붙잡는다는 것은 안으로는 유연성을 유지하면서 공기의 움직임으로 인해 자세를 흩뜨리는 것을 피하는 방식으로 프라나야마 자세를 유지하는 능력이다. 다행스럽게도 나는 반복되는 실패에도 용기와 결단력이라는 장점을 가지고 있었다.

처음에 나의 스승은 내가 프라나야마를 하기에 적합하지 않다고 단정적으로 말했다. 옛날에는 영적인 지식이 비밀스런 주제로 간주되어 그것을 통달한 대가들에 의해 조심스럽게 보호되었다. 그들의 태도는 무뚝뚝하였고 자신들의 제자가 자격이 충분하다고 생각하지 않았다. 오늘날 우리들처럼 누구도 스승들에게 솔직하고 개방적으로 이야기할 수 없었다. 라마나 마하리시조차 높은 자질을 갖춘 학자들의 핵심 그룹을 위해 자신의 철학을 공개하지 않았다. 여러분은 그 당시의 인도가 정치적 민주주의를 위한 투쟁에 몰두하였다고 말할 수도 있겠지만, 나는 영적인 민주주의는 존재하지 않았다고 여러분에게 장담할 수 있다. 내가 완고한 권위주의적 스승으로 보이기 때문에 사람들은 사실은 내가 자랐던 가혹하고 비밀주의적인 체제에 얼마나 강력하게 저항하였는지 깨닫지 못한다. 나는 내가 배웠던 모든 것을 감추지 않는다. 나의 엄격함은 실제로는 나의 수련생들이 내가 감내해야 했던 실수와 곤경으로부터 고통 받지 않게 하기 위한 정확성에 대한 정열이다.

결국 나의 스승은 마음을 누그러뜨려 내가 호흡을 깊이 들이마시고, 보유하고, 깊이 내쉬는 것을 허용하는 데까지 이르렀다. 그러나 그는 기술적인 가르침은 전해 주지 않았다. 따라서 파탄잘리가 경고한 대로 나의 몸은 불안정하였고, 호흡은 불규칙적이고 힘겹게 행해지곤 했다. 이미 말했듯 나는 다행스럽게도 절망, 혹은 희망을 상실한 상태로부터 벗어났지만 동요하고 불안한 상태에 있었다. 프라나야마 수행에는 누구나 스승이 필요하다. 나는 아무도 없어서 '아는 것'과 '행하는 것' 사이의 간극에 빠졌다. 깊고 느리게 호흡해야 한다는 것을 '알았지만', 그런 일은 일어나지 않았다. 나는 그것을 '행할' 수 없었다.

내가 계속할 수 있었던 것은 아사나 수련 덕분이었다. 나는 프라나야마에 적응할 수 있도록 몸을 계속 변화시켰고 오랫동안의 수행 후 프라나야마에 통달하게 되었다. 나의 가르치는 능력에 대한 관점에서 보면 이러한 시행착오의 과정은 엄청난 장점임이 입증되었으나 다른 누구에게도 권하고 싶은 방법은 아니다. 나의 초기의 실패는 자신의 허약함뿐 아니라 지도를 받지 못한 것이 그 이유였다. 그 반면에 여러분들은 하루에 10분 정도의 짧은 시간 동안이라도 수련에 마음을 붙이고 훌륭한 스승을 모신다면, 불과 2, 3년 후에는 훌륭한 수련을 확립할 수 있는 상태에 있다. 내가 그렇게 하였듯 여러분들도 행동과 관찰을 통해 솟아오르고 가라앉는 지성의 에너지들을 이해하는 것을 배우고, 지성에 순응하는 방법을 습득하며, 머리가 자리한 곳으로부터 심장이 자리한 곳을 향하는 의지력을 얻게 될 것이다. 아사나를 통해 몸을 뻗는 법과 신경계를 탄력 있고 활기차게 유지하는 법을 배움으로써 어떠한 부담도 견딜 수 있게 되고 스트레스는 전혀 발생하지 않을 것이다.

프라나야마는 정상 호흡이 아니고, 단순히 심호흡도 아니다. 그것은 불과 물이라는 상극의 요소들을 혼합하여 우주의 생명 에너지를 생성시키는 기술이다. 불은 마음의 속성이고, 물은 생리학적인 몸에 상응하는 요소이다. 물은 불을 끄고, 불은 물을 증발시키므로 이 둘은 쉽게 화해되지 않는다. 공기는 서로 다른 요소들을 조화시키는 역할을 한다. 공기가 폐에서 흐를 때 물과 불이 융화되는 역동적인 흐름이 발생하며 프라나의 흐름도 활기차게 된다. 프라나는 신경계와 혈류를 통해 퍼지며 온몸에 두루 분배되어 모든 세포의 원기를 회복시킨다. 몸이라는 형태 안에 들어 있는 흙의 요소는 에너지 생산을 위해 물질적인 장소를 제공하며, 다섯 번째의 가장 미묘한 요소인 공간 혹은 에테르는 에너지의 분배를 위해 필요한 공간을 마련해 준다. 조화롭고 균형 잡힌 공간에 대한 요구가 척주와 그것을 지탱하는 근육 조직의 중요성을 설명하는데, 그것은 척주가 신경계의 중심 지주이기 때문이다. 척주의 33개의 마디를 들어올려 서로 분리시키고, 척주로부터 나온 갈비뼈들을 호랑이의 발톱처럼 열어 둠으로써 우리는 호흡을 깊게 하고 길게 늘일 수 있다.

수력 발전에 의한 에너지 생산의 유사성이 이해에 도움이 될 수도 있겠다. 고여 있는 물은 에너지를 만들어 내지 못한다. 이것은 만일 여러분이 호흡을 하고 있지 않다면 죽어 있다는 것을 의미한다. 만일 정상적으로 호흡한다면 어떤 흐름이 존재하고 여러분은 그 순간 필요한 에너지를 충분히 생산한다. 그러나 다른 일에 투자될 여분은 없다. 그 흐름을 조정하고, 전달하며, 그 본래의 힘을 더욱더 잘 활용하고 추출하기 위해(호흡의 보유로써) 억제하는 프라나야마의 기술에 의해서만 몸의 전 체계를 활기차게 만들 충분한 에너지를 만든다. 우리는 죽을 때까지 오롯하게 살아야 하며, 우리의 풍부한 잠재력을 실현시키기 위해 충분한 에너지를 생성해야 한다. 존재의 무한한 근본 자리를 향한 여행은 어려운 일이다. 오직 프라나의 에너지만이 우리를 그곳으로 데려갈 수 있다.

호흡의 흐름을 지켜보는 것은 또한 집중으로 이어지는 의식의 안정성을 가르쳐 주기도 한다. 이보다 더 훌륭한 방법은 없다. 집중은 여러분이 자신의 새로운 에너지를 사려 깊게 투자하게 한다. 요가의 체제상 이러한 집중과 통찰의 힘이 최고도로 적용되는 것은 당연히 명상에서이다. 호흡을 올바로 이해하는 법을 배움으로써 우리는 삶 자체를 올바로 이해하는 법을 배운다. 호흡의 선물은 인생의 선물이다. 우리가 선물을 받을 때는 고마움을 느낀다. 프라나야마를 통해 우리는 인생에 대한 감사, 알 수 없는 신성한 생명의 근원에 대한 감사를 배운다. 이제 호흡의 움직임과 그 움직임에 내포된 의미와 효과를 좀 더 면밀하게 살펴보기로 하자.

요가의 호흡 기법들은 그 기원과 효과에 있어 명상적 특질을 지닌다. 이들은 기본적으로 네 개의 부분으로 이루어졌다. 즉, 들숨(puraka푸라카), 숨을 들이마신 뒤의 호흡의 보유(antara kumbhaka안타라 쿰바카), 날숨(recaka레차카), 숨을 내쉰 뒤의 호흡의 보유(bahya kumbhaka바흐야 쿰바카) 등이다. 들숨은 길고 미묘하며 깊고 율동적이면서 고르게 이루어져야 한다. 활력을 주는 대기의 성분들은 폐의 세포로 스며들어 생명력을 회복시킨다. 들이마신 호흡을 보유함으로써 에너지가 완전히 흡수되며 혈액 순환에 의해 몸의 전 조직으로 분배된다. 날숨에서는 공기를 천천히 내쉬는 것에 의해 축적된 독소들이 배출된다. 숨을 내쉰 뒤 자신의 역량에 맞게 호흡을 중단하면 모든 스트레스들이 정화되고 사라지며, 마음은 고요하고 평안한 상태로 된다. 호흡을 지나치게 오래 중단하면 두려움에서 오는 급작스런 동요를 느끼고 더 많은 공기를 탐욕스럽게 들이마시게 될 것이다. 이것은 자신의 존재를 다시 주장하는 생명에 대한 본능적인 집착이다. 들숨은 자아(Purusa푸루사)의 신장이며 확대이다. 들숨의 도움으로 자아 the Self는 마치 사랑하는 사람이 자신의 연인을 껴안듯 육체의 피부에 이르기까지 자신의 여러 겹들을 받아들인다. 들숨 뒤의 호흡의 보유는 사랑하는 연인들끼리의 결합이다. 날숨에서 자아는 밖으로 나가는 숨을 통하여 연인을 자신의 집으로 데려가며, 그곳에서는 반대로 연인이 자신을 사랑하는 자, 곧 자아를 안는다. 날숨 뒤의 호흡의 보유는 신성에 완전히 귀의하여 사랑하는 사람과 결합한 연인이다. 그러므로 프라나야마는 생리학적인 호흡 작용 이상의 것이다. 호흡은 생명이며, 분별력 있고 사려 깊으며 욕심을 부리지 않는 호흡의 기술은 생명 자체에 대해 우리가 바치는 감사의 기도이다.

우리가 호흡의 내적 움직임에 주의를 돌림과 동시에 외부에서 감각을 사용하는 것은 불가능하다. 또한 일을 마친 뒤 집으로 돌아가는 길에 슈퍼마켓에 들러야 한다고 생각하고 있을 수도 없다. 프라나야마는 마음과 감각이 외부로 쏠리는 것에서 물러나게 하는 단초이다. 프라나야마가 평화를 가져오는 것은 이 때문이다. 이것은 외향성과 내향성 사이에 놓인 경첩과 같다. 여러분이 아사나 수련을 시작하면 자신감, 마음의 안정, 자기 확신, 건강의 빛이 증대된다. 무엇보다 에너지는 그 자체로 매혹적인 특질이다. 세상과 접하면서 반드시 이러한 이점들을 즐겨야 한다. 그러나 요가는 또 우리가 얻은 것의 일부를 내면으로 투자하기를 요구한다. 그것은 긍정적인 의미에서의 내향성으로, 세상과 맞지 않는다는 느낌으로 세상을 겁내어 피하는 것이 아니라 자신의 내면세계를 탐험하고자 하는 갈망을 말한다. 생리학적인 몸의 겹에서 작용하는 호흡은 몸과 마음 사이를 잇는 교량의 역할을 한다.

눈으로는 자기 마음을 들여다 볼 수 없다. 아사나를 할 때는 아사나를 조정하기 위해 눈이 활발해야 하지만 호흡을 할 때는 마음이 진동하는 소리를 듣고 그 조화를 조정하기 위해 귀가 중요하다. 마찬가지로 마음은 또한 공간에서의 진동이다.

마음이 진동하는 소리는 귀에 의해서만 감지될 수 있다. 이것은 내적 성찰의 침투이다. 이것은 우리가 뇌의 소란스러운 사고력에 더 가까워지게 하는 것이 아니라 – 그와는 반대로 뇌 기관은 평화롭다. – 마음의 직관적 능력에 더 가까이 다가가게 한다. 프라나야마에 관계되는 그 어떤 것도 강요되어서는 안 된다. 프라나야마가 겸손을 가르치는 것은 이 때문이다. 그러므로 프라나와 그것의 원래의 짝인 보다 높은 직관적 자각(prajna프라즈나)은 초대되고 유인되어야 한다. 주변 환경이 순조로우면 그들은 찾아올 것이다. 말을 잡는 비유는 여기에서도 유용하다. 말의 뒤를 쫓아 달려간다고 들판의 말을 잡을 수는 없다. 그러나 만일 고요히 서서 사과를 내밀면 말은 우리에게 다가올 것이다.

어떤 의미에서 의지의 힘은 프라나야마에서 필수적이다. 그것은 수련의 의지이며 단조로움을 극복할 의지이다. 그것은 본질적으로 매혹적이지만 아사나보다는 덜 다채로우며, 방금 말했듯 내향적인 수련이다. 여러분이 과거의 나, 그리고 현재의 나처럼 아무리 열렬한 수행자라 해도 의지력으로 호흡을 보유하고자 해서는 안 된다. 뇌가 긴장되는 순간 내면의 귀는 딱딱해진다. 그리고 눈이 계속 무겁거나 따끔거리면 여러분은 자신의 능력을 넘어 억지로 하고 있는 것이다. 안쪽의 몸을 향해 움직이는 몸통의 피부를 알아차려야 한다. 만일 몸이 신장되고 확대되는 것을 안다면 마음이 신장되고 확대되는 것도 안다. 몸의 신경들이 과도한 부담을 지게 되면 뇌가 수축한다. 피부의 민감성, 조임, 신장은 대담하면서 주의 깊은, 훈육이 잘 된 아이와 같아야 한다. 호흡과 지성이 동시에 움직이게 하라. 지성이 먼저 움직인다면 억지로 하고 있는 것이다.

육체적인 면에서 프라나야마의 움직임은 수직적인 상승과 수평적인 확장, 그리고 흉곽과 흉곽의 외벽 및 폐 둘레 길이의 신장을 수반한다. 숨을 들이마실 동안 흉골 가운데를 덮은 피부가 수직으로 오르내릴 수 있고, 또 가슴둘레 전체에 걸쳐 한쪽 편에서 다른 쪽 편까지 확장될 수 있다면 이는 폐가 최대의 용량으로 가득 채워지고 있음을 보여 준다.

  정상적인 호흡 운동은 율동적이지 않다. 임의로 하는 모든 들숨은 긴장이 따르는 행위이고, 날숨은 모두 스트레스가 따르지 않는다. 무의식적으로 행하는 정상적인 들숨은 폐에 의해 이루어지는 것이 아니라 몸 전체와 뇌에 의해 이루어진다. 우리는 정상적인 들숨이 몸 전체에 움직임을 가져온다는 것을 쉽게 알아차릴 수 있다. 근육이 부풀어 오르게 되는데, 숨을 내쉬는 동안 근육의 압축을 아주 분명하게 느낄 수 있다. 다시 말해 정상 호흡을 하는 동안에는 몸 전체가 숨을 들이마시고, 내쉰다. 요가의 호흡에서는 뇌와 몸의 말단 부위가 수동적인 상태를 유지하고 폐만 활성화된다. 그러므로 숨이 빨려 들어가는 것이 아니라 수용되므로 흉곽, 횡격막, 갈비뼈, 늑간 근육, 복부, 폐 등의 역할이 다르다. 육체와 마음을 연결하고 통합하는 것은 다름 아닌 생리학적, 혹은 유기체적 겹이기 때문에 이것은 적절한 혈액과 에너지의 공급으로 계발될 필요가 있다. 여기에 영향력을 행사하기 위해 호흡계 전체가 이용되지만 신경계를 긴장시켜서는 안 된다.

  정상적인 들숨에서 뇌는 에너지뿐 아니라 혈액도 흡수한다. 날숨에서는 이들을 풀어놓는다. 이러한 호흡은 혈액을 뇌로 주입했다 빼내는 펌프 작용에 지나지 않는다. 숨을 들이마시는 것과 직관이라는 형태로 어떤 느낌을 포착한다는 두 가지의 의미를 가진 영감inspiration이라는 단어는 뇌가 숨을 들이마시는 동안 충전되는 방식을 표현한다. 그러나 이런 종류의 들숨은 뇌 세포가 끊임없이 부풀었다가 수축되기 때문에 뇌에 긴장을 준다. 따라서 에너지로 기운을 얻는 대신 몸과 뇌는 유효한 에너지를 낭비한다. 프라나야마는 정상 호흡의 움직임을 관찰하고 뇌 세포에 아무런 부담을 주지 않는 방식으로 그 움직임을 고요하고 부드럽게 하는 것으로 시작한다. 이를 위해서는 횡격막을 느슨하게 이완하는 법을 배워야 한다. 횡격막은 생리학적인 겹과 정신적인 겹 사이의 매개물이며, 그 결과 일상생활에서 발생하는 억압이나 긴장이 실리면 팽팽히 조이게 된다.

여러분은 들숨과 날숨, 그리고 뇌 세포에 어떤 긴장도 주지 않으면서, 또 생명 기관과 신경에 불필요한 동요를 초래하거나 갑작스러운 충격을 주지 않고서 호흡의 보유를 자연스럽게 하는 데 깊이 몰두해야 한다. 결국 우리의 신경은 액체로 된 반도체인 것이며, 거칠게 동요하는 흐름에 컴퓨터 이상의 반응을 보여 주지 않는다. 뇌를 길들이기 위해서는 호흡을 길들여야 한다. 순간순간 들숨과 날숨의 순환 운동이 고요한 흐름을 이루게 하는 데 몰두하면서 살라. 그 흐름은 깊고 넓은 도도한 강의 보이지 않는 흐름과 같아야 한다.

만일 숨을 들이마시는 동안 마음이 주도적이면 여러분은 자기중심적인 프라나야마를 하고 있는 것이다. 마음의 영향력이 잦아들고 심장이 주도적인 역할을 하게 된다면 여러분은 참되고 겸손한 프라나야마를 하고 있다. 자신의 개별 에너지와 우주 에너지의 통합은 프라나를 분배하는 방법의 이해를 통해 이루어진다. 들숨은 몸의 중심부에서 주변부로 확장하면서 온 몸을 휩싼다. 숨을 내쉬는 동안 흐름은 중심부를 향해 뒤로 물러나면서 힘을 잃어버린다. 들숨은 주변부의 의식을 향한 움직임이며 날숨은 의식의 중심부를 향해 안으로 들어간다.

우리는 나뭇잎이 바람에 움직이듯 마음이 호흡과 더불어 움직인다는 것을 이미 알고 있다. 호흡이 조절되고 평화로워지면 마음을 중화하는 효과가 생긴다. 그리고 호흡을 멈출 때 자신의 영혼을 지니게 된다. 숨을 가득 들이마신 상태를 유지함으로써 여러분은 자신 속에 신성의 무한성을 지닌다. 이 순간 여러분은 자신의 개별성이 지닌 완전한 잠재력에 도달한 것이지만 그 개별성은 신적인 개별성이지 평상시의 작고 이기적인 생명체가 아니다. 숨을 내쉼으로 여러분은 개인적인 자아를 보편적인 세계에 관대하게 내줄 수 있다. 숨을 내쉰다는 것은 숨을 밖으로 내쉬는 것과 죽는다는 의미를 갖는다. 죽는 것은 이미 알고 있는 '나'라는 의식이며, 이것은 자신의 정체성과 존재에 강하게 집착한다. 숨을 내쉰 뒤의 호흡의 보유에서 여러분은 죽음 뒤의 삶을 경험하며, 에고의 최악의 두려움과 맞서 그것을 극복한다. 그때 '나'를 덮고 있는 미혹의 베일이 걷힌다.

들숨은 온몸을 생명으로 감싼다. 날숨은 생명을 생명의 근원, 즉 생명을 부여하는 자에게 바친다. 육체는 마치 안전하고 신뢰하는 제 어미 곁에 바싹 붙어 있는 강아지처럼 존재의 근본 자리를 향해 나아간다. 호흡의 보유가 머리에 긴장이나 고통을 준다면 호흡을 폐가 아니라 뇌에서 멈추고 있는 것이다. 이것은 자기중심적인 멈춤이다. 호흡 보유의 핵심은 자연스러움이다. 자연은 에너지이다. 그것은 우리가 필요로 하는 모든 것을 공급해 준다. 에고는 유한한 반면 자연의 에너지는 무한하다. 자연을 거부함으로써 우리는 우리 자신의 에너지를 거부한다. 이 에너지의 바다가 폐를 도와 기운을 북돋게 하며, 몸을 정화하고 의식을 정련하게 하라.

위대한 요가 수행자 스와트마라마가 『하타 요가 프라디피카』에서 호흡이 궁극적인 해탈에 이르는 열쇠라고 단언한 것은 바로 프라나와 치타(의식)의 관계에 존재하는 가능성 때문이다. 게다가 호흡은 축복이 나타나기 시작할 때 수행자가 그 무한한 빛을 마주하는 데 필요한 엄청난 힘을 축적한다. 호흡의 보유는 감각 기관과 행위 기관으로부터 마음을 거두게 함으로써 의식이 영혼의 무릎 위에 쉴 수 있게 한다. 들숨 뒤의 호흡 보유는 우리들 각자가 지닌 신성에의 가능성의 실현이다. 이 '가득 찬 그릇'은 우주 에너지와 융합하기 위해 솟아오른다. 날숨과 호흡의 보유는 우주의 힘에 대해 순명하는 행위로 우리들 각자의 신성에 대한 가능성의 그릇을 비운다. 자기 포기라는 이러한 고귀한 행위는 요가 수행자의 정체성을 그의 신성의 본원과 완전히 합류케 한다. 이런 의미에서 나에게 프라나야마는 헌신, 사랑, 그리고 자기 포기의 위대한 요가의 길인 박티 마르가bhakti marga와 같은 역할을 한다. 역사에 기록된 바로는 유례없는 자기 포기의 행위로 에고가 없는 상태로 도약할 수 있었던 사람들이 몇 명 있었다. 그러나 어린 시절부터 에고로 가득 찬 인격의 개발을 부추기는 현대 사회에서는 프라나야마의 열렬한 기도를 통해 끈기 있게 노력하는 긴 수습 기간 없이 그러한 변화는 이루어질 수 없다.

『하타 요가 프라디피카』에서 감각은 마음의 지배를 받고, 마음은 호흡의 지배를 받으며, 호흡은 신경의 지배를 받는다고 한다. 우리의 감각은 마음을 형성하고 우리를 둘러싼 세계에 대한 정보를 주지만, 한편으로 감각은 우리 마음을 조종할 수 있고 조심하지 않으면 우리 자신을 지배할 수도 있다. 요가 수행자는 자신의 감각을 지배하기 위해 마음을 이용하는 법을 배우고 마음을 지배하기 위해 호흡을 이용한다. 그러나 우리의 마음과 호흡이 언제나 잔잔하고 조절이 잘 이루어지는 것은 아니다. 사실 이들은 우리가 삶에서 오는 스트레스와 긴장을 경험할 때 동요되는 수가 많다. 실제로 이러한 스트레스로 인해 호흡이 자주 짧게 끊기는데, 그것은 우리의 복부가 근심으로 인해 수축하기 때문이다. 스트레스는 호흡을 멈추게 하고 우리의 생명 에너지를 점차로 약화시킨다.

스트레스

생명을 얻고 쓰는 데에는 항상 스트레스가 따랐다고 하지만 오늘날 우리는 문화적 요인과 개인적 요인에서 형성된 너무나 많은 스트레스로 고통 받고 있다. '극심한 생존 경쟁'은 우리 내부와 주변에 불필요한 많은 긴장을 유발하였다. 이런 빠른 삶 때문에 우리는 몸과 마음을 등한시하고 있다. 몸과 마음은 반대 방향으로 서로를 잡아당기기 시작하여 우리 에너지를 흩어져 사라지게 한다. 우리는 우리 에너지의 배터리를 재충전하는 법을 모르며, 그 결과 부주의하고 무감각하게 된다.

산업의 발달과 도시화는 의심할 바 없이 보다 빠른 삶의 촉매가 되었다. 과학과 기술은 우리에게 육체적인 안락과 여가라는 큰 혜택을 주었다. 그러나 우리는 마음이 휴식을 취하고 사유할 수 있게 허용하지 않는다. 우리는 속도와 움직임이 인생에 존재하는 모든 것이라 믿으며 이런 저런 노력에 몸을 바쳐 몰두한다. 그러므로 스트레스가 몸에 쌓여 위궤양에서 심장 마비까지 심신상관적인 질병을 초래한다. 감정적 스트레스는 마치 음악이 콤팩트디스크에 새겨지듯 육체적인 몸, 유기체적인 몸, 그리고 신경학적인 몸에 각인된다. 동물조차도 감정적 스트레스로 인해 병에 걸려 죽는다.

우리는 삶에서 스트레스와 긴장을 사라지게 할 수 없다. 이것이 주안점이 아니다. 삶은 그 자체로 스트레스가 많다. 사람들은 휴식을 위해 영화관을 찾는다. 그러나 영화를 보는 것조차 스트레스를 준다. 잠을 잘 때에도 스트레스가 있다. 즉 여러분은 스트레스 때문에 한 자세에서 다른 자세로 옮겨 간다. 여러분이 앉아서 명상을 할 때에도 스트레스는 있다. 명상을 하는 동안 척주의 자세를 무너뜨리면 잠에 들게 되므로 척주를 똑바로 세운 상태를 유지해야 하는데, 이것도 스트레스이다. 걷는 것, 먹는 것, 읽는 것 등 모두가 스트레스이다. 죽을 때까지 이 세상에서 스트레스에서 자유로운 것은 아무 것도 없다. "스트레스에서 완전히 자유로울 수 있는가?"라고 묻기보다는 차라리 "스트레스의 정도가 어떠한가?"라고 물어야 한다. 결국 중요한 것은 스트레스가 신경계에 어떻게 영향을 주는가이다. 긍정적인 스트레스는 자연의 도전에 대한 균형 잡힌 반응이다. 이것은 건설적이고 신경에 해를 끼치지 않는다. 그러나 그것이 파괴적일 때에는 부정적인 스트레스가 되는데, 이는 정말 해롭다. 간단히 말해 우리의 목표는 스트레스가 발생했을 때 그것을 다루어 의식 및 무의식의 차원에서의 기억을 포함한 몸의 여러 계에 그것이 각인되고 쌓이지 않게 하는 것이다.

스트레스를 극복하게 하는 열쇠는 명백히 신경계를 진정시키고 튼튼하게 만드는 것이다. 눈은 뇌에 아주 가까이 있기 때문에 눈의 긴장과 과민은 신경이 과부하로 인하여 얼마나 지쳐 있는지를 반영한다. 여러분의 목표가 단지 건강이든 아니면 명상의 준비 행위로서의 건강이든 우리가 스트레스라고 부르는 이러한 파괴적인 에너지 유형은 달래어 몸에서 사라지게 할 필요가 있다. 그렇지 않으면 요가의 보다 높은 차원과 보다 조화로운 삶의 양식을 향해 나아갈 수 없을 것이다.

부정적인 스트레스의 주된 원인인 분노, 공포, 속도, 탐욕, 불건전한 야망, 그리고 경쟁은 몸과 마음에 해로운 결과를 가져온다. 이기적인 동기 없이 선행을 할 때는 비록 일에서 오는 스트레스가 있다 하더라도 그것은 긍정적이며 집착과 탐욕에서 오는 훨씬 더 큰 스트레스를 초래하지 않는다. 아사나와 프라나야마의 수련은 스트레스를 해소시켜 줄 뿐 아니라 변덕스러운 삶에서 오는 스트레스를 다루기 위해 신경과 마음에 힘을 불어넣고 활기를 찾아 준다.

이 유사점을 곰곰이 생각해 보라. 비가 세차게 내릴 때 물이 반드시 땅으로 침투하는 것은 아니다. 지표가 건조하고 딱딱하면 빗물이 지표에 넘쳐 흘러가 버리고 만다. 그러나 며칠에 걸쳐 서서히 지속적으로 비가 내려 땅이 젖어 있으면, 물이 땅 속 깊이 배어들어 경작과 생활에 좋은 결과를 가져온다. 이와 비슷하게 우리 자신에 있어서도 다양한 아사나의 확장 및 신장 작용을 통해 근육과 신경을 부드럽게 적셔야만 한다. 이런 식으로 뇌에 가득 찬 스트레스가 몸의 나머지 부분 전체에 발산되어 뇌는 휴식을 얻고 긴장으로부터 풀려나며 몸은 자신의 스트레스와 긴장을 움직임을 통해 풀어낸다. 또 이와 비슷한 방식으로 여러 유형의 프라나야마를 하는 동안 온몸으로 에너지가 공급된다. 신경이 진정되고 뇌가 고요해지며 폐의 단단함과 경직이 느슨하게 풀린다. 신경은 건강한 상태를 유지하도록 조정된다. 아사나와 프라나야마 수련을 할 때 강제나 긴장이 없이 율동적이고 더욱 미묘하게 만들 수 있는 어떤 진동이 있다. 여러분은 자기 자신과 하나가 되며, 이것은 저절로 이루어지는, 그 자체로 명상의 상태이다.

요가를 통한 내적 평화와 만족에 대한 이러한 추구는 우리가 살아가면서 겪는 스트레스의 축적에 대한 해결책이다. 두 개의 기본 수련인 요가 아사나와 프라나야마는 스트레스에 아주 많은 도움을 주지만 요가는 스트레스에 보다 광범위한 해결책을 제시한다. 3S - 스트레스stress, 긴장strain, 속도speed - 와 싸울 수 있는 치유책은 3W - 헌신적인 수련the Work of devoted practice, 자신과 세계를 이해하는 데에서 나오는 지혜the Wisdom, 그리고 숭배Worship(우리의 통제를 벗어난 것에 대한 궁극적인 순명에 의해 에고는 무한히 작은 자신의 근심을 무한한 신성 안에 풀어놓아 그로부터 벗어날 수 있기에) - 안에서 찾을 수 있다.

현대 생활의 속도, 스트레스, 긴장은 인간의 신체 체계를 혼란에 빠뜨린다. 인체는 신성에 의해 창조된 가장 정교한 기계이다. 매 초마다 수백만 개의 세포들이 생성되고 또 그만큼 빠르게 사멸한다. 세포는 각기 자신의 지성을 가지고 있으며, 우리는 이들로부터 힘, 건강, 정신적인 평온함을 얻는다. 뼈, 근육, 섬유 조직, 신경, 혈관, 사지, 그리고 순환계, 호흡계, 소화계, 내분비계의 기관들로 이루어진 오케스트라는 프라나의 에너지에 의해 유지되고 우리의 의식으로 안무되는 진정한 의미의 춤에 맞추어 조율된다. 요가가 육체의 숭배와 함께 시작되기도 하지만 그것은 더 나아가 우리 의식의 계발을 향한다. 마음을 계발함으로써 우리는 몸속에 자리 잡아 질병과 고통을 초래할 스트레스를 피할 수 있다.

앞에서 말했듯 명상 수련으로 스트레스를 없앨 수 있다고 생각해서는 안 된다. 뇌를 이완하는 법을 배워야만 스트레스를 없앨 수 있다. 스트레스는 신경 및 세포와 관련되어 있다. 우리는 세포들이 근심스럽고 혼란을 일으키는 생각으로 과열되었을 때 이들을 평온히 진정시키는 법을 배워야 한다. 요가는 뇌를 수용적인 상태로 유지하는 기술을 가르친다. 명상이 스트레스를 완화하는 방법이라고 배워 온 사람들이 많다. 요가에서 스트레스는 진정으로 명상을 시작할 수 있기 전에 다루어져야 한다. 진정한 명상(dhyana디아나)이란 아는 자, 앎, 알려진 것이 하나가 될 때 존재한다. 이것은 우리가 스트레스 없는 상태에 있을 때에만 가능하다.

명상(디아나)은 요가의 본질적인 부분이며, 어쩌면 요가의 모든 측면, 혹은 꽃잎에 존재한다. 모든 측면은 각각 성찰적, 혹은 명상적인 심리 상태를 요구한다.

명상은 준비가 필요한 보다 높은 정신적인 능력과 연관되어 있다. 아사나를 배우는 것은 틀림없이 도움이 된다. 내가 "뇌를 이완시켜라."하고 말하더라도 여러분은 그렇게 할 수가 없다. 만일 내가 여러분에게 특정 아사나의 자세를 취하게 하면, 여러분의 뇌는 이완될 것이고, 그리하여 여러분은 고요해진다. 이것이 요가의 아름다움이다. 여러분이 할라아사나(쟁기 자세)를 하면 뇌는 완전히 고요해진다. 만일 정신적으로 낙담에 빠졌다면 세투 반다 사르반가아사나(몸이 다리처럼 휘어지는 자세)를 10분 동안 할 수 있고, 그러면 비록 이러한 변화가 어떻게 일어났는지 알지 못하더라도 여러분의 의기소침은 사라지게 된다. 이것이 마음을 계발하기 위해 몸을 이용하는 방법이다. 고통이나 우울한 마음이 치유되면 영혼의 빛은 우리 존재의 표면으로 스스로 비쳐 나올 수 있다.

여러분이 정서적으로 혼란된 상태에 있다면, 의식적인 마음의 불안과 근심은 무의식적인 마음으로 전환되며, 이것은 실제로 뇌가 아니라 심장에 감추어진다. 미래에 대한 두려움, 생계에 필요한 것들을 구하고 충족시킬 수 있을지에 대한 불안감, 자신이 가진 것을 잃어버리는 것에 대한 공포는 온 세상의 사람들을 괴롭히는 걱정거리들이다. 이 걱정거리들은 돈, 주택, 직업, 친구와 친척, 공동체 등에서 생길 수 있다. 이름과 명예(일)에서 비롯되든, 아주 친밀한 사람들(가족)에서 비롯되든 우리 모두는 같은 문제에 직면한다. 인간은 친숙한 것에 안심하고 무엇인가 새로운 것에서 오는 불안정에 대해 두려움을 느끼기 때문에 본래 변화에 저항하기 마련이다. 우리는 친숙하고 고착된 생활 방식으로 살아가며, 이미 알고 있는 것 이상은 수용하기를 피하고, 심지어 느끼는 것조차 회피하는 경향이 있다. 그러나 삶이란 알려진 것과 알려지지 않은 것 사이에서 불가피하게 동요하고 움직이며 변화한다. 너무도 자주 우리는 삶의 흐름을 받아들일 준비가 되어 있지 않다. 자유를 찾지만 구속에 집착한다. 우리는 삶이 '우연히 발생하여'

그 자신의 형태를 형성하는 것을 허용하지 않는다. 갈등, 반대, 관심과 이념의 충돌, 에고의 대립(개인적이든 집단적이든), 그리고 한계에 갇힌 이해는 모두 삶의 피할 수 없는 부분들이다.

이 모든 변동에 대한 요가의 해결책은 적응하여 스스로를 단련하는 법을 연구하는 것이다. 그 요체는 감정적인 혼란과 정신적인 동요를 조절하는 것이다. 의식적인 자기 통제는 많은 어려운 상황을 수습할 수 있을 것이다. 할 수 있는 모든 것을 다 했을 때 우리는 두려움 없이 기꺼이 미래를 맞이하며, 미래에 어떤 일이 닥치더라도 그것을 다룰 수 있게 된다. 또한 우리 내부의 이중성과 갈등들을 통제할 수 있다. 이렇게 우리는 점점 더 많은 평정심을 가지게 되고, 급격한 정서적인 변화를 점점 덜 겪으면서 삶의 불가피한 도전들, 기복, 슬픔과 기쁨을 다루기 위한 우리의 모든 에너지를 보존할 수 있다.

에너지의 층인 프라나마야 코사는 우리가 호흡과 더불어 작업하는 곳일 뿐만 아니라 감정과 함께 작업하는 곳이기도 하다. 틀림없이 여러분은 호흡이 감정에 의해 깊은 영향을 받는다는 것을 알아차렸을 것이다. 아마도 울부짖음은 호흡이 감정에 의해 어떻게 변화되는지를 보여 주는 가장 명백한 본보기가 될 것이다. 호흡과 신체의 에너지를 진지하게 연구하기 위해 우리는 여섯 가지의 감정적 혼란을 직시해야 한다.

여섯 가지의 감정적 혼란

요가를 통해 우리는 우리에게 수없이 많은 고뇌를 주는 여섯 가지의 감정적 혼란, 즉 욕망, 자만, 망념, 분노, 증오, 그리고 탐욕을 줄일 수 있다. 서구 심리학자들은 이것들을 부정적인 감정이라 하고 기독교에서는 지옥에 떨어질 대죄악이라 하는데, 사실 이러한 감정적 반응들은 우리의 통제를 벗어날 때 영적인 성장을 방해하는 적이라 할 수 있다. 그러나 이 감정들은 각각 어떤 목적을 가지고 존재하며 슬기롭게 이용될 수 있다. 예를 들면 이 같은 감정들은 인도 고전 무용 작품에서 감정을 나타내는 용어, 몸짓, 자세로 변형되어 표현된다. 실제로 우리의 감정은 상당히 많은 에너지를 가지고 있어서 이것이 바깥 세계를 향하지 않는다면 우리의 내면을 향한 여행을 위해 계발될 수 있다.

종교는 우리에게 이 감정들을 제거하라고 말하지만 우리는 그렇게 할 수 없다. 이것들은 우리가 원하는 것에 상관없이 느끼게 마련인 인간적인 감정이다. 억압은 아무런 작용도 하지 못한다. 조지 스티븐슨은 끓고 있는 주전자의 수증기가 주전자 뚜껑을 들어올리는 것을 주목했기에 증기 엔진을 발명하였다. 그 힘은 저항할 수 없는 것이다. 마치 스티븐슨이 수증기의 에너지를 기관차를 몰기 위해 이용하였던 것처럼 요가는 저 에너지를 보다 높은 목적에 이르도록 전달하고 변형하는 것에 관여한다. 전쟁은 여러 가지 다른 수단에 의해 이행되는 외교라는 속담이 있다. 그러나 전쟁은 인간의 역사라는 무대 위에서 벌어지는 탐욕과 자만이라고 말하는 것이 더 진실일 것이다. 따라서 감정이란 육체와 마음 사이의 생리학적인 경계면을 이루는 부분이므로 이러한 여섯 가지의 혼란을 더 자세히 살펴보기로 한다.

인간의 모든 의사소통의 99퍼센트는 지성적인 것이 아니라 감정적이다. 생각보다는 감정이 훨씬 더 많이 이 세상의 대부분의 행위를 이끈다. 감정은 우리가 느끼는 것뿐만 아니라 우리가 사물에 부여하는 가치와도 관계있다. 인간의 삶은 전적으로 교환과 관계되어 있어서 우리가 교환하는 것의 가치에 대해 의견이 일치하지 않으면 오해와 불협화음이 뒤따를 수 있다. 감정을 이해하기 위해 우리는 에고가 감정 안에서 행하는 역할을 인식해야 하는데, 이에 대한 설명은 나중에 하기로 한다. 이런 감정적인 혼란 속에 대부분의 사람들은 궁지에 빠지고 자신이 당구공 튀듯 이쪽저쪽 몰리고 있다는 것을 깨닫는다. 요가는 우리가 이러한 감정의 당구대에서 내려오게 하는 데 도움을 준다. 그것은 감정이 우리를 지배하지 않도록 감정을 조절하는 법을 가르쳐 준다. 이런 식으로 우리는 감정을 순화하여 주변 환경의 노예가 아니라 지배자가 될 수 있다.

영적인 탐구에서 우리에게 필요한 것은 육체를 더 이상 장애나 방해물이 아닌 친구와 동지가 되게 하는 방식으로 발달시키는 일이다. 이처럼 우리의 감정과 지성도 신성한 목적을 위해 계발되어야 한다. 우리 모두가 이들로 인해 고통 받기 때문에 요가는 이들을 마음의 병이자 인간 조건 자체로부터 생겨 나오는 선천적인 문제로 보는 경향이 있다. 결국 여러분은 열대의 늪지에 살고 있다 하여 말라리아에 걸린 사람을 비난하지 않는다. 여러분은 단지 그를 치료할 방법을 찾을 뿐이다. 인간은 악하지 않으며 모기는 모기가 하는 일만 하고 있다. 또한 늪지는 아마도 먹을거리나 생명이 풍부할 터인데 만일 그렇지 않다면 아무도 거기에 살지 않을 것이다. 그러므로 이것은 비난할 거리를 찾는 문제가 아니라 해결책을 찾는 문제이다.

가령 여러분이 추운 아침이면 시동이 잘 안 걸리는 차를 가지고 있다 하자. 더 좋은 차를 살 여유는 없지만 만일 추운 밤에 자동차 엔진 덮개 위에 방수 처리된 천을 펴 놓는 수고를 무릅쓴다면 다음날 아침에 그 차가 제대로 움직일 것은 분명하다. 다시 말해 여러분의 차는 낡았고 결함이 있지만 미리 조심하고 조금만 수고한다면 문제를 일으키지 않을 것이다. 이것이 우리가 여섯 가지의 감정적 혼란에 대해 가져야 할 자세이다. 오늘날의 속담이 말하듯 우리는 문제에 빠져 살지 말고 해결책을 추구하면서 살아야 한다.

대부분의 서구인들은 자신들의 감정적인 문제들을 지성으로 이해하여 해결하고자 한다. 그러나 감정적인 문제들은 감정적인 이해를 통해서만 해결된다. 감정은 생리학적인 몸의 기관들 – 프라나마야 코사의 차원에 있는 – 안에 있는 육체적인 감각에 자리하고 있다. 매운 고추와 술을 지나치게 많이 섭취하면서 자신의 간을 나무라는 간 질환을 앓는 성질 급한 육군 대령을 생각해 보자. 그러므로 우리의 긍정적이고 유용한 감정은 역시 건강한 몸의 기관에 자리 잡고 있다. 건강과 구원 사이에 기본적인 연결 고리를 만들어 내는 것은 바로 생리학적인 몸의 건강이다. 아이들을 보면, 그들은 몸의 기관들이 모두 건강하므로 순진무구하다. 이 둘은 함께 간다. 염세적인 신체 기관들은 염세적인 악함에 빠진다.

 감정은 유기체적인 몸에 그 뿌리를 두지만 언제나 그곳에 머물러 있기만 하는 것은 아니라는 말을 한 적이 있다. 감정은 기억 속으로 침투해 들어가 그것을 정복한다. 개도 노여움을 느낄 수 있지만, 우리 인간만이 "사장에게 너무 화가 나." 라고 말하면서 기억 속에 기록해 놓을 수 있다. 우리가 화가 났다고 말할 때 그것은 우리 상태에 대한 정신적인 인식 작용이며, 그 인식 작용을 기록해 둔 다음 우리는 그것을 기억 속에 각인시킨다. 기억 속에서 그것은 마음의 저장물이나 가구의 일부분이 된다. 개는 그 후에 그때의 분노, 공포, 혹은 그 밖의 어떤 감정이든 그것을 환기시키는 감각적 자극과 우연히 마주칠 수 있지만 그것은 성근 기억이며 그 감정을 타오르게 하는 동기가 활성화되지 않으면 존재하지 않는 조건 반사이다. 우리에게 있어서의 요점은 동기를 유발하는 자극이 없을 때에조차도 우리가 마음의 기억 속에 원한, 후회, 미움, 탐욕, 욕망을 가지고 다닌다는 것이다. 그래서 사장이 휴가 중일 때에도 우리는 계속 그를 미워한다. 이것이 그에게는 해를 끼치지 않지만 틀림없이 우리를 오염시키고 해친다. 이것은 우리의 생명 에너지에 장애가 될 뿐만 아니라 그것을 흩어져 사라지게 한다. 그렇게 낭비할 만큼 충분히 여유 있는 사람이 있는가? 그러한 온몸의 독소를 견딜 만큼 충분히 순수한 사람이 있는가?

 '느낀다' 는 것은 동사이다. 그것은 발생하는 어떤 것이다. 우리는 모두 느낀다. '감정' 은 명사로서 하나의 사물이다. 느낀다는 것은 동물과 인간의 조건에 속하는 것으로 아름다운 일이다. 느낌들을 단단하게 만들어 우리가 마치 짐을 잔뜩 진 노예처럼 짊어지고 다니는 감정에 합류시키면, 생명의 신선함, 즉 쇄신과 변화를 위한 늘 존재하는 생명의 잠재력을 받아들이기를 거부하는 것이다. 우리는 감정이 우리를 지배하도록 내버려둠으로써 너무 많은 에너지를 낭비한다. 느낌과 감정은 우리의 기관들, 호흡, 마음과 관련되어 있다. 머리에 불쑥 나타나기 전에 우리가 경험하는 느낌은 '직감적인' 느낌이라 불리며 그 직관적인 원천으로 인해 존중받는다. 건강한 유기체에서 느낌은 태양을 스치는 구름처럼 지나가야 한다. 느낌이 생각에 의해 기억 속으로 닻을 내리게 되면 그것은 감정이 되는데, 이것은 더 이상 순간과 관련되지 않고 과거와 관련을 맺는다. 감정은 태양 자체를 차단하는 폭풍 때의 구름처럼 밀도가 더 높아지고 어두워지게 된다. 이러한 정체된 감정은 우리를 해치고 참되이 존재하는 것을 보는 것을 방해한다.

개를 보라. 여러분이 개를 두고 떠나면 그는 슬퍼한다. 그는 웅크려서 가슴을 땅 위에 놓고 있다. 여러분이 집으로 돌아올 때 원한이 존재하는가? 아니, 그는 여러분을 보고 미칠 듯 기뻐한다. 여러분이 실재에 더 가까운가, 아니면 여러분의 개가 더 가까운가?

대체로 우리는 삶이 궁핍, 고통, 긴장, 스트레스, 불안으로 가득 차 있음을 알고 있다. 인류를 괴롭히는 이러한 여섯 가지의 감정적 혼란을 이해함으로써 우리는 그 혼란들을 변화시키고 우리 자신을 변화시키는 데 있어 기회를 얻을 수 있을 것이다.

욕 망

욕망보다 더 마음을 흐트러뜨리는 것은 없다. 그러나 욕망은 생식의 추동력이며 가족의 삶을 함께 묶어 주는 접착제의 역할을 한다. 성적 불만족은 결혼 생활의 문제가 시작되는 지점이다. 인내와 관용이 필요하다. 결혼에는 욕정의 중요성이 보다 덜해지는 – 중요하지 않은 것이 아니라 덜 중요해지는 – 자연스런 과정이 존재하며, 그 자리는 언제나 사랑과 친절에 의해 채워진다. 내가 그것을 이미 경험하였으므로 나는 성스러운 사랑으로 들어가는 통로가 개인의 사랑, 즉 육체화한 다른 한 영혼에의 사랑을 통해 있다고 믿는다. 일시적인 기분에 따라 한 스승에서 다른 스승에게로 옮겨 다닌다고 깨달음을 얻을 수 있는 것이 아니듯, 여러분이 특정한 창조물의 불완전함을 계속 찾아낸다면 신성의 보다 큰 사랑을 쉽게 찾을 수 없을 것이다. 문화적인 차이를 인정하지만 대체로 처음 시작할 때 함께 했던 것을 고수하는 데에는 장점이 있다. 나는 앞에서 프라나야마가 지루할 수 있다는 것을 인정했다. 산란한 마음에는 성적인 정절 또한 그럴 수 있다. 그러나 하나를 사랑하는 것은 모든 것을 수용하는 것이다. 성실과 신뢰는 우리를 우리 서로에게뿐 아니라 보편적 우주와도 결합시킨다. 숨이 심장을 향하여 부드럽게 내쉬어지면 심장은 그것을 혼란시키는 갈망과 감정들로부터 깨끗이 정화된다. 개인적인 매력의 개별성을 초월하여 타인 속의 영혼을 인식하는 사랑은 신성을 향하는 위대한 길이다.

물론 여든여섯 살의 나이로 이런 말을 하는 것은 쉬운 일이다. 청년이었을 때 나는 고결함을 지키려 싸워야만 했다. 미덕은 이상이다. 고결함도 이상이다. 나는 내 자신을 분열된 상태에 있게 하고 싶지 않았다. 산스크리트어에서 디di라는 어근은 영어에서의 '분리', '악마'와 같은 뜻이다. 이것은 분열 상태와 자아의 상실이라는 뜻을 내포한다. 내가 만일 청년으로서 매춘부의 유혹을 받아들인다면 그녀와 결혼을 하거나, 아니면 내 자신의 순결을 잃을 수밖에 없으리라는 것을 알고 있었다. 내가 부도덕하다고 부당하게 비난 받아 화가 났을 때 나는 스승에게 그 사실을 편지로 쓰기까지 했다. 19세기의 위대한 성자 라마크리쉬나는 매춘부들에게 인도되었을 때 사마디의 상태에 빠졌는데, 그것이 그가 인식할 수 있었던 모든 것이 오직 그들 속에 자리한 신성이었기 때문이었다.

나중에 내가 결혼을 하고 해외로 나가 가르침을 펼 때에도 유혹이 있었다. 여성 수련자들이 어떤 과목에 있어서든 자신의 스승을 숭배하는 것이 일반적이지만 그 무렵의 나는 좀 더 세상 물정에 밝아져서 그들을 팔 길이 정도 떨어져 있게 하는 엄격한 태도를 개발하였다. 나의 번쩍이는 눈썹과 험악한 시선이 내게는 구원이 되었다.

 관능적 욕망이 사랑과 결합되었을 때 그것은 결혼의 중요한 일부분이 된다. 나는 열정에 찬 결혼 생활을 하였고, 만일 아내 라마마니가 지금 살아 있다면 우리의 감정은 여전히 뜨거울 것이다. 종종 배우자 어느 한쪽이 요가나 다른 영적인 길을 추구할 수가 있는데, 그들은 다른 한쪽의 배우자를 뒤에 남겨둘 것이다. 그래서는 안 된다. 그들은 자신의 배우자의 성장을 돕기 위해, 또는 자신의 배우자에게로 언제든지 되돌아가기 위해 해야 할 일은 무엇이든지 해야 한다. 이것이 결혼 생활을 견고하게 유지하는 유일한 길이다.

 성욕은 모든 자연 세계가 그러한 것처럼 자연스럽고 성스러운 것이다. 성스러움과 속됨의 차이, 헌신의 확대와 셰익스피어가 자신의 소네트, '행위에 있어서의 욕망은 치욕의 황야에 영혼을 희생시키는 것'에서 묘사하였던 것과의 차이를 만드는 것은 바로 우리가 그것을 이용하고 전달하며 통제하는 방식이다.

 요가에서는 힘power이라는 말을 그리 자주 사용하지 않는다. 그러나 에고를 언급하는 곳에서는 언제나 암시된다. 에고는 영속 가능성을 추구하는 까닭에 힘을 추구한다. 즉, 무슨 수를 써서라도 자신의 피할 수 없는 소멸을 피하려 한다. 그 불가능한 목적을 달성하기 위해 에고는 수많은 계략을 짜낸다. 성욕이란 본질적으로 봄에 둥지를 짓는 새들의 아름다움과 같다. 이것은 자연의 기쁨인가, 아니면 죄악인가? 그러나 에고가 생식, 즉 상호보완적인 배우자들의 조화로운 결합에 대해 행했던 것은 무엇인가? 에고는 생식을 자기 확인의 행위로 왜곡시켜 버렸다. 욕망은 파괴를 통한 자기 확인이며, 힘의 행사를 통한 지배이다. 인간의 에고가 출현하여 세상에 퍼지자 그것은 생식 행위를 바꾸어 놓았다. 에고는 완성이 아닌 파괴의 행위를 통해 생식을 존재의 실존적 증명으로 전환시켰다.

자만과 망념

여섯 가지의 모든 감정적 혼란과 관련된 문제는 에고가 연루되기 시작할 때 발생한다. 에고가 없다면 여러분은 간디가 남아프리카에서 그랬듯 부당함을 미워할 수 있다. 에고가 없다면 여러분은 성과에 긍지를 가질 수 있다. 예후디 메누힌 Yehudi Menuhin은 자신의 예술 앞에서 내가 나의 요가에 대해서 그러하듯 겸손하였지만, 그것이 우리로부터 우리가 이룩한 것에 대한 긍지를 느낄 권리를 앗아가지는 않는다. 단지 우리는 에고가 되도록 그것에 집착하지 않는다. 우리가 다른 사람들에게 나누어 줄 수 있는 자비심을 가졌다는 것은 은혜로운 선물이다. 망념 obsession은 탐닉 혹은 중독으로 번역될 수 있는데, 모두 에고가 속박되어 있는 상태이다. 열광은 망념을 나타내는 또 다른 말이다. 예후디 메누힌과 나는 모두 열정적으로 각자의 예술을 수련했다. 그러나 우리가 광신적이었던가? 다른 사람들에게는 그러하지 않았다. 우리의 에고는 타인들에게 강요하고 지배하는 데 집착하지 않았다. 탁월한 기량을 향한 정열과 자신의 신념과 수련을 다른 사람에게 억지로 강요하는 것은 별개의 것이다. 후자는 에고이며, 자만이다.

요가의 길은 쉽지 않으며 많은 사람들에게 극단적이거나 심지어 광신적으로 보일 수도 있는 헌신에 가까운 열정을 필요로 한다. 요가를 수련할 때 나는 나 자신에게 열중한다. 그것은 사실이다. 여러분은 자신에게는 열중해야 하지만 다른 사람들에게 그래서는 안 된다. 나의 스승은 나를 포함해서 모든 사람들에게 열광적이었다. 그는 자신의 기준을 모든 사람들에게 적용했다. 나는 수련생들의 능력을 알고 그들이 나 아닌 그들 자신의 가장 높은 가능성에 도달하도록 도우려 애쓴다. 에고와 자만은 요가를 이해하는 데 중심이 되는 다섯 가지 번뇌의 일부분을 이루고 있으므로 제5장에서 에고와 자만을 더 자세히 다룰 것이다. 중독적인 행동 양식의 의미에서의 망념은 제4장에서 충분히 다루어진다.

분 노

우리 모두는 언제 분노가 통제되지 않거나 파괴적인지 보아 왔다. 남편과 아내는 침실에서 서로 고함을 지르고, 운전자들은 도로에서 서로에게 소리친다. 멋대로 타오르며 꺼진 뒤에도 오랫동안 연기를 내는 불처럼 분노가 우리 마음속에서 활활 타오를 때, 우리는 그것을 통제할 수 없다. 격노한 상태에 있으므로 우리는 고함을 지르고 이름을 부르면서 생각하지 않았던 것을 말한다. 오랜 시간이 지난 뒤에도 계속 원망하고 우리가 받은 불쾌함에 대해 깊이 생각한다. 이것은 에고에서 비롯된 분노이다. 다른 자동차가 거리에서 우리를 가로막으면, 우리는 감정이 상하여 "그가 '나'를 가로막다니!" 하고 중얼거린다. 그는 '나'에게 이런 짓을 했던 것이다. 그는 '나'를 불쾌하게 만들었다. 그는 나의 에고를 모욕하였다.

요가를 수련하고 명상을 시작할 때 우리는 평정심을 키우고, 이러한 에고를 놓아 버린다. 우리는 삶의 대부분의 경우에 있어 개인적인 감정이 개입되지 않는다는 것을 깨닫는다. 그 운전자는 우리를 존중하지 않았기 때문에 우리를 가로막으려 한 것이 아니었다. 우리는 그것이 우리와는 관계가 없었다는 것을 깨닫는다. 우리 마음이 점점 더 고요해짐에 따라 우리의 처음 생각도 "저 멍청이!"가 아니게 된다. 그 대신 우리는 조용히 그가 아마 임종하는 부모를 만나려고 급히 병원으로 가던 중이었을지도 모르겠다는 생각을 한다. 서구에서는 사람들이 매사를 아주 감정적으로 받아들이므로 심지어 지금은 운전자들이 서로를 공격하고 총을 쏘는 일까지 일어나는 '도로 위에서의 분노Road Rage'라고 하는 것도 있다. 푸네 및 인도의 대부분의 지역에서는 교통 신호등이 없고, 도로는 다들 서로를 가로질러 가려고 애쓰면서 겨우 서로를 피해 갈 수 있는 운전자들과 보행자들로, 때로는 동물들로까지 가득 차 있다. 운전자들은 자신들이 거기 있다는 것을 주지시키고 경쟁적으로 유리한 위치를 확보하기 위해 서로에게 끊임없이 경적을 울리지만 우리는 그것을 훨씬 덜 감정적으로 받아들인다. 우리는 그것이 도로와 각자의 삶을 살기 위해 자신들이 가고자 하는 곳에 가려고 애쓰는 수백만의 사람들의 문제라는 것을 알고 있다. 이것은 교통으로 인한 분쟁이 없다거나 충돌했을 때 법정으로 가지 않는다는 것을 의미하지는 않는다. 인도인이라고 모두 요가 수행자는 아니지만 우리의 문화는 때로는 인생이 인간적인 감정과는 상관없이 진행된다는 것을 상기시킨다. 우리 모두는 이를테면 교통 문제와 같은 일반적인 힘에 지배받는 것이다.

사람들은 종종 수업에 참가한 사람들이 수련 중 위험한 상황을 만들거나 혹은 반대로 최선을 다하지 않는 것을 볼 때 내가 그들에게 소리를 지른다는 이유로 나더러 성미가 급하다고 말한다. 이런 이유로 사람들은 나를 엄격한 스승이라 불러 왔다. 나는 엄격하기는 하지만, 그렇다고 가혹하지는 않다. 나는 수련생을 자신의 틀에 박힌 행동 양식으로부터 풀어 주기 위해 나의 분노를 이용한다. 어느 수련생이 시르사아사나를 할 때 느끼는 두려움에 대해 계속 말하기에 마침내 나는 고함을 쳤다. "두려움에 관해서는 잊어 버려라. 기껏해야 마루 위로 넘어지지, 마루 너머로 넘어질까. 두려움은 미래에 존재하지 현재에는 존재하지 않아." 그는 움찔 놀랐지만 핵심을 파악하였다. 전투를 앞둔 군대의 사령관이 자신의 병사들에게 언제나 부드럽게 말할 수는 없다. 때로는 그들이 의욕을 빨리 가질 수 있도록 고함을 질러야 하고, 때로는 그들에게 용기를 불어넣어 주기 위해 부드럽게 말해야 한다. 요가의 전투는 육체와 에고를 다루는 것이다. 여러분은 영혼, 즉 자신의 큰 자아 the Self가 승리할 수 있도록 자신의 에고, 즉 작은 자아를 정복해야 한다.

한 어린 소년이 부모에게 이끌려 온 적이 있었다. 내게 오기 전 몇 주 동안 그 아이는 최면 상태와 같이 멍하게 있었다. 나는 아이의 부모를 보내 놓고 무슨 일인지 물었다. 그는 자신의 내부에서 신성한 쿤달리니 에너지가 깨어났다고 말했다. 쿤달리니 에너지는 매우 성스러우며 아주 드문 현상이다. 그것은 마치 그가 깨쳤다고 말하는 것과 같다. 나는 그의 뺨을 찰싹 때렸다. 나는 그가 현혹되어 있으며 단지 자신의 부모를 어떤 이유에선지 속이고 있을 뿐이라는 것을 알았다. 처음에 그는 깜짝 놀랐지만 주의를 집중하였고, 나는 그에게 기초를 단단히 다지게 하는 데 도움이 될 뿐 아니라 원래의 상태로 되돌아가게 하는 데 도움이 되는 여러 가지 아사나를 가르쳐 주었다. 나는 스승들이 자신의 수련생들을 때려야 한다거나 부모들이 자신의 자녀들을 때려야 한다고 제안하는 것이 아니다. 스승이나 부모가 통제력을 잃은 까닭에 이런 일은 너무도 자주 행해지는데, 이것은 파괴적인 분노이다. 나는 우리가 다른 사람들을 해치기보다는 도와주는 방식으로 적절히 이용하는 정당한 분노 – 스스로 옳다고 하는 독선적인 분노가 아니라 – 에 대한 합당한 이유가 있음을 말한다. 내가 그 소년에게 화가 났던 것은 아니었다. 나는 그의 미혹에 화가 났다. 뺨을 때린 것은 위험한 환상에서 그를 일깨우기 위해서였다. 아마 가장 단순하고 보편적인 예는 어머니가 도로로 걸어 들어가고 있는 아이를 잡아챌 때일 것이다. 어머니의 분노는 건설적인 것이며, 아이가 안전하게 있는 법을 분명히 배우게 하려고 야단을 칠 수도 있다. 만일 어머니가 자신의 분노를 마음에 깊이 담고 하루 종일 아이에게 소리를 계속 지른다면 그것은 건설적이지 못하다. 아이는 어머니가 단지 그가 저지른 일에 대해서가 아니라 그 자신에게 화가 났다고 생각할 것이기 때문이다.

증 오

증오와 그 친척뻘인 악의와 질투는 파탄잘리가 언급한 감정적 혼란들 중 마지막에 해당된다. 증오의 파괴적인 본성은 불관용, 폭력, 전쟁 등에서 입증된다. 그러나 이것은 또한 우리가 다른 사람들이 아프기를 바라거나 그들이 가진 것을 질투하는 등의 일상생활에도 존재한다. 타인들이 더 보잘것없다면 우리는 자신이 더 나은 사람인 것처럼 느낀다. 자신이 원하는 것은 무엇이든 갖게 해 주겠다고 말하는 위대한 마법사를 우연히 만난 농부에 대한 이야기가 있다. 그 농부는 자기 이웃의 암소가 죽기를 바란다고 대답했다. 서구에서 정신과 의사들의 사무실은 자신의 부모가 가족 중 자기보다 다른 형제를 더 사랑하여 증오와 동기간의 경쟁을 불러 일으켰던 어른들로 가득하다. 이 예에서 보듯 부모의 사랑조차 파괴적일 수 있다. 우리는 단지 부정적인 감정에 있어서만이 아니라 모든 감정에 있어서 지성을 사용해야 한다.

그러나 증오에 있어서도 긍정적인 면이 있다. 섹스와 약물 중독자들을 집으로 불러 그들을 치료할 때 나는 그들의 중독을 미워하였다. 나는 중독이 그들에게 끼친 해악을 미워하였으며, 또 그것이 그들의 삶을 망친 방식을 미워하였다. 지혜로운 스승이라면 자신의 수련생들을 바로잡고 도와주기 위해 그들의 결점에 대한 증오를 활용할 수 있다. 자신감이 없거나 의기소침한 수련생들은 처음에 "우리 선생님은 나를 미워하시는구나."하고 혼자 생각하면서 이러한 충고를 건설적인 것으로 여기지 않을 수도 있다. 그러나 만일 스승이 자신의 지성을 사용하였다면 마침내 그들은 스승이 그들을 도우려 노력하였다는 것을 알게 될 것이다.

탐 욕

나는 언제나 식욕이 좋고 열정적인 사람이었다. 젊은 시절 나는 자주 굶주렸으나, 한번은 어느 멋진 기회에 잘레비 먹기 대회에 참가하여 우승을 하였다. 잘레비는 설탕이 많이 들어간 영양이 풍부한 반죽으로 기ghee라고 하는 정제된 버터에 튀겨낸 것이다. 나는 76개의 잘레비를 먹어 치웠다. 아직도 이십 분간 물구나무서기를 할 수 있지만 내가 여전히 76개의 잘레비를 먹을 수 있으리라고는 생각하지 않는다. 삶에 대한 욕구는 놀라운 것이다. 향기, 경치, 맛, 색깔과 인간적 경험에 대한 욕구 말이다. 여러분은 그저 그것을 조절할 수 있는 법을 배우기만 하면 된다. 질은 양보다 더 중요하다. 마치 꽃의 향기를 맡듯 우아하고 깊게, 또

예민한 감수성과 감사하는 마음을 가지고 삶의 정수를 받아들여라.

건강한 식욕이 선물이라면 탐욕은 죄악이며 낭비는 범죄 행위이다. 우리는 우리의 음식, 에너지, 시간, 삶을 허비한다. 또 남는 것을 축적하여 힘을 얻고자 하므로 자기의 정당한 몫 이상의 것에 욕심을 낸다. 유한한 세계에서 무한한 포만감을 추구하는 것이다. 우리가 평생 쓸 수 있는 것보다 더 많은 돈이 삶을 연장시킬 것인가? 죽었는데도 창고에 가득한 음식을 먹을 수 있을 것인가? 악당은 에고이다. 그는 많을수록 더 좋다고 하는 중대의 법칙을 이미 알고 있으며, 우리는 다음 장에서 그의 속임수에 대해 더 많이 살펴볼 것이다. 지구는 이 탐욕의 무게에 짓눌려 신음하고 있다.

우리들의 탐욕이 세계에서 파괴적으로 작용하는 방식은 알아보기 쉽다. 일상생활에서 우리의 탐욕이 파괴적으로 작용하는 방식은 알아보기가 더 힘들다. 탐욕스러울 때 우리는 결코 만족하지 않으며 흡족함을 느끼지 못한다. 충분하지 못할까 언제나 두려워하고 인색해지게 된다. 자신이 부자인 것을 알고 타인들에게 관대하게 나누어 주는 대신 언제나 더 많은 것을 구걸하는 부유한 거지에 지나지 않게 된다. 요가에서는 의식적으로 욕구를 최소화한다. 몇 톨의 쌀로 먹고 살 수 있을 만큼 성스럽다는 것을 보여 주기 위해 우리가 이러한 일은 하는 것은 아니다. 집착을 최소화하고 만족을 극대화하기 위해 우리의 욕구를 최소화하는 것이다. 이렇게 하면서 탐욕을 줄일 수 있다. 어떤 사람에게 한 끼 식사는 사소한 것이지만, 또 어떤 사람에게 그것은 향연이 된다. 삶도 마찬가지이다. 삶에 대한 요구가 적으면 적을수록 삶의 은혜를 보는 우리의 능력도 더 커진다.

내가 유럽에 있는 동안 아주 현명한 사람이 요가를 가르쳐 달라고 부탁한 적이 있었다. 세계적으로 그의 지혜와 성스러움은 존경을 받았다. 그러나 이 사람은 자동차에 약했다. 다른 사람들의 호의로 살아간다는 사실에도 불구하고 그는 자신의 열성적인 신봉자들 중 한 사람이 선물한 2인용 좌석의 롤스로이스 경주용 자동차를 기꺼이 받았다. 누군가 한번 나를 이 차에 태워 주어서 나는 이 차가 멋지기는 하지만 값이 아주 비싼 자동차라는 것을 알았다. 그의 신봉자는 이 차를 사기 위해 자기 집을 팔았다고 했다. 나는 감정을 숨기는 사람이 아니므로, 그가 자동차를 받은 것은 잘못된 일이라고 이 사람에게 말해 주었다. 나는 면 셔츠로도 행복하지만, 그는 실크 셔츠를 필요로 한다는 것도 말했다. 이렇게 한다 해서 내가 그보다 더 성스러워지는 것은 아니다. 그것은 다만 나의 욕구를 줄여 주고 만족하는 능력을 더 키워 줄 따름이다. 나는 이 존경 받는 스승이 다른 사람이 자신의 자동차를 만지는 것을 원하지 않아 매일매일 두 시간 동안 손수 그 자동차를 닦는 것을 보았다. 자동차에 대한 애착과 이 차에 대한 그의 욕구는 그를 탐욕스럽게 만드는 함정이었다.

탐욕은 그러나 소유를 위한 것만은 아니다. 우리는 애정이나 주의 집중에 대해서도 그만큼 쉽게 탐욕스런 마음을 가질 수 있다. 그 스승이 2인용의 이 차를 받은 지 얼마 안 되어 그의 다른 열렬한 신봉자가 그에게 4인용 메르세데스 경주용 자동차를 사 주었다. 이 수련생은 스승에게 더 가까워지기를 필사적으로 원하여 스승의 차에 좌석이 더 많으면 자기도 함께 차를 타고 다닐 수 있을 것이라 생각하였다. 나는 수련생들에게 자신이 다른 누구보다 더 나와 가깝다고 생각하는 사람은 누구라도 요가에 대해 아무 것도 이해하지 못하는 것이라고 말한다. 탐욕은 우리가 잡고 있는 것이 돈이든 사랑이든 그것을 충분히 가지지 못할 것 같은 두려움에서 비롯된다. 요가는 우리에게 이러한 두려움들을 놓아 버리고 주변과 내면의 풍요로움을 깨닫는 것을 가르친다.

요가는 우리에게 즐거움을 억제하라고 요구하지 않는다는 것을 기억해야 한다. 꽃의 강렬한 향기를 맡으라. 요가는 속박에 반대한다. 속박이란 우리가 몸을 빼낼 수 없는 행동 양식에 묶여 있는 것이다. 반복은 지루함으로 이어지고, 지루함은 결국 고문의 한 형태이다. 따라서 요가는 생동감과 원래의 순결함을 유지하고, 신선한 감수성을 지켜 나가라고 말한다. 앞에서 제안했던 것처럼 어떤 일이 있어도 변덕스러운 에고에서 눈을 떼지 말고 지켜보아야 하나, 그것을 능가하는 기법들이 있다. 호흡 보유(쿰바카)의 목적은 호흡을 억제하는 것이다. 호흡을 멈추고 있는 동안 언어, 지각 작용 및 듣는 작용이 통제된다. 이 상태에서 치타(의식)는 열정, 증오, 탐욕과 욕망, 자만과 질투에서 자유롭다. 프라나와 치타는 호흡을 보유하는 동안에 하나가 된다. 치타는 호흡과 더불어 동요하는 반면, 호흡 보유는 의식을 욕망으로부터 해방시킨다. 파탄잘리는 또한 이러한 감정의 혼란 및 내면을 향한 여정에서 발견하는 다른 장애들에 대처하는 수단들을 설명하는데, 이제 그것을 탐색해 보기로 한다.

우선 이러한 내적인 갈등, 혹은 감정의 혼란들에 대해 밝혀야 할 중요한 요점이 있다. 이들은 사려분별vivecana이 없이는 극복될 수 없다. 그러나 미혹의 여섯 가지 원인들, 즉 감정의 혼란들을 극복하기 위해서는 평화라는 바퀴의 여섯 바퀴살을 이용해야 한다. 이들은 즉 판별viveka과 추론vicara, 수행과 초연함, 믿음과 용기 등이다. 즐거움을 주는 일시적인 감각과 항구적인 영혼의 기쁨을 구분하기 위해서는 판별과 추론이 요구된다. 이것들은 수행abhyasa과 초연함vairagya을 통해 개발해야 한다.

수행은 타파스(행위를 정화하는 불)를 포함하며, 타파스는 오로지 요가의 여덟 단계를 통해 마음을 단련시키는 것이다. 이 수행은 믿음sraddha과 용기virya가 없으면 완전하지 않다. 이들은 또 성스러운 교본의 연구, 자기 자신의 행위에 대한 연구svadhyaya, 결단drdhata, 그리고 명상dhyana과 함께 결합되어야 한다. 명료하고 고요한 마음을 얻기 위해 어지럽고 변덕스러운 마음을 가라앉힐 힘을 가진 것은 특히 프라나야마이다.

우리들의 타고난 결점에 대한 치유법은 요가의 여덟 단계를 지속적으로 수행하는 데에 있다. 요가의 지식은 수행의 대체물이 될 수 없다. 어려움들이 우리 내부에 있기에 해결책도 우리 내부에 있다. 그럼에도 불구하고 연민과 지혜로 파탄잘리는 고통 받는 의식 자체를 개조하기 위해 지극히 미묘하고 꿰뚫는 방식으로 작용하는 일련의 특수한 도움과 구제책을 우리에게 제공하였다. 이들은 엄밀한 판단력으로 이루어진 것이다. 건강을 증진시키고 치유하는 이러한 특질들vrttis은 피부에 잘 바르면 피부, 근육, 섬유 조직에 서서히 침투하여 내부의 깊은 고통을 완화시키는 향유와 같다.

건강을 증진시키는 특질

파탄잘리가 이러한 혼란들에 대해 우리에게 주는 첫 번째의 특별한 조언을 나는 매우 느슨하게 번역하려 한다. "여러분들이 행복하고 유쾌하며 타인들에게 이기적이지 않게 행동한다면 장애들은 줄어들 것이다. 그러나 만일 감정에 인색하고 마음속으로 비판적이라면 장애들은 커질 것이다." 파탄잘리가 말한 것은 더 정확하게 다음과 같다. 즉, 평정한 의식 상태를 위해서는 외부 세계에 대한 우리의 행위와 접근 태도를 기꺼이 변화시켜야 한다는 것이다. 이는 우리 자신의 행복을 위한 것이다. 건강을 증진시키고 치유하는 의식의 특질들로 알려져 있는 몇몇 방법들은 마음을 계발하고 요가의 길을 평탄하게 해 준다. 그것들은 아래와 같다.

1. 자慈Maitri 행복한 사람들에 대한 호의적인 태도의 함양
2. 비悲Karuna 슬픔에 처한 사람들에 대한 연민의 함양
3. 희喜Mudita 덕을 행한 사람들에 대해 즐거워하는 태도의 함양
4. 사捨Upeksa 악덕으로 가득한 사람들에 대한 무관심 혹은 중립적인 태도의 함양

이 네 가지는 진부하다 싶게 너무도 간단하지만, 실제로는 미묘하고 심오하다. 감정의 혼란들에 대한 논의를 시작하면서 내가 이들을 우리의 에너지를 분산시키는 자연발생적인 약점으로 다루었음을 기억하기 바란다. 다시 말해 에너지는 내부로 끌어들여져 에너지를 생성시키는 방법에 의해 증대되고 간직되며, 분배되고 운용되어야 한다. 그러나 실제로 우리는 여과기처럼 에너지가 새어 나가게 한다. 다른 누군가의 행복과 행운을 시기하면 여러분의 에너지는 새어 나간다. 여러분은 "그것이 나였어야 했는데."라고 말한다. "내가 아니라 왜 그가 복권에 당첨되었을까?" 시기, 질투, 적개심은 그것을 느끼는 사람을 도덕뿐만 아니라 에너지의 측면에서도 피폐하게 만든다. 이것은 정말로 여러분을 위축시킨다. 타인들의 안녕에 기쁨을 느끼는 것은 세상의 풍요로움을 함께 나누는 것이다. 우리의 컵을 무한성 속에 담그면 우리는 풍요해지지만, 무한성은 줄어들지 않는다. 해가 지는 것을 바라볼 때 여러분은 그 아름다움으로 가득 채워지지만 해가 지는 모습은 여전히 아름답게 남아 있다. 타인들의 행복을 불쾌하게 여긴다면 여러분은 자신이 가진 작은 행복조차 잃어버린다.

그보다 더 나쁜 것은 여러분이 인식한 다른 사람들의 결점에 대해 매우 엄격한 태도를 취할 때, 그리고 악의 희생자에 대해 비난하고 경멸하면서 그들의 불행을 우월감을 느끼기 위해 이용할 때, 여러분은 위험한 게임을 하고 있다는 사실이다. 여러분은 "신성의 축복이 없었더라면 나도 저렇게 되었겠지."라고 하는 자세를 가져야 한다. 그렇지 않으면 여러분은 마침내 몰락에 이르게 될 때까지 자신을 치켜세우고 있는 것이다. 더욱이 다른 사람들을 반대하느라 시간을 보내는 것은 소모적인 일이다. 이것은 여러분의 에고가 조개껍질처럼 단단한 그릇된 자만심을 품게 하며, 틀림없이 여러분의 반대의 희생자에게 어떤 개선의 효과도 주지 못할 것이다. 타인들의 고통에 대한 연민은 단순한 동정심 이상의 것이다. 이를테면 TV의 저녁 뉴스를 볼 때 우리가 타인의 재난에 대해 표하는 피상적인 동정심은 종종 단지 자기만족을 느끼고자 하는 소망, 즉 자기 양심을 달래기 위한 선물에 지나지 않는다. 우리는 "나는 감수성과 감정이 있는 사람이야."라고 말하지만, 행동으로 옮기지 않는다면 이것은 다만 스스로에게 내리는 면죄부에 불과할 뿐이다.

긍정적인 감정, 동정심, 연민, 친절, 그리고 막연하지만 널리 베풀어지는 호의를 미덕과 동일한 의미로 생각하는 것은 현대인들의 착각이다. 이들 '온화한' 감정은 일종의 자아도취적인 자기 면죄부로 작용할 수 있다. 종종 이들은 무력하다. 이들은 우리가 거지에게 동전 한 닢을 주었을 때처럼 스스로 자신이 선하다고 느끼게 하며, 건강과 안녕에 대한 착각을 만들어 낸다. 그러나 감수성은 우리의 허영심을 비추는 거울로서가 아니라 그것을 진단하는 도구로 이용되어야 한다. 진정한 연민은 "도움을 주기 위해 내가 할 수 있는 것이 무엇일까?"라는 질문을 내포하기 때문에 강력하다. 소외되어 죽어가는 사람들에 대해 캘커타의 테레사 성녀가 느꼈던 연민은 언제나 행동하고, 돌보며, 현명하게 중재하도록 하는 동기가 되었다.

긍정적인 감정은 미덕과 같지 않다. 미덕은 용감함, 도덕적인 용기, 역경 속에서도 굴하지 않는 인내력, 강자의 횡포에 대항하여 약자를 보호하는 것이지 절망적인 동정심이 아니다. 연민이란 타인과의 동일성, 친근성의 인식이며, 강하고 실제적이다. 나는 알코올중독자, 약물 중독자, 섹스 중독자들이 자신의 욕망이 관리 가능한 정도로 약화될 때까지 내 집을 안식처로 사용하는 것을 환영한다. 50년 남짓 동안 나는 가장 다루기 어려운 사례들을 위해 일주일에 몇 차례씩 치유 요가 수업을 해왔다. 이런 일이 내 환자들에게 준 이로움에 대해 생각하면 마음이 뿌듯하다. 그것이 나에게 가져다주었던 이로움, 즉 모든 남자, 여자, 어린아이 속에 있는 신성을 만나 인사하고, 열린 마음, 에너지, 좋은 솜씨로써 그들의 불행을 덜어 주기 위해 노력할 수 있었던 기회에 대해서도 마찬가지로 흐뭇한 마음이다. 이처럼 타인의 미덕은 우리 자신의 불완전에 대한 비난이 아니라 우리를 향상시키는 본보기인 것이다. 간디와 같은 위대한 사람들만 이러한 역할을 완수하는 것이 아니다. 만일 여러분이 우승컵을 받고 겸손과 감사의 마음으로, 또 자신의 상대 선수에 대한 관대한 마음으로 승리에 대해 말하는 스포츠 선수를 지켜본다면, 그의 덕스러운 행위는 여러분에게도 축하의 잔치이지 않을까? 이러한 치유의 특질은 우리의 의식과 삶에 축복을 가져오는 보배이다.

프라나야마, 즉 우리의 호흡 또한 도움이 될 수 있다. 날숨 뒤의 호흡의 보유로써 우리는 마음과 감정을 진정시키고 고요하게 만들 수 있다. 나는 날숨이 머리를 비우고, 에고를 가라앉혀 고요한 겸손의 상태에 들게 한다고 말한 적이 있다. 여러분이 머리를 비우면 기억의 독소 또한 비우는 것이 된다. 날숨과 호흡의 보유로 원한, 분노, 질투, 증오를 놓아 버릴 수 있다. 날숨은 성스러운 순명의 행위이며 자기 포기의 행위이다. 동시에 우리는 자아에 붙어 있는 축적된 모든 불순물들, 즉 원한, 분노, 후회, 욕망, 질투, 좌절, 우월감, 불완전의 느낌 및 이러한 장애가 의식에 고착되는 원인인 부정적인 성향을 버린다. 에고가 멀리 떨어져 나가면 이들도 같이 떨어져 나간다. 물론 이들은 다시 찾아오지만 기억에 남은 평화의 경험은 이러한 장애들이 극복될 수 있다는 증거로 작용한다. 이들은 떨칠 수 있으며 제거될 수 있다. 결국 이들은 영구적이거나 의식에 완전히 통합된 것이 아니라 치유될 수 있는 질환이다. 우리는 기억 속에 너무도 많은 독소들, 곧 차곡차곡 쌓여 정체되고 곪게 되는 감정들을 지니고 있다. 이 쓰레기 자루를 지니고 있는 데 아주 익숙해진 결과 우리는 심지어 이것이 우리 인격의 본질적인 부분이라고 결론짓는다.

이 점을 훨씬 더 깊이 각인시키는 '메아리' 날숨echo exhalation이라 부르는 것이 있다. 천천히 그리고 완전히 숨을 내쉰 다음 숨을 멈춘다. 그 다음 다시 숨을 내쉰다. 폐에는 항상 약간의 숨이 남겨져 있다. 그 남은 숨 안에서 유독한 기억과 에고의 찌꺼기를 찾을 수 있다. 짧게 조금 더 내쉬는 숨 속에 그 찌꺼기를 풀어 내놓고, 괴로움으로부터 벗어난 훨씬 더 깊은 안도, 평화, 비어 있음의 상태를 경험하라. 들숨 안에서 우리는 충만한 '나'를 경험하고, 인간적 가능성이 마치 우주의 신성에 봉헌된 넘치는 잔처럼 가득 채워지고 높이 들어올려지는 것을 경험한다. 날숨 안에서는 비워진 '나', 신적인 텅 빔, 더할 나위 없이 완전한 무, 삶의 끝이 아닌 죽음을 경험한다. 한번 시도해 보라. 천천히 그리고 완전히 숨을 내쉰 다음 멈추고, 다시 숨을 내쉬어라.

날숨이 어떻게 혼란을 진정시키고 곤경을 극복하는 데 도움을 주는가에 대한 실례로 우리는 누군가가 충격을 받거나 나쁜 소식을 들었을 때 그들에게 종종 "숨을 깊게 들이마셔라."라고 말한다. 이 말의 요점은 깊이 들이마시는 숨이 깊고 완전한 날숨을 만들어 낸다는 것이며, 혼란에 처한 사람에게 여러분이 원하는 대로 달래고 진정시키는 효과를 가져오는 것은 바로 이러한 호흡이라는 사실이다.

파탄잘리가 제시하는 또 다른 치유법은 마음의 안정을 유지하고 의식을 고요히 가라앉히는 것을 돕는 대상을 가만히 응시하는 것이다. 요가의 관점에서 이 기법은 일종의 치유 명상으로 간주된다. 여러분의 분별력으로 그 기본 원리를 알 수 있도록 요가와 관계없이 예를 들어 보겠다. 침대에 누워 앓으면서 비참한 기분을 느낄 때 만약 훌륭하고 진지하며 열중해서 읽을 수 있는 흥미로운 책을 읽는다면, 여러분은 집중 덕분에 병의 고통을 완화하고 치유 과정을 돕는 마음의 안정을 얻게 된다. 모든 질병은 분열시키는 것이므로 통합시키는 것은 무엇이든 치유 작용을 한다. 병이 의식에 기원을 둔다는 사실은 요가에 있어 분명하다. 실제로 자기 계발은 전적인 자아 몰두가 수반될 때에만 시작된다. 따라서 집중, 명상, 내면으로의 몰입을 돕는 것은 무엇이든지 분열되고 균형을 잃은 자아의 문제를 치유하기 시작할 것이다.

더 깊은 치유법은 고통 없는 내면의 빛을 묵상하는 것이다. 이러한 형태의 명상은 말기 환자들에 있어서는 거의 자발적으로 일어날 수 있다. 그들이 가게 될 곳에 대한 이러한 비전vision은 극심한 고통 속에서 위안과 신성에의 귀의를 불러올 수 있다.

다른 또 하나의 치유법은 신성한, 혹은 깨달은 성자에 대해 명상하는 것이다. 서양 문화에서는 이것이 상식을 벗어난 치유법으로 보일런지 모르나 지금까지도 환자들이 유일하게 기댈 수 있는 것은 종종 루르드의 성 베르나데트와 같은 성자들에게 기도하고 헌신하는 것 밖에 없었다. 비록 문화 양식은 다르지만 여기에는 보편적이고 영속적인 지혜가 작용하고 있다. 우리가 열망하는 자질을 가진 사람들에 대해 명상하면 그러한 자질에 더 가까이 다가가게 된다.

치유를 위한 마지막 방안은 깨어 있는 가운데 고요하고 꿈이 없는, 혹은 꿈으로 가득한 잠을 다시 불러오는 것이다. 이 모든 것과 관련하여 요점은 이것들이 여러 형태의 자기 암시로서 우리 자신보다 더욱 고요하고 평온하며 영속적이고 숭고한 길상을 명상의 대상으로 취한다는 것이며, 이러한 명상을 통하여 우리 마음을 보다 평화롭고 차분한 그 상태에 동조시킨다는 것이다.

에고 및 우리를 혼란에 빠뜨리는 감정에 대한 집착으로부터 벗어나기 시작할 때, 그리고 심장과 마음을 진정시키는 '치유하는 특질'을 이용할 때 우리는 또한 인생의 부침에서 물러나기 시작한다. 이러한 물러남을 '프라티아하라'라고 부른다. 이것은 내면적 평화의 경험의 중요한 부분이다.

프라티아하라

앞에서 우리는 요가라는 꽃의 네 번째 꽃잎인 프라나야마에 대해 살펴보았다. 또 그것이 에너지를 생성하고 육체와 육체의 각 기관 및 기능을 정화한다는 사실도 알았다. 프라나야마는 여섯 가지 감정의 혼란을 가라앉히는 작용까지도 한다. 그리고 우리가 호흡의 내적인 움직임에 완전히 주의를 돌릴 때 감각은 외부 세계에 관한 자신의 예민성을 잃게 된다고도 말한 바 있다. 이것은 우리가 학교나 대학에 제출할 논문을 쓰는 데 집중하고 있을 때는 길에서 진행되고 있는 도로 공사조차 알아차리지 못하는 것과 같다. 아사나 수련에 의해 마음이 몸 안쪽을 엿볼 수 있게 되긴 하지만 우리가 감각과 마음을 뒤로 물려 외적인 일에 관여하지 않게 하는 것을 배우기 시작하는 것은 프라나야마에서이다. 프라나야마에 의해 깨어 있음과 에너지는 '내면'으로 돌려진다. 이는 여러분이 사무실에서 정신없이 바쁜 시간을 보낼 때 일어나는 일과 반대되는 현상이다.

요가의 다섯 번째 꽃잎(프라티아하라)은 이 과정이 연장, 강화된 단계로 여기에서 마음과 감각의 통제가 이루어진다. 전에 말했듯 초보자에게 있어서는 땀 흘리는 노력이 자기 내면의 근본 자리를 꿰뚫고 들어가는 것보다 더 중요하고, 프라나야마에 있어서는 이러한 관통에 의해 추진력이 모인다. 나는 이것을 경첩이라 부른다. 같은 방식으로 프라티아하라는 요가의 길에서 경첩 혹은 중대한 변환점으로 간주되는데, 수련abhyasa에 의해 생성된 에너지는 이 단계에서 집착에 사로잡히지 않은 신중함vairagya에 의해 조화와 균형을 이룰 필요가 있다.

수련은 회전하고 확장하는 에너지인 원심력을 생성시킨다. 이 주체할 수 없는 강력한 에너지가 통제를 벗어나 회전할 때 문제가 발생된다. 군대의 훈련도 이런 방식으로 작용하는데, 휴가 중인 군인들과 육상에 상륙한 선원들이 그토록 자주 문제에 휩쓸리는 것은 바로 이 때문이다. 이들을 보호하는 안전장치가 군대의 규율과 명예이다. 요가 수행자를 보호하는 규율적인 안전장치는 집착에서 벗어난 초연함이다. 구심력은 우리가 존재의 근본 자리를 탐색하기 위해 획득하였던 힘과 능력을 흔들림 없는 목적으로 재투자한다. 이러한 자발적인 자기 규율이 프라티아하라의 역할이다. 이것이 없다면 몸과 정신이 강력해진 요가 수행자는 자신의 노력을 낭비할 것이고, 외부 세계로부터 받아들이는 더 큰 주의 집중, 혹은 매혹에 몰두하게 될 것이다.

산스크리트어에서 프라티아하라의 문자적 의미는 '반대편을 향해 끄는 것'이다. 통상적인 감각의 흐름은 그 감각이 세계의 대상들과 만나서 생각의 도움으로 그들에게 이름을 부여하고 해석하는 곳인 외부 세계를 향해 있다. 이러한 생각들은 아마 획득(나는 원한다.), 배제(나는 원하지 않는다.), 혹은 단념(그것과 관련해서 내가 할 수 있는 것은 아무 것도 없다.)으로 이루어질 것이다. 예를 들어 비는 각각 다른 상황에서 이 세 가지 반응을 모두 이끌어 낼 것이다. 그러므로 프라티아하라는 본성을 거스르는 것, 즉 힘든 철회를 뜻하며, 이 때문에 종종 머리, 꼬리, 네 발을 껍질 속으로 집어넣고 있는 거북이에 비유된다.

요가 수행자는 단지 사실을 관찰하기만 한다. 그는 욕망 혹은 판단 없이 "비가 내리는구나."라고 생각하거나 말할 것이다. 여러분은 산책하며 걷는 동시에 보고, 듣고, 냄새 맡는 것에 대해 언급, 판단, 혹은 이름을 붙이는 일조차 하지 않으려는 간단한 수련에서도 이것이 얼마나 어려운지 알 수 있을 것이다. 여러분이 만일 자동차를 본다면 '새롭다', '아름답다', '값비싸다', 혹은 '과시적이다' 등등의 단어들이 저절로 마음속에 불쑥 떠오르는 것을 깨달을 것이다. 시골길을 산책할 때에도 비록 '아름답다', '근사하다'와 같은 논평하는 말을 하지 않도록 스스로를 제지할 수야 있겠지만 티크 나무, 체리 나무, 제비꽃, 히비스커스, 가시나무 등의 대상들에 이름을 붙이지 않는 것은 거의 불가능할 것이다. 거의 제지가 불가능한 이렇게 분류하려는 충동은 우리가 늘 밖으로 나가 어떤 방식으로 사물들을 만나는지 설명해 준다. 우리가 본래부터 수용적이고 공손한 것은 아니다. 우리는 저녁놀이 우리에게 다가오게 하지도 않으며, 부드럽고 수용적인 눈으로 저녁놀에 인사하지도 않는다.

우리의 눈은 마치 인생이 쉬지 않고 흥청망청 쇼핑을 해대는 것이라는 듯 경직되고 반들거리며 탐욕에 차 있다. 역설적이게도 설명, 해석, 소비에 있어 지배력을 행사하려는 욕망이 우리에게서 인생의 향기, 맛, 그리고 아름다움의 많은 부분을 빼앗아 간다. 감각을 철회하고, 그로 인해 시끄러운 마음을 통제할 수 있는 능력이 삶의 즐거움을 깨는 것처럼 보일 수도 있으나 실제로는 우리가 유년의 순진무구와 신선함과 결합하도록 본래의 순박한 맛, 감촉, 발견들을 회복시킨다. 탐닉은 다만 감각을 무디게 하고 고갈시킬 뿐이므로, 이것은 참으로 '더 적게 취할수록 더 많이 누릴 수 있음'의 예가 된다.

프라티아하라의 요가적 목적은 집중할 수 있도록 마음을 침묵하게 하는 것이다. 감각이 자신의 욕구 충족을 위해 우리를 괴롭히는 한 우리는 결코 우리 자신, 즉 내적인 탐구라는 의미로는 본래의 자신에게로 향하는 기회를 얻지 못할 것이다. 이 탐구는 도제처럼 초연하게 오랜 인내로 수련을 행하는 것이다. 언젠가 기지에 넘치는 사람이 농담으로, 유혹을 없애는 유일한 방법은 그것에 굴복하는 것이라 말하였다. 우리 모두는 그 말이 이론적으로 잘못되었음을 알고 있지만 단지 욕망에 굴복하지 않는다 해서 욕망이 저절로 사라지는 것은 아니다. 우리가 이성적으로 스스로를 통제할 때 대부분의 사람은 이미 욕망을 정복한 것이라고 자처한다. 이것은 희망적인 기대이다. 악덕이 사라짐은 미덕을 향해 한 걸음 나아간 것이지 미덕 그 자체는 아니다. 요가는 미덕의 기관dharmendriya, 혹은 양심을 가슴 속에 자리 잡게 하며, 양심은 순수해야만 한다. 이를테면 나이가 들면 사악한 행위를 할 수 있는 능력이 감퇴되지 사악한 생각이나 의도가 감퇴되는 것이 아니다. 전쟁은 젊은이들에 의해 수행될지 모르나 그 시작은 나이 든 사람들에 의해 이루어진다.

또한 히말라야 산맥의 동굴로 은둔한다고 욕망이 사라지는 것도 아니다. 그와는 아주 거리가 멀다. 이것은 다만 그들의 욕구 충족의 문제점을 극단화시킬 뿐이다. 생활이 고립되고 단순화되면 우리는 감각적 욕구의 충족 대상이 시각적인 것이나 직접 이용할 수 있는 것이나 상관없이 욕망 자체를 정신적인 현상으로 인식하게 된다. 초기 기독교의 성자인 성 안토니우스는 이집트의 사막에서 엄청난 유혹을 받았다. 유혹은 그를 극심한 고통 속에 빠트렸다. 이러한 금욕 생활로 그는 스스로를 욕망 자체의 뿌리와 대면토록 하였다. 이런 극단적인 수련은 인도에서도 항상 흔하게 있었다. 파탄잘리는 높이 올라가면 갈수록 그만큼 더 맹렬히 추락한다는 것을 인식하였다. 높은 단계의 수행자라면 천상의 것이라고 묘사할 수도 있을 유혹에 대해 놀라서는 안 되며, 그것을 대할 때 집착을 가져서도 안 된다. 사이렌들은 쉽게 자신의 노래를 그만두지 않는다. 승리가 가까워질수록 전투는 더 치열해진다. 탐욕을 키워 온 감각은 결국 소화불량으로 고통 받게 되어 있다. 그러므로 감각을 회복시키기 위해서는 감각을 굶겨야 한다. 이런 식으로 우리는 감각과 마음을 길들여 실제로는 감각과 마음의 고유한 특질들을 강화한다. 이것은 극단적인 방식이 아니므로 반발이 생기지 않는다. 또 이것은 수행자가 집중과 명상에 알맞은 상태가 되도록 호흡의 도움으로 감각을 점차로 축소시키고 마음을 고요하게 만드는 것이다. 축소는 '안으로 들어감'을 의미하지 파괴가 아니다. 언젠가 어느 수련생이 시에 나오는 '마치 장미꽃이 닫혀서 다시 새로운 봉오리가 되어야 하듯' 이라는 구절을 암송한 적이 있었다. 이는 프라티아하라에 대한 적절한 설명이다.

　이런 이유로 호흡의 역할은 매우 중요하다. 의식citta과 생명 에너지prana는 항상 결합되어 있다. 의식이 집중되는 곳에 프라나 에너지 또한 반드시 함께 하며, 프라나 에너지를 유도하는 곳에 의식이 뒤따른다. 의식은 두 가지의 강력한 힘, 즉 에너지prana와 욕망vasana에 의해 추진된다. 이것은 어느 쪽이든 가장 강력한 힘의 방향으로 움직인다. 만일 호흡(프라나)이 우세하면 욕망이 통제되고 감각의 제어가 유지되며 마음은 고요해진다. 그러나 욕망의 힘이 우세하면 호흡이 불규칙하게 되고 마음도 흔들리게 된다. 이것은 여러분이 아사나에서 올바른 리듬과 균형을 따를 때 실제로 관찰할 수 있는 것들이다. 이런 까닭에 요가의 수련은 자신에 대한 이해svadhyaya를 가져오며, 또 이것이 그 이해가 이루어지는 지점이다.

자기에 대한 이해가 이루어지지 않으면 신적인 자아에 대한 이해에 도달할 수 없을 것이다. 여러분의 수련은 실험실이며, 여러분이 택하는 방법은 훨씬 더 깊이 침투하고 정교해져야 한다. 아사나를 행하든 프라나야마를 행하든 육체에 대한 자각은 외부로 확장된다. 그러나 감각 기관, 마음, 지성은 내면으로 돌려져야 한다.

이것이 한결같은 수련tapas과 자기 이해svadhyaya가 함께 조화를 이루는 단계인 프라티아하라이다. 전통적으로 자기 이해는 성스러운 경전을 읽고서 그 의미를 알고, 자신의 삶에 반영된 경전의 진리를 확인하면서 시작된다. 여기에는 현명한 스승 혹은 구루의 가르침도 포함된다. 그것은 아사나와 프라나야마 수련이라는 자기 계발을 통해 지속되고 심화되는데, 이 수련에서 우리는 민감하게 여러 동작들의 차이점을 검증하고 조정할 수 있어야 한다. 시간이 지나면 마음 그 자체와 그 움직임을 지켜보고, 마지막으로 마음을 안정되고 고요한 상태로 유지할 수 있는 법을 배운다. 그러나 여기에서도 위험이 있는데, 그것은 마음과 감각이 통제될 때 에고 자체가 코브라처럼 머리를 쳐들고 소리를 내기 때문이다. 에고는 부풀려질 수 있으며 심지어 자신의 탁월한 능력으로 마음을 잘 통제한다는 사실에 도취될 수도 있다. 제5장에서 살펴볼 요가의 그 다음 꽃잎인 집중dharana만이 진정으로 지혜라고 부를 수 있는 지식을 풀어 놓을 것이다.

인간의 삶의 많은 부분이 교환에 의존한다고 앞에서 말한 바 있다. 우리는 노동, 돈, 상품, 감정, 그리고 애정을 교환한다. 이 교환 체계는 우리 안에서도 작동한다. 현대 용어로 이러한 내부 협동 형식을 상호 협조와 상호 의존 속에서의 자기 제어 기능 체계, 또는 한 차원에서 다른 차원, 즉 하나의 신체 체계에서 다른 신체 체계로의 상호 침투라 불러도 좋을 것이다. 제3장에서 육체적인 겹annamaya kosa이라 불렸던 몸 전체에서도 사실은 두 번째와 세 번째 겹인 에너지와 마음에 의한 침투가 이루어지고 있다. 이 세 차원은 모두 우리가 먹는 음식, 마시는 물, 그리고 호흡하는 공기에 의존한다. 예를 들어 간을 살펴보자. 간은 생명에 없어서는 안 되므로 우리는 음식을 섭취하여 간에 영양을 공급하지만, 또 한편 확장, 수축, 도치倒置로 프라나를 적절히 다룬다면 간에 프라나를 제공하여 그 기능을 높이게 된다. 활력을 되찾게 하는 이러한 활동은 마음도 거기 함께 따라가지 않는다면 일어나지 않는다. 마음을 쓰면서 움직일 때 혈액 순환의 통로도 변화한다. 프라나를 통해 혈액의 화학적인 속성까지도 변할 수 있다. 그러므로 아사나가 육체적인 겹에만 관계한다고 생각해서는 안 된다. 육체annamaya kosa, 에너지 pranamaya kosa, 마음manomaya kosa이라는 세 겹 사이에는 전반적인 상관관계가 존재한다.

  우리는 요가의 기법들에 의해 내부는 물론 외부에서 에너지를 획득할 기회와 그 에너지를 자신의 인간적 발전을 위해 이용할 기회를 갖는다. 아사나 수련은 프라나가 자유롭고 막힘없이 흐르도록 내부의 통로를 정화한다. 만약 신경이 스트레스로 인해 부식되고 막힌다면 프라나가 어떻게 순환될 수 있겠는가? 아사나와 프라나야마 수련은 몸과 마음을 분리하는 경계선을 제거한다. 더불어 어둠과 무지도 몰아낸다. 어떤 의미에서 완성에 이르는 통로를 여는 것은 아사나 수련이다. 이것은 내부의 몸이 경직되고 딱딱한 것을 유화시킨다. 이렇게 함으로써 불규칙한 호흡은 리드미컬하며, 깊고, 느리고, 마음을 가라앉히는 호흡이 된다. 그 다음에 프라나야마는 흥분한 뇌를 맑히고 진정시켜 이성과 명료한 사고를 위한 길을 만들고 명상을 할 수 있게 마음을 끌어올린다.

  한결같은 프라나야마의 수련은 죽음에 대한 공포까지 포함하여 우리를 두려움으로부터 벗어나게 한다. 육체에 대한 불안이 있으면 뇌가 수축한다. 뇌가 이완되고 비워지면 두려움과 욕망이 풀려난다. 뇌는 과거에도, 미래에도 존재하지 않고 현재에 살고 있을 뿐이다. 자유란 두려움과 욕망의 족쇄를 깨뜨리는 것과 관련되어 있다. 자유가 찾아오면 근심과 불안이 사라진다. 이것은 신경에, 혹은 신경을 통하여 무의식의 마음에 어떤 부담도 가해지지 않음을 뜻한다. 신경계의 내부 층들로부터 긴장을 제거함으로써 우리는 이 층들이 자유로운 상태에 들도록 전환시킨다. 프라티아하라를 살펴보았을 때 우리는 자유가 선택의 기회를 – 과거처럼 외부의 힘과 욕구 충족에 내몰리면서 계속 살아가든가, 아니면 내면으로 돌아와 참된 자아를 찾는 데 온화한 힘을 이용하든가 – 제공한다는 것을 알았다.

내가 젊은 시절 푸네에 있을 때 기독교 공동체에서 찬송가를 부르곤 했는데, 그것은 "추격을 받아 열에 들떠 있는 수사슴이 시원한 냇물을 그리워하듯, 오, 주여, 내 영혼은 당신과 새로운 생기를 주는 당신의 은총을 그리워합니다."라는 내용이었다. 이것은 프라티아하라를 향한 열의와 영감을 묘사한다.

많은 사람들이 내게 호흡을 통제하는 프라나야마가 노화를 지연시키는지를 물어 본다. 왜 그것에 대해 걱정하는가? 죽음은 확정된 것이다. 죽음이 오면 오게 내버려 두고, 그저 쉬지 말고 노력하라. 영혼은 나이가 없다. 죽지도 않는다. 오직 육체만이 쇠락한다. 그러나 또 우리는 육체가 소중히 돌보고 가꾸어야만 하는 정원이기에 결코 육체를 잊어서는 안 된다. 마음에 관한 다음 장에서 살펴보겠지만 마음과 같이 미묘한 그 어떤 것이라도 그것은 건강과 에너지에 의존하며 육체라는 정원에서 시작된다.

프라나는 우주의 위대한 생명의 힘이다. 우리 모두의 내면에는 '보는 자' 혹은 영혼이라 불리는 관찰자가 있다. 육체 안에 남아 있기 위해서는 '보는 자' 조차도 호흡에 의지한다. 이 둘은 출생 시에 함께 세상에 와서 죽음에 임하여 육체와 헤어져 함께 떠난다. 우파니샤드는 이들이 삶에 있어 없어서는 안 되는 유일한 것들이라 말한다. 이 말은 진실이다. 왜냐하면 30년 이상 푸네의 중심가에서 구두를 닦던 노인이 생각나기 때문이다. 그는 다리를 심하게 절었고, 나무로 만든 작은 수레 위에 포개어 앉은 다리를 위해 보잘것없는 지팡이를 가지고 다녔다. 젊은 시절 그는 궁핍하였고 절망에 빠져 있었다. 생존은 불가능해 보였다. 그런데 어느 날 그는 구두를 닦기 시작하였다. 그는 튼튼한 가슴을 가졌고 팔도 점점 강해졌다. 그는 마을에서 가장 훌륭한 구두닦이였을 뿐 아니라 지나가는 모든 사람들로부터 존경을 받았고 그들과 우정을 나누었다. 신문은 그에 관한 기사를 썼으며, 노년에 그는 잘 어울리는 아내를 맞이하기까지 했다. 그가 가졌던 것은 훌륭한 가슴과 프라나, 내면의 '보는 자'를 반영하는 지혜로 빛나는 눈, 그리고 구두닦이용 장비가 전부였다. 우파니샤드가 옳았다. 단지 호흡과 영혼과 용기만으로 그는 경탄 받는 삶을 이루었다.

 마음의 수다스러움 때문에 너무도 자주 우리는 감동할 만한 삶을 사는 것을 방해 받는다. 이 수다스러움은 오래 전의 의심과 절망으로 우리를 괴롭힌다. 진정 우리 마음은 신의 세계에서 가장 위대한 창조물들 중 하나이지만 너무 쉽게 방향을 잃고 어지러이 방황한다. 다음 장에서 우리는 우리 마음이 어떻게 작용하는지에 대해, 또 이해와 다시 배움을 통해 의식을 계발하는 법을 배우는 것이 어떻게 우리의 해탈을 위한 열쇠로 작용하는지에 대해 그 첫머리를 탐색할 것이다.

시르사아사나

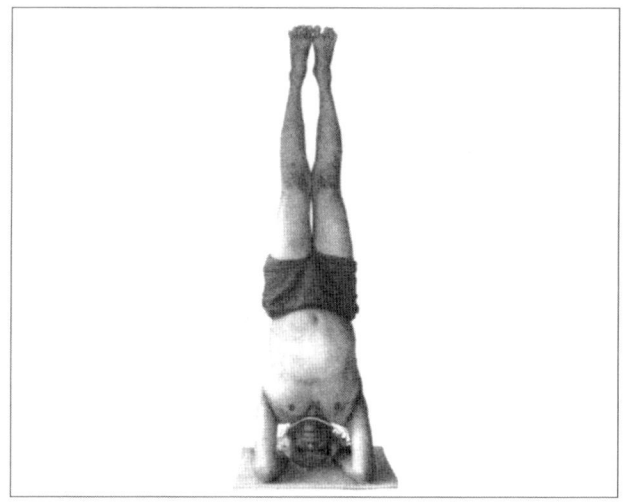

제 4 장

명료함

정신의 몸(마나스Manas)

일반적으로 마음과 인간의 의식이 어떻게 작용하는가에 대한 이해가 없다면 내면의 평화나 자유를 경험하고자 하는 희망을 품을 수 없다. 모든 행위는 그것이 건설적이든 파괴적이든 우리의 생각에 달려 있다. 생각이 어떻게 작용하는지 이해함으로 우리는 바로 인간 심리의 비밀을 발견한다. 마음에 대한 바른 인식과 이해가 갖추어졌을 때 해탈로 향하는 문이 열리게 되는데, 그것은 우리가 미망의 장막을 뚫고 대낮처럼 밝은 명료함과 지혜의 세계로 들어가기 때문이다. 그러므로 마음과 의식에 대한 연구는 요가의 심장부를 차지한다.

마음과 의식이 우리 존재의 모든 차원에 관계한다는 것은 명백하지만, 요가적 입장에서 본 인간의 설계도에 따르면 이들은 그 미묘성 때문에 존재의 세 번째와 네 번째 겹에 자리하고 있다고 여겨진다. 요가 수행자는 우리 인간의 삶에서 생각이 끊임없이 일어나는 정신의 몸manomaya kosa과 지성과 통찰력을 찾을 수 있는 지성의 몸vijnanamaya kosa을 구별한다. 이 장은 정신의 몸에 대해, 그리고 사고하는 뇌, 기억, 에고 및 감각적 인식이 좋든 나쁘든 우리 삶에서 서로 어떻게 작용하는지를 상세히 다룬다. 나는 지성 – 정보를 갖춘 통찰력과 의지력의 행사를 통해 자기 의식적인 선택을 하는 – 에 대한 요가의 정의를 소개할 것이나 다음 장에서 다시 지성과 지혜의 주제를 다룰 것이다. 우리가 변화를 시작하고 뿌리 깊은 행동 양식에서 스스로 벗어나 점차 깨달음과 자유를 향해 나아가는 것은 바로 이러한 지성을 통해서이다. 그러나 우리가 왜 그토록 자주 비지성적으로 행동하도록 내몰리는지에 대한 이유를 먼저 이해해야만 지성의 발달을 희망할 수 있다.

파탄잘리는 『요가 수트라』에서 마음과 의식의 작용을 성공과 실패의 측면에서 요가 철학과 수행의 중심 주제로 선택했다. 사실 요가 수행자의 견지에서 볼 때 수행과 철학은 분리할 수 있는 것이 아니다. 파탄잘리의 첫 경구는 "이제 나는 윤리적 행위에 대한 규범을 제시하고자 하노니, 이것이 요가이다."라고 한다. 즉, 요가는 여러분이 행하는 어떤 것, 그것이다. 그러므로 여러분은 무엇을 행하는가? 두 번째 경구는 "요가는 의식을 혼란케 하는 마음의 움직임과 동요를 잔잔히 가라앉히는 과정이다."라고 말한다. 요가에서 우리가 행하는 모든 것은 이렇듯 어려운 일을 성취하는 것과 관련이 있다. 파탄잘리는 만일 우리가 이것을 성취한다면 요가의 목표와 성과를 손 안에 넣을 수 있을 것이라 말했다.

수련자가 바로 첫 수업, 첫 번째의 사마스티티(고요히 서서 똑바로 몸을 뻗기), 혹은 타다아사나(산 자세)에서부터 이러한 일을 시작하고 있다는 것을 보여 주는 것이 지금까지 이어져 온 내 삶의 작업이었다. 만일 굴하지 않고 꾸준히 수련하고 정련되어져서 힘과 명료함을 얻고, 초기의 수련부터 늘 내면으로 침투해 들어간다면, 우리는 요가가 제공하는 육체와 호흡의 기법으로 파탄잘리가 설정한 위대한 목표에 도달하게 될 것이다. 그러나 우리가 수행의 대체물이라고 생각하지 않는 한 우리가 하고자 하는 일에 대한 개념적 이해는 반드시 필요하다. 이해는 수행을 돕는다. 건축 설계가 건물 그 자체와 똑같은 것은 아니지만 건물을 실재화시키는 데 중요한 요소임은 틀림없는 사실이다.

요가는 마음과 의식에 대해 면밀하게 정의를 내리고 있으나 우리가 사용하는 영어 단어들이 산스크리트어에 항상 잘 부합하는 것은 아니다. 글을 진행하면서 그 개념들을 설명하겠지만 지금은 통상적인 영어 용법에서 마음과 의식을 같은 뜻으로 사용하는 경우가 종종 있다는 것만 말해 두기로 한다. 엄밀하게 말하자면 산스크리트어에서 마음은 의식의 한 측면이나 한 부분으로 설명된다. 마음은 신체의 근육계와 골격계가 생명 유지 기관이나 순환계, 호흡계와 같은 내부의 몸을 담는 바깥의 층을 이루고 있는 것과 같은 방식으로 의식citta의 바깥층을 형성한다. 의식은 외부와 내면 모두를 자각할 수 있는 능력을 뜻하는데, 우리는 이것을 자기 인식이라 부른다. 호수는 의식의 이해를 위한 좋은 이미지이다. 호수의 깨끗한 물은 주변(외부)의 아름다움을 비춘다. 그 뿐만 아니라 우리는 바로 그 맑은 물을 통해 밑바닥(내면)까지 볼 수 있다. 이와 비슷하게 순수한 마음은 자신을 둘러싼 세계의 아름다움을 비춰 줄 수 있으며, 마음이 고요하면 자아the Self, 혹은 영혼이 마음속에 비치는 것을 볼 수 있다. 그러나 우리 모두는 물이 흐르지 않고 오염되었을 때 호수에 어떤 일이 일어나는지 알고 있다. 우리가 호수의 물을 깨끗하게 유지해야 하는 것과 마찬가지로 각성을 어지럽히는 상념의 물결을 깨끗하고 고요하게 만드는 것이 요가의 임무이다.

그렇다면 파탄잘리가 말하는 마음의 움직임과 동요는 어떤 것들인가? 호수의 이미지에서 그것들은 호수 표면에서는 잔물결과 풍랑이며, 깊은 물속에서는 물살의 흐름과 움직임이다. 우리는 "오, 당근 사는 것을 깜빡 잊었네.", 혹은 "사장은 나를 좋아하지 않아."와 같은 뜻밖의 생각이 어떻게 마음의 표면에 물결을 일으키는지 알고 있다. 또 "저들의 분별없는 수다 때문에 집중하는 것이 불가능해."라고 말하는 것에서 보듯 외부의 혼란이 어떻게 내부의 혼란을 만들어 내는지도 알고 있다. 요가의 용어에서 분별없는 수다란 다른 사람이나 나의 마음을 매우 산란하게 하는 잔물결이다. 그리하여 욕망, 혐오, 질투, 의심, 두려움 또한 마음과 의식에서 표면으로 분출되어 나온다. 기억에서 솟아나는 상념들은 파동의 한 유형으로 여겨지며, 수면이나 백일몽 또한 마찬가지이다. 무지조차 의식의 움직임의 한 형태라고 간주된다. 나중에 이것들에 대해 살펴보겠지만 이 시점에서의 논점은 엄청나게 많은 힘들이 끊임없이 호수에 파란을 일으키며 물을 더럽히고 표면을 뒤흔든다는 것이다. 그래서 우리는 우리의 호수들을 맑고 투명한 순수와 평정의 상태로 회복시키는 것이 급선무임을 알 수 있다. 따라서 먼저 우리 의식을 주의 깊게 살펴보고, 의식을 형성하기 위해 어떤 요소들이 결합되었는지를 알며, 그 요소들이 서로 어떤 방식으로 작용하는지 분석해 보아야 한다.

의식의 내적 작용

여러분은 거의 모든 서점에서 자기 정신 요법, 인격적인 문제와 인격의 성장, 심리학, 영적인 수행 및 그 방법에 관한 책들이 서가를 가득 채우고 있는 것을 볼 수 있다. 그 중 극히 소수의 책들이 인간 모순의 핵심을 이루는 영원한 문제, 즉 마음 혹은 의식을 다루고 있는데, 말하자면 이 책들은 의식의 본질뿐만 아니라 무엇보다 우리 마음이 기능하는 방식을 다룬다.

자동차의 차체, 형태, 색, 가속 능력, 안락감, 안전장치의 특징에 대해 유창하게 끝도 없이 논하지만 실제로는 내부 연소 기관이 작동하는 방식은 결코 이야기하지 않는 자동차 사용 설명서를 상상해 보기 바란다. 그러한 설명으로는 어느 누구도 자동차를 이해하고 유지, 수리할 수 없을 것이다. 다행히 우리는 연소 기관에 대해 잘 알고 수리할 수 있는 자동차 정비 공장에 차를 가져갈 수 있다. 그러나 우리 개개인의 마음은 누구에게 가져가서 정비를 받을 것인가? 조언을 받으러 심리학자에게 갈 수는 있겠지만 결국 우리는 언제나 자기 마음을 스스로 조절할 수밖에 없다.

요가는 우리 대부분에게 많은 고통을 야기하는 정신적인 문제들을 조정하는 아주 유용한 방법을 제공해 주지만, 그보다 먼저 우리는 의식에 대한 요가 철학의 간단한 설명을 이해해야 한다. 나는 여기에서 철학이라는 단어를 신중하게 도입하며, 일부러 '간단한'이라는 단어를 같은 문장에 함께 둔다. 우리는 문자 상으로 '지혜에 대한 사랑'을 뜻하는 철학이 그 이름에 걸맞은 자격을 얻자면 복잡하고 이론적이며 아마도 이해가 불가능해야 할 것이라는 생각을 가지고 있다. 요가 철학은 탁월함에 대해 다른 기준을 선택한다. 그것은 우회하지 않고 실제적이며, 가장 중요하게도 '지금' 적용할 수 있다는 것이다.

요가는 우리의 의식(요가에서는 치타citta라 불린다.)에 세 가지 구성 요소를 인정한다. 그것은 마나스manas라 부르는 마음, 아함카라ahamkara라 부르는 에고 혹은 소문자 's'로 시작되는 자아the self, 그리고 붇디buddhi라 일컬어지는 지성이다. 앞에서 언급하였듯 마음은 의식의 바깥층이다. 그 속성은 변덕스러움, 불안정, 그리고 생산적인 선택을 할 능력이 없다는 것 등이다. 마음은 선과 악, 옳음과 그름, 정확함과 부정확함 사이에서 결정을 내리지 못한다. 결정을 내리는 것은 안쪽의 층인 지성의 역할이다. 아함카라, 혹은 에고는 의식의 가장 안쪽에 있는 층이다. 아함카라의 문자 그대로의 뜻은 '아상I-shape'이다. 이것은 자신을 우리의 인격이라 내세우고 참된 자아와 동일한 척한다. 이것은 우리의 마음을 끄는 대상은 무엇이든 동경하는 부분이다. 의식의 어느 층이 활성화되든, 활성화된 그 층은 다른 층들을 위축시키면서 확장된다. 요가는 이 부분들 사이의 관계와 서로에 대한 상대적인 크기를 말해 주며 세계와 접했을 때 - 물론 그들은 언제나 세계와 접하고 있지만 - 그들이 어떻게 반응하는지를 설명한다. 또 요가는 우리가 비록 형태와 조합에 있어 겉으로는 다양해 보이나 실제로는 동일한 사건을 끝없이 되풀이하게 하는 견고한 행동 양식을 형성함으로써 외부 세계에 일반적으로 어떻게 반응하는지를 보여 준다. 역사를 살펴보거나 매일의 뉴스에서 재난과 전쟁에 대한 장황한 이야기를 듣는다면 누구라도 이것을 입증할 수 있을 것이다. 우리는 격분하여 '인류는 결코 아무 것도 배우지 않는가?' 라고 묻는다. 돌 방망이에서 칼, 총, 핵무기로 살해하는 역사적인 '변화'는 분명히 아무런 변화도 아니며, 진보가 아님도 확실하다. 변함없는 것은 죽인다는 것이며 여러 수단들 중 하나를 선택함은 기술적인 발명의 결과이거나 스스로를 효과적으로 멸망시키기 위해 '영리함'을 발휘한 결과일 뿐이다.

'영리함' 이란 단어는 기하급수적으로 성장하는 기술의 능란함과 기민성을 내포하는데 반해 지성은 일그러짐 없이 반사하는 깨끗한 호수의 물 같은 영상의 명료함을 암시한다.

그럼에도 불구하고 우리를 가두는 과거로부터 벗어나, 낡은 양식들을 되풀이하지 않는 방식으로 이러한 반사적인 메커니즘을 통제할 수 있게 개개인이 자신을 훈련할 수 있는 기회는 있다. 새로운 일들이 정말 일어날 수 있으며, 실제로 진정한 변화가 생길 수 있다. 점점 밝아지는 이러한 명료성이 본질적으로 요가의 길이다.

방금 내가 설명한 발전 과정은 또 다르게 '내가 진실로 원하는 것은 더 많이, 원하지 않는 것은 더 적게 얻는 것' 이라고 요약할 수 있다. 그 비법은 원하는 것과 원하지 않는 것을 인식하고 그에 따라 행동하는 것이다. 역설적인 것은 우리가 이것을 성취하기 위해 자신을 훈련하자면 하고 싶지 않은 것은 상당한 정도로 행해야 하는 반면, 하고 싶은 것은 오히려 덜 행하면서 시작해야 한다는 점이다. 요가는 이것을 타파스라고 부르며, 나는 지속적으로 용맹 정진하는 수련이라 번역하였다. 프랑스의 철학자 데카르트는 행복은 우리를 행복하게 해 줄 것이라 생각되는 것을 갖는 데 있는 것이 아니라 반드시 해야 하는 일들을 즐겁게 하는 법을 배우는 데에 있다고 했다. 만일 여러분이 연착하는 기차를 기다리거나 설거지를 하고 있을 때 이것을 시도해 보면 어떨까?

가령 자동차를 수리하는 법을 배우고 싶다면 여러분은 먼저 차의 각 부분들에 대해 배울 필요가 있다. 이처럼 우리는 이제 의식의 세 구성 요소들에 대해 논의하고 인간 조건에 대해 요가가 제공하는 사용 설명서를 상세히 살펴보아야 한다.

요가 철학은 의식을 이루는 세 가지 주된 구성 요소를 밝히고 그들을 자연의 진화라고 간주한다. 우리 모두는 자연이 오랫동안 진화하며 이룬 무수히 많은 복잡한 것들 – 다른 손가락들을 마주 볼 수 있는 엄지, 물고기나 독수리의 눈, 개구리의 변태, 새의 날개, 박쥐의 전파 탐지기, 혹은 더 정교한 차원에서 모든 건강한 인간의 뇌 세포에 내재된 언어 문법적 능력 – 에 감탄한다. 요가는 진화의 길을 걷고 있는, 마음과 아상과 지성처럼 우리에게 알려진 훨씬 더 정묘한 의식의 복잡한 부분들을 살펴보고 그들이 무엇이며 어떻게 작용하는지 묻기를 요구한다. 우리의 '마음'은 생각과 경험을 가공하여 저장한다. '아상'은 자신을 타인들, 즉 그것이 내 어머니이든 버스에서 옆자리에 앉은 사람이든 상관없이 타인들과 구분하게 한다. 이것은 아마 서양 심리학의 에고의 개념과 가장 가까울 것이다. 우리는 이러한 아상이나 에고, 그리고 마음의 심리적인 활동 외에 또 판단하고 결정을 내릴 때 의지하는 '지성'을 가진다. 의식은 이 세 가지로 구성되어 있으나 구성 요소들의 총합보다 더 크다. 이제 이들 각각을 차례로 더 상세하게 살펴보기로 한다.

마음: 인간에 내재된 컴퓨터

요가적 관점에서 마음manas은 물리적이면서도 미묘하다. 마음은 뇌와 다섯 가지의 감각(시각, 후각, 촉각, 청각, 미각)을 향해 밖으로 연결된 척주 피질의 신경계에서 시작하여 다섯 가지의 행위 기관(손, 발, 혀, 생식기, 배설기)에 이르기까지 전신에 퍼져 있다. 마음은 다섯 가지의 감각에서 자신이 가진 정보의 대부분을 얻으며, 다섯 가지의 행위 기관을 지배하면서 그 기관들을 통해 움직인다. 이 때문에 마음을 열한 번째 감각이라고들 한다. 마음은 수용적이면서 활동적이다. 마음은 컴퓨터이며, 정보 저장자이고, 정보 선별자로 여러분 책상 위에 놓인 컴퓨터의 중앙처리장치(CPU)와 유사한 역할을 한다. 마음은 외부 세계를 향해 "무릎을 다쳤다.", "저녁 식사를 요리하는 냄새가 난다.", "재미있는 영화 같은데.", 혹은 "숙제 하는 것을 깜빡 잊었구나." 등등 일상의 일들을 다룬다. 마음은 우리를 음악에 탁월한 소질이 있거나 수학에 약하고, 공구 제작실에서 좋은 솜씨를 보이거나 그림에 뛰어난 재능을 발휘하게 하는 기관을 갖고 있다. 이러한 자질들은 사람들마다 다르게 갖고 있어서 비록 모든 능력들이 향상될 수 있다 하더라도 평범한 음악가는 아무리 수련해도 예후디 메누힌과 같이 될 수는 없을 것이다. 머리를 맞는 것과 같은 사고, 질병, 노화나 불건강한 생활로 인한 전반적인 건강의 악화로 물리적 손상을 입을 수 있는 뇌와 감각에 자리한 이러한 재능들에는 물리적인 현실이 존재한다. 마음이란 존재 그 자체와 마음이 행하는 것은 우리와 함께 사멸한다. 마음을 통해 우리는 세상에 관여하고 세계를 경험, 인식, 해석한다. 감각은 인지하고 마음은 상상한다. 이들의 건강과 생명력에 따라 우리는 삶이 부여한 선물을 더 많게, 혹은 더 적게 누린다.

무엇보다 마음은 영리한데, 수많은 원숭이들만큼이나 영리하다. 쉬지 않고 한 나뭇가지에서 다른 나뭇가지로 뛰어다니는 원숭이들처럼 마음도 여기에서 저기로, 한 생각에서 다른 생각으로 오간다. 마음은 개인마다 독특하고, 활동적이며,

시선이 외부로 향해 있고 사멸하기 쉽다. 마음은 분석하고 정렬하는 데 능숙하지만 선택하는 데에는 서투르다.

　없으면 우리가 역할을 다할 수 없는 기억은 마음의 한 측면이다. 각인된 경험과 감각은 의식의 구조 안에서 기억에 의해 저장된다. 이로 인해 마음은 "나는 푸른색, 엷은 자주색, 오렌지색, 그리고 분홍색 셔츠를 좋아하지만 푸른색의 옷이 내게 가장 잘 어울린다는 것을 기억해."라고 말할 때처럼 선택을 제안할 수 있다. 우리가 소비자의 선택이라 부르는 것은 적극적인 선택이 아니라 주어진 것에서의 소극적인 선정일 따름이다. 이것은 단지 자유의 환상을 줄 뿐이다. 소비의 선택은 이미 이루어져 있다. 마음만으로는 "내가 그 셔츠를 살 형편이 되는가?", 혹은 "나에게 셔츠가 또 하나 필요한가?"와 같은 질문을 고려할 수 없다. 마음은 어느 것을 살지 선택할 수 있지만 그 스스로 "새 셔츠를 살 것인가, 말 것인가?"와 같은 2항으로 이루어진 문제에 답을 내릴 수 없다. 마음은 색, 냄새, 접촉, 소리, 맛을 느끼지만 – 이해하지만 – 각인된 과거 기억의 저장고가 없다면 아무런 힘도 쓸 수 없다. 그러므로 어린 아이에게 붉은 색을 고르라고 하면 그는 의식이라는 직물에 새겨진 붉은 색의 각인을 참조한다.

　여기에는 완벽하게 이해할 수 있는 역사적인 이유가 있다. 마음, 곧 모든 마음은 영민하든 둔하든 단순하고 본능적인 생존 도구를 가졌는데, 그것은 '즐거움은 반복하고 고통은 피하라.' 는 것이다. 덕분에 우리는 손을 불 속에 두 번 넣거나 끊임없이 바닷물로 갈증을 달래고자 하는 것을 피할 수 있다. 위험을 암시하는 '불쾌하다' 의 전환 명제는 '멋지거나' 즐거운 것이 반대로 위험하지 않음을 암시한다는 것인데, 이것이 생존에 유리하게 작용한다. 여러분은 이것을 유성 생식에 있어 가장 확실하게 볼 수 있다. 만일 성적인 행위가 불쾌한 것이라면 그것은 우리 개개인의 유전자이든 종 전체의 유전자이든 번식에 거의 도움이 되지 않을 것이다.

야생 동물의 경우를 살펴보면 그들 생명의 조건 속에서 거의 전적으로 그들의 이익에 따라 이 메커니즘이 작동한다는 것을 알 수 있다. 가을철 연어 산란기에 물고기를 끊임없이 먹으면서 즐거워하는 갈색 곰을 생각해 보자. 다가오는 동면의 시간을 무사히 보내기 위해 곰은 많은 지방의 축적을 필요로 할 것이고, 그의 탐식은 7대 죄악에 속하기는커녕 필수불가결한 미덕인 것이다. 그러나 자연에서 점점 더 멀어져 가는 우리 인간 생명의 조건이 야생 곰의 그것과 비슷한 것일까? 곰 대신에 인간을, 연어 대신 정크 푸드로 대치시켜 보자. 탐식이 생존을 위한 방법으로 판명될 것 같은가? 우리 모두가 40세에 동맥경화로 죽는다면 그것이 생존을 위한 방법으로 판명되지 않을 것이다. 새, 곰, 박쥐, 또는 인간의 뇌를 지배하는 체계는 개별적인 차원에서라면 진화의 더 이른 단계, 혹은 보다 자연스러운 생활양식에서만큼 우리의 이익에 더 이상 분명하게 작용하지 않는다.

  다시 말하면 먼 과거에는 아주 잘 들어맞았던, 우리 뇌에서 고안된 계획이 예전에 가져다주었던 이익을 더 이상 주지 않는다는 것이다. 이런 현상에 대한 타당한 이유가 '우리 생명의 조건'이라는 구절에 포함되어 있다. 동물들은 '짧은 기한'에 속박되어 있다. 그들의 행위는 좋든 나쁘든 짧은 시간 단위 안에 결과를 맺는다. 정크 푸드로 실험하려는 가젤 영양은 사자의 점심거리로 곧 생을 마감할 것이다.

  인간의 경우에는 행위와 결과, 혹은 원인과 결과에 지연되는 시간이 점점 더 길어지고 있다. 어떤 동물도 봄에 씨를 들판에 뿌리고 6개월 동안 기다려 추수하여 저장하고 그 다음 해에 소비하지 않는다. 이것은 긴 시간 단위이다. 아이에게 시험에 합격하기 위해 열심히 공부하라고 말할 때 우리는 그 결과가 70년 뒤 그가 죽는 날까지 근본적으로 그의 삶의 질을 변화시킬 것이라는 사실을 알고 있다. 그러나 그 아이의 감정은 "나는 수학이 싫어, 그 대신에 TV를 보고 싶어."라는 것이다. 우리는 다시 '멋지다'와 '불쾌하다', 그리고 마음의 타고난 성향으로 돌아왔다. 이것은 '긴 기한'과 관련된 문제이며 요가가 2천년도 더 전에 확인했던 문제이다. 삶의 질책이 억제 수단의 역할을 하기에 충분할 만큼 즉각적이지 않을 때, 혹은 보상이 격려로 작용할 만큼 충분히 일찍 찾아오지 않을 때 우리는 어린 아이처럼 느끼고 행동하기 쉽다. 우리는 지금 당장의 욕구 충족을 추구한다.

 질병의 경우를 보자. 최근까지 건강을 위협하는 가장 큰 위험은 콜레라와 장티푸스와 같은 질병에서 비롯되었다. 이 병들은 단기간 안에 영향을 미친다. 월요일에 오염된 물을 마시고 화요일에 발병하여 수요일에 죽는 식이다. 물과 이 질병들 사이의 연관성이 확인되자마자 우리는 지성을 통해 급수 시설을 정화하는 법을 빨리 배웠다. 신속한 연결은 확인하고 개선하기가 비교적 쉽다. 만일 여러분이 망치로 여러분의 엄지를 쳤다면 고통이 다른 데에서 오는 것이라고 설득할 사람은 아무도 없을 것이다. 다음번에 여러분은 좀 더 조심할 것이다.

 그러나 지금 우리를 고통스럽게 하는 질병들은 무엇인가? 그것들은 퇴행성 질환으로 아주 긴 기간에 걸쳐 영향을 미치지 않는가? 그것들을 예방하고 치료하는 것이 무척 힘들지는 않는가?

 거의 모든 사람들이 생활 방식과 암, 심장병, 관절염 같은 병 사이에 어떤 연관성이 있다는 것을 인식하고 있지만 쇠약해지는 과정이 아주 점진적이고, 치명적인 고비가 지연되어 너무 늦게 나타나기 때문에 비록 어느 수준에서 필요한 생활 습관의 개선을 정말로 원하더라도 우리는 개선을 하는 것이 지극히 어렵다는 것을 깨닫는다.

 에이즈의 경우를 살펴보자. 나는 이 전염병의 발생 초기부터 치유 요가수업에서 이 병에 걸린 환자들을 많이 다루었으므로 이 병의 점진적인 황폐화에 대해 잘 알고 있다. 만일 에이즈 바이러스에 감염된 다음날 죽음이 찾아온다면 에이즈란 전염병은 존재하지 않을 것이다. 모든 사람들은 모험적이거나 위험한 행위를 멀리할 것이다. 그러나 병이 5년, 10년, 15년이 지나서 발병하는 까닭에 많은 사람들에게 있어 우선의 욕구 충족이 끌어당기는 힘은 저항할 수 없을 만큼 너무 강하다. 우리는 행동 양식이 아무리 자기 파괴적이라 하더라도 마음, 감각, 행위 기관과 외부의 환경이 상호 작용하는 방식의 본질적인 특성 때문에 그것을 바꾸는 것이 무척 힘들다는 것을 알게 된다.

스스로 자극을 가해 이러한 판에 박힌 행동 양식으로부터 벗어나는 것은 불가능해 보이지만 곧 알게 되듯 요가가 주는 의식에 대한 이해와 요가 수련을 통해 얻는 자제력에 의해 지속적이고 발전적인 개선과 변화를 성취할 수 있다.

대물림해 온 마음과 감각의 성향이 종종 우리의 혐오감에 작용한다는 것을 밝힌다 해서 그것을 곧 우리가 가진 이 경이로운 기관에 대한 비난이라고 생각해서는 결코 안 된다. 우리는 다만 그것이 얼마나 빠르고 강력하고 교활한지, 또 야생마처럼 충동적인지를 인식해야만 할 필요가 있다. 그것이 우리에게 주는 정보 – "불이야!" 혹은 "쌀밥은 먹기가 좋다." – 는 생존에 필수적인 것으로 입증되어 왔고, 지금도 여전히 그러하다. 중국의 철학자 노자는 "너 자신을 알고, 무엇이 선인지 알며, 멈추어야 할 때를 알라."라고 말했다. 요가는 우리가 이러한 목표에 도달하도록 돕는 중요한 역할을 한다. 원자 에너지는 지구에서 재생산된 태양의 불이다. 적당한 온기는 바람직스럽다. 그러나 핵무기의 확산을 향해 한꺼번에 몰려드는 현상을 볼 때 우리가 언제 멈추어야 하는지를 생각하고 있는지 의심해야만 한다. 한 그릇의 쌀밥은 좋다. 가득 채워진 위장은 바람직스럽다. 그러나 위장이 하루 24시간 동안 가득 채워져 있어야 하는가? 우리는 '다다익선'이라는 말이 인류의 묘비명이 되기를 진정으로 원하는가?

개개인의 삶에 있어 우리는 대개 두 종류의 행위로써 노력을 쏟는다. 그 첫 번째는, 지금 '멋진' 것을 행한다면 미래의 언젠가 '불쾌한' 것이 나타나리라는 것이다. 그것을 아주 자주 반복하면, '불쾌한' 것은 없어도 좋을 복리 이자까지 붙어 나타날 것이다. 여러분은 이를 '처음의 숙취가 간경변에 이른다.'고 말할 수도 있다. 두 번째는, 하지 않는 것이 더 쉬울 것(예를 들어 TV를 보는 대신 수학 숙제를 하거나 요가 아사나 수련을 위해 한 시간 더 일찍 일어나는 것)을 지금 한다면 나중에 약간의 이득을 거둘 수 있으리라는 것이다. 그것을 매우 자주 반복하면 미래가 펼쳐짐에 따라 복리의 이자를 얻을 것이다. 처음의 행위/무위와 그로부터 파생되는 결과 사이의 지연 시간이 길면 길수록 그만큼 더 우리는 발뺌하면서 자신에게 거짓말을 하고 장애를 뛰어넘는 것을 거부하며 내리막길을 택하도록 유혹 받는다. 그러므로 정직이 문제의 핵심이며, 그것이 없이는 "너 자신을 알라."라는 말은 불가능한 이야기이다. 이렇게 우리는 좋은 것을 거부하며, 멈추어야 할 때를 결코 배우지 않는다.

이제 정보와 경험을 모으고 저장하는 자이자 세계를 탐색하는 자인 우리의 마음/뇌는 한쪽으로 밀어내고 의식의 두 번째 요소를 살펴보기로 하자.

아상: 작은 자아의 상

이것은 자기 자신과 나에 대한, 그리고 너와 구별되는 나의 독특함과 차이, 즉 나의 예외성에 대한 개개인의 인식 및 자기 확인이며, 어떤 점에서 내가 모든 것의 중심에 있다는 느낌, 그리고 나 아닌 모든 것이 타자성他者性에 어느 만큼씩 함께 참여하고 있다는 느낌이다. 이러한 타자성은 고정된 것이 아니며, 우리의 아상도 고정되어 있지 않다. 사실 산스크리트어의 아함카라에 포함된 자아 개념의 한 측면은 끊임없이 변화하는 - 늘 수축과 팽창을 되풀이하는 - 자아의 상이다. 위대한 밤하늘은 우리를 하찮고 외로운 존재라고 느끼게 할 수도 있지만, 아름다운 일출은 우리가 더 큰 전체의 부분이라는 친밀한 느낌, 자비로운 우주에 의해 보살핌을 받는다는 느낌을 가지게 할 수 있다. 또 다른 경우, 별과 어둠의 광경은 우리의 모든 희망과 두려움의 원천인 무한 그 자체를 조금이나마 이해할 수 있게 할는지도 모른다. 그러므로 자아와 무아의 관계는 유동적이다. 또한 양에 있어서도 고정되어 있지 않다. 때로 우리는 다른 사람들과 가깝고 친밀하지만, 때로는 동일한 이 사람들이 적으로 여겨질 수도 있다. 그러나 '나'라는 말을 할 때마다 우리는 우리 내부에서 무엇인가 돌처럼 굳어 있는 것, 거대한 석조 우상 같은 것을 느낀다.

우리가 가진 '나'의 상이 무엇이든, 아무리 스스로를 방어력이 없고 침투하기 쉬운 상태가 되도록 허용한다 할지라도 정상적인 의식에는 자신과 타인 사이의 구별이 언제나 존재한다. 자연의 아름다움에 황홀해 할 때에도 우리는 자신이 붉게 타오르는 일몰이 아니라는 것을 알고 있다. 경탄은 있지만 융합은 없다.

초기의 요가 철학자들은 '나'인 것과 '나'가 아닌 것 사이에 회색 지대, 즉 어느 쪽이어도 좋거나 둘 다일 수 있는 어떤 것, '나'와 외부 세계 사이의 경계면이 있음을 확인하였다. 그것은 나의 몸이다. 다른 수행들 또한 그러하지만, 요가가 몸에 기울이는 큰 관심은 몸이 처한 모순적인 상태에서 비롯된다. 우리는 죽을 때 몸을 가져갈 수 없고, 태어날 때 몸을 뒤에 두고 올 수도 없다. 내가 그것을 가지고 갈 수 없다면 그것이 어떻게 진실로 나일 수 있겠는가? 따라서 죽음에 이르러 몸이 나를 저버린다면 내가 왜 수고스럽게 몸을 돌보아야 하는가? 그러나 만일 그렇게 하지 않는다면 나는 생명력이 쇠하기 시작하여 서서히 때 이른 죽음을 맞게 된다. 요가는 몸을 영혼을 싣고 다니는 수레라 부르지만, 속담에 있듯 빌린 수레를 깨끗이 청소하는 사람은 없는 법이다. 요가는 이 가련한 운송 도구를 건강에서부터 마음, 자아, 영혼에 이르기까지 모든 차원에서 돌보는 것이 우리의 가장 큰 관심사임을 지적한다. 육체의 수수께끼는 요가에서 인간 존재의 신비를 해명하는 출발점이다.

개별적인 아상을 가진다는 것의 요점은 무엇인가? 부록처럼 지니고 다니는 아상이 없이 우리가 살아갈 수 있을까? 정도의 차이는 있지만 이러한 진화적 특성이 어찌하여 동물의 전체 세계에 나타나는 걸까? 그리고 그 중에서도 인간에게 있어 그러한 특성이 가장 두드러지게 나타나는 이유는 무엇일까?

가장 자연스러운 대답은 간단히 말해 육체의 단일성이 의식의 단일성을 필요로 한다는 것이다. 두 개의 독립된 핸들과 두 사람의 운전자가 있는 자동차를 상상해 보라. 그것은 길에 결코 멈추어 있지 않을 것이다. 자아가 움직이기 위해서는 마음, 감각, 몸을 통해 음식과 공기 및 물을 제공해 주는 외부 환경과 연결된 '나'라는 단일 의식이 수반되어야 한다. 각각의 생물학적 존재는 미묘하게, 혹은 큰 틀에서 서로 다르고, 그 사실에 대해 본질적으로 인식하고 있기 때문에 다른 존재들 속의 차이점을 인식할 필요가 있다. 유성 생식은 가장 기본적인 차원에서 남성과 여성을 구별할 것을 요구한다. 바람에 의한 식물의 수분 작용은 그렇지 않다. 모래알 두 개는 같지 않을 것이다. 그러나 그것들은 자기의 자유 의지로 움직이거나 먹이를 찾고 번식하기 위해 돌아다니지 못하므로, 그들에게 있어 고도로 발달된 에고가 절대적으로 필요한 것은 아니다.

우리의 아상이 유동적이라는 것은 전에 말한 바 있다. 위대한 이상이나 대의에 몸을 던질 때, 혹은 자기 나라의 스포츠 팀을 응원하기 위해 올림픽 경기에 참여할 때조차도 우리는 그 순간 개별 자아의 짐을 제쳐 놓고 보다 큰 자기 정체성에 통합된다. 그러나 이러한 집단성은 부분적이고 일시적이다. 이것은 여전히 '나'라는 의식이며, 기껏해야 본래의 통일성에 대한 보잘것없는 대체물이다.

우리의 '나'라는 의식은 식별자이다. 우리는 생물학적, 정신적인 통일성을 유지하기 위해 고유한 독자성을 가지고 식별을 할 필요가 있다. 이 모든 것은 유익한 일이다. 그런데 어떻게 '에고'라는 말과 '자기 본위적'이라는 말이 그토록 부정적인 어감을 지니고 있는 걸까?

그것은 우리의 아상의 겉면이 강력 접착제로 뒤덮여 있기 때문이다. 기억, 소유, 욕망, 경험, 집착, 성취, 견해, 편견 등이 선체에 붙어 있는 조개처럼 '나'에 들러붙어 있다. 아상은 마음과 감각을 통해 외부 세계와 접촉한다. 그러한 접촉이 주는 모든 보물, 영광, 그리고 비참함은 다시 에고로 전해지고, 에고는 그것들을 저장하면서 "이 모든 것이 나다."라는 선언을 한다. 나의 성공, 나의 아내, 나의 차, 나의 직업, 나의 비탄, 나의 욕구, 나의, 나의, 나의… 그리하여 단일하고 순수한 자기 정체성은 피부가 코끼리처럼 되는 상피병에 걸려 우리의 자아는 거칠게 확대되고, 조잡해지며, 두꺼워지게 된다.

인도에는 소녀들에게 붙이는 아스미타Asmita라는 사랑스러운 이름이 있는데, 그것은 '나인 것'을 의미한다. 아함Aham은 '나'를, 아스미Asmi는 '(나는)…이다'의 뜻을 가지므로, 이 '나는 …이다'라는 것이 아스미타이다. 또 아함Aham은 '나'를, 아카라akara는 형상을 의미해서, 내가 나 자신을 내가 가진 소유물 및 속성과 동일시할 때 그것이 아함카라ahamkara이다. 이것으로부터 '나를, 나의, 나의 것'이 파생되어 나온다. 내가 나 자신을 '나'라고 동일시할 때 그것이 아스미타, 즉 '나인 것'이다. 그것은 살아 있는 모든 사람들이 지니고 있는 단일성과 독특함의 아름다움을 반영한다. 그러나 그것은 또 자만심을 의미하기도 한다. 여러분은 그 관련성을 알 수 있을 것이다. 과도한 자만심은 병든 자아의 징후이다. 우리의 육체는 병에 걸릴 수 있고, 마음도 마찬가지이다. 자아 또한 병에 걸릴 수 있다. 인간이 왜 이토록 에고에 대해 탐닉하기 쉬운가에 대한 앞에서의 질문에 대한 대답은 아마도 언어와 기억과 관련된 우리의 비범한 정신적 능력에서 찾아볼 수 있을 것이다. 의사소통과 기억은 에고가 마음에 의해 자신에게 전달되는 경험을 끊임없이 받아들이는 것을 허용한다. 에고는 자연히 몸집이 불어나고 병에 걸리게 된다.

오래 전 요가 수행자들은 이러한 불만족스러운 사태를 검토하였다. 그들은 즐거움은 반복하고 고통은 피하려 하는 마음의 성향이 생존에 매우 유용함에도 불구하고 어떻게 문제를 야기할 수 있는가를 알게 되었다. '나라는 의식'에 따르는 문제는 어디에 있는가? 단일한 생물체에 단일한 의식이 들어 있을 때의 효용성은 분명하다. 그들은 '고유한 단일 의식, 즉 나라는 의식이 나의 참된 자아, 내 존재의 본질과 같지는 않으나 단지 그날그날의 현실적인 목적을 위해 참된 자아의 흉내를 내며, 이를테면 습관의 힘에 의해 그 흉내를 실제라고 믿게 되는 것이 가능한 일일까?' 라는 의문을 가졌다.

이것이 바로 그 핵심이다. 에고는 전구의 필라멘트에 비유되어 왔는데, 필라멘트는 빛으로 작열하므로 그 자신이 빛의 근원, 즉 전기라고 선언한다. 실제로 나라는 의식으로부터 비쳐 나오는 빛은 더 깊은 또 다른 근원, 일상의 삶에서는 알 수 없으나 인간이 언제나 직관으로 그 존재를 느껴왔던 것으로부터 나온다. 우리는 그것을 우리의 기원, 우리가 출현하였던 본래의 단일성과 결부시킨다.

또 그것을 우리의 운명, 우리가 언젠가는 되돌아갈 궁극적인 전체와 결부시키며, 무한으로 향하는 보이지 않는 통로인 하늘과 결부시킨다. 우리는 복잡하고 다양하며 서로 상이하고 분리된, 즉 시인이 말하는 것처럼 '벌어서 쓰는' 세계에 살고 있기 때문에 우리 내부와 복잡한 일상생활 속에 들어 있는 저 근원과 궁극적인 존재에 대한 인식을 얻을 수 없다. 우리는 아마 그것이 존재한다는 것을 감지할 수 있을지 모르나 마치 오래 전에 잃어버린 사랑하는 여인의 얼굴처럼 흐릿하게 부분적으로만 기억하거나, 혹은 갈망하지만 아직 만나지 못한 사랑하는 남자의 얼굴처럼 이해하는 데 소극적일 수 있다.

우리가 이것에다 부여할 수 있는 가장 일반적인 단어는 영혼이다. 만일 '나'란 것이 스스로를 의식에 귀속시킨다면 그것은 에고(아함카라)가 된다. 만일 '나'가 지워질 수 있다면 각성된 영혼이 의식을 고취시킨다. 그러나 이것은 영혼의 참된 실현이 아니다. 영혼은 별개의 존재이며, '나'라는 의식의 어떤 형태와도 혼동되어서는 안 된다. 그럼에도 불구하고 에고의 활동이 정지되면 의식은 영혼의 실재를 느끼며 영혼의 빛이 투명한 의식을 통해 드러난다.

우리는 모두 우리의 기원과 종말에서 영혼의 현존을 어느 정도까지는 감지한다.

주변의 세계를 바라보면서 우리는 "영혼이 이 속에 존재할 리가 없어."라는 감정과 "일단 영혼이 존재한다면 그것은 이 속에도 틀림없이 존재하겠지."라는 감정 사이에서 망설인다. 짐작컨대 영혼은 공간과 시간에 대한 우리의 관념에 의해 제한받지 않는다. 그것의 존재는 요람에서 무덤까지 우리가 생존해 있는 시간의 길이에 의해 규정되거나 한정되지 않는다. 짧은 생존의 시간은 영혼을 품는 육체 안에 태어나서 자라고 번성하다가 시들어 죽는 의식의 아상이 활동하는 범위이다. 영혼은 민주적이어서 우리에게 그것이 존재한다면 다른 사람들에게도 마찬가지로 존재한다. 또 영혼은 사사로운 것이 아니다. 만약 그렇다면 그것은 바로 우리들이 그러한 것이다.

이러한 개별적이고, 필요하긴 하나 일시적인 '나라는 인식'을 참되고 영원한 자기 정체성으로 착각한다면, 즉 그것을 영혼과 혼동한다면 우리는 궁지에 몰리게 된다. 우리 모두가 가장 갈망하는 것은 살아 있는 것, 그리고 생명의 부분이 되는 것이다. 우리는 '필연적으로 죽어야만 하는' 부분과 동일시하는 것을 선택하여 스스로에게 죽음을 선고한다. 그릇된 자기 정체성을 받아들이고 혼동된 것을 보이는 그대로 수용함으로써 인간은 자신을 거의 견디기 힘든 긴장된 상태에 처하게 만든다. 요가는 이러한 상태를 '무지'라 부르며, 우리의 근원적인 고통, 다른 모든 잘못된 생각과 실수가 흘러나오는 오류의 모체라고 본다. 무지에서 비롯된 에고와의 동일시와 그 에고의 죽음을 면할 수 없는 운명에서 인간의 창조성과 파괴성, 찬란한 문화와 처참한 역사가 비롯된다.

우리는 에고로서의 자아가 죽지 않을 것이라는 것을 확인하기 위해 거대하고 경이로운 계획들을 착수한다. 죽음을 피하기 위한 시도가 아니라면 이집트의 피라미드들은 무엇인가? 그것들은 조직, 공학 기술, 기하학, 천문학의 놀라운 결과물이기는 하나 그 뒤에서 동기가 되었던 힘은 자신의 불멸을 위한 파라오의 강한 욕망과 인간과 제왕으로서의 에고가 죽음을 피할 수 있는 수단이 있다고 믿은 자만심이었다.

우리 내면의 목소리는 언제나 이것이 속절없는 희망이라고 속삭이지만 그래도 우리는 여전히 수많은 방법으로 수명이 정해져 있는 우리의 일부를 영속화시키려고 애쓰거나, 다가오는 죽음에 대해 미리 스스로를 안심시키고자 노력한다. 이것이 아니라면 엄청난 사치가 갖는 매력은 무엇일까? 소비지상주의는 불멸에 이르는 통로가 될 수 없다. 이것은 죽음을 피할 수 없는 운명에 대한 무익하고 일시적인 위안물일 뿐이다.

영원히 살 수 없다는 것에 대한 두려움을 견디고 불가피한 것에 맞서 분투하는 것은 피곤한 일이므로 동시에 우리는 자아의 상실, 융해, 침잠 및 초월, 에고의 부담에서 풀려나기를 갈망한다. 에고로서의 자아는 피곤한 여행의 동반자여서 우리에게 자기의 변덕에 맞추고, 자신의 일시적인 생각대로 움직이며(결코 만족하지는 않겠지만), 두려움을 진정시켜 줄 것을(결코 그렇게 되지는 않겠지만) 끝없이 요구한다.

사랑스러운 아스미타, 하나의 육체에 깃든 하나의 의식은 그러므로 만족을 모르고, 편집증적이며, 허영심이 강한 폭군으로 변한다. 비록 우리가 이 현상을 일반적으로 타인들에게서 더 쉽게 알아차릴 수 있기는 하지만 말이다.

이런 슬픈 변화는 무지, 곧 우리의 일부를 전체로 받아들이는 오해 때문에 생긴다. 요가 수련과 도덕관의 많은 부분은 에고의 크기를 그에 상응한 정도로 줄이고 시야를 가리는 무지의 베일을 없애는 것에 관련되어 있다. 이는 오직 의식의 세 번째 구성 요소의 개입과 도움이 있어야만 이루어질 수 있다.

지성: 판별력의 근원

그것은 지성buddhi이다. 다시 한 번 말하지만 요가는 지성과 마음manas 사이에 중요한 차이가 있다고 본다. 마음의 특질은 영민함이다. 모든 인간들은 다른 생명체들과 비교하여 영민하다. 요가는 여러분을 어리석게 만드는 것은 여러분이 당신들의 이웃보다 덜 똑똑해서가 아니라는 사실을 분명히 밝히고 있다. 어리석음은 지성의 결핍이다. 어리석음은 어느 특정한 방식으로 행동하는 것, 혹은 실수를 통해 배우지 않는 것이라 할 수 있다.

우리는 모두 가끔 어리석을 때가 있지만, 상대적으로 언제나 영민한 편이다. 로켓 설계자나 언어학 교수가 들판의 농부나 공장 노동자보다 더 어리석을 수 있다. 그가 훨씬 더 영민한 것은 당연하겠지만 그렇다고 반드시 그가 더 지성적이지는 않다. 예를 들면, 과학에서 앞서 있는 국가들은 복잡하고 가공할 만한 무기들을 많이 발명하는데, 이런 일을 하는 것을 보면 그들이 영민한 것은 틀림없다. 그런데 그들이 이 무기들을 전 세계에 무분별하게 판매한 결과 그것들은 결국 자신들의 적대국의 수중에 들어가고 만다. 이것은 영민한 것인가, 어리석은 것인가? 만일 어리석다 한다면 그들의 어리석음은 영민함이 갑자기 사라졌거나 지성이 결핍된 것에 기인하는 것일까? 마음이 고도로 창의적이라는 것은 분명하다. 그러나 그것이 혁신적이라는 것과 동일할까? 혁신한다는 것은 새로운 것을 도입하고, 변화의 과정에 참여하는 것이다.

발명한다는 것은 낡은 것을 다르게 변형하여 생산하는 것이다. 이것은 미묘하고도 중요한 구분인데, 그것은 우리가 종종 이 양자를 혼동하기 때문이다. 예를 들어 만일 누군가가 항상 나의 화를 돋우면 나는 새로운 말이나 행동을 생각하여 수많은 다른 방법으로 화를 표현할 것이다. 내가 화로 대응하지 않기를 선택하는 날에는 무언가 새로운 일이 일어난 것이다. 이것이 혁신이다. 여기에는 변화가 있다. 요가는 우리가 진정으로 혁신하는 것을 돕고자 하며, 에고와 세계에 대한 새로운 관계를 창출하게 하는 지성을 개발하는 것을 돕고자 한다. 이 새로운 관계는 세계를 객관적이고 정직하게 인지하고 무엇이 최선인지 판별하여 선택하는 데에 달려 있다.

지성은 두 가지의 결정적인 특징을 지녔다. 먼저 그것은 성찰적이다. 지성은 자아의 바깥에 서서 주관적인 것에 그치지 않고 객관적으로 인지할 수 있다. 주관적일 때 나는 내 직업이 싫다고 말한다. 객관적일 때 나는 더 나은 직업을 얻을 수 있는 기술을 가졌다고 말한다. 이 첫 번째 특질 덕분에 지성의 두 번째 특질이 가능해진다. 지성은 선택할 수 있다. 지성은 새로운 행위, 혁신적인 행동을 할 것을 선택할 수 있으며, 변화를 시작할 수 있다. 또 지성은 우리 모두가 빠져 있는 판에 박힌 습관으로부터 벗어나 자신의 발전을 위한 길에 발을 내디딜 것을 결심할 수 있다. 지성은 수다스럽게 말하지 않는다. 그것은 우리 의식의 고요하고 단호하며 통찰력 있는 혁명가이다. 지성은 의식 안에서 침묵하거나 잠들어 있는 동반자이지만 그것이 깨어날 때 그것은 더 우위에 있는, 혹은 지배력을 행사하는 동반자가 된다.

  의식의 보수적인 두 충복인 마음manas과 아상ahamkara을 다시 살펴본다면 우리는 이 둘이 필연적으로 변화에 저항하는 메커니즘에 의해 지배된다는 사실을 알게 될 것이다. 마음과 마음에 정보를 전하는 감각은 즐거움을 반복하고 고통을 회피하고자 한다. 우리는 이미 이에 대한 근본적인 이유를 알고 있지만, 그와 동시에 본질적으로 과거의 경험에 근거를 둔 고집스러운 행동 양식이라는 것을 인정해야만 한다. 그 결과 마음은 혁신에서 도피하여 발전의 가능성을 덮어 버리는 경향이 있다. 우리는 아상 혹은 에고가 자신을 과거에 경험하였던 것들, 즉 나의 유년 시절, 나의 대학 학위, 나의 은행 계좌 등등의 총합으로 규정한다는 것을 알았다. '아상', 혹은 '에고'는 바로 지금까지 일어난 모든 일들의 현재 총량이다. 이것은 과거와 사랑을 하고 있다. 그것은 무슨 까닭인가? 에고가 가장 두려워하는 것은 무엇인가? 그것은 자신의 죽음이다. 죽음은 어디에 있는가? 죽음은 미래에 있다. 그러므로 에고는 당연히 끝없는 과거의 변주에서 행복을 가장 많이 느낀다. 똑같은 낡은 방에서 똑같은 낡은 가구들의 배열을 바꾸어 놓고 뒤로 물러서서 "달라 보이지 않아?"라고 말하는 것은 편한 일이다. 달라 보이는가? 그렇다.

실제로 달라졌는가? 그것은 아니다. 에고가 원하지 않는 것은 가구들을 내던져 버리고 그 방을 떠나는 것이다. 그것은 알려지지 않은 것이다. 그 미지의 것은 에고의 비영속성에 대한 터무니없는 모든 두려움, 즉 참된 자아, 미지의 영혼을 사칭한 것이 언젠가는 밝혀지고 그때 자신이 알았던 자신의 존재가 종말을 고할 것이라는 두려움을 되살린다.

초기에 인도를 여행한 유럽인들은 종교적 수행의 목적이 에고로서의 자아가 지속적으로 실재한다는 환상의 종식이라는 것이라는 것을 발견하고 종종 큰 충격을 받았다. 그들은 이것이 일종의 살아 있는 자살이라는 반응을 보였다. 역설적인 것은 그들도 이것을 존중했다는 사실이다. 사마디의 경험은 우리에게 에고가 자아the Self의 근원이 아니라는 것을 드러내 준다. 우리는 에고와의 동일시를 초월한다. 사마디를 경험한 뒤 우리의 에고로 되돌아오지만 이제는 그것을 영혼의 대체물이 아니라 삶을 위해 필요한 도구로 이용한다. 에고는 더 이상 그것의 하찮음, 두려움, 혹은 갈망으로 우리를 제한하지 않는다.

철학에 해당되는 산스크리트어의 다르산darsan이라는 단어는 시각이나 조망을 의미한다. 이것은 우리 자신에 대한 조망이며 객관적인 시각으로, 자아를 비추는 거울의 작용을 한다. 또 이것은 지성의 성찰적인 특질이다. 플라톤은 안다는 것(이것은 주관적이다.)만으로는 충분하지 않다고 말했다. 우리는 우리가 안다는 것을 알아야 한다. 이것은 객관적이다. 우리를 인간이게 하는 것은 바로 의식하고 있음에 대한 의식이다. 나무들도 의식을 하고 있다. 밀집한 오크 나무들은 각각의 모든 나무들과 잎들을 위해 조화롭게 가지들을 펼친다. 그러나 그들은 의식적으로 의식을 하는 것이 아니다. 자연의 의식은 무의식적이다. 인류의 역사는 무의식에서 의식적인 의식, 혹은 자기 인식에 이르는 여정으로 설명될 수 있다. 만일 이 말이 옳다면 이것은 각 개인의 차원에서뿐 아니라 종의 차원에서도 작용하고 있음이 틀림없다. 의식은 침투되기 쉽기 때문이다.

지성의 거울에 의해 얻어지는 이점은 무엇인가? 그것은 다만 우리가 스스로를 마치 멀리 떨어진 곳에서 보는 것처럼 볼 수 있다는 것이다. 갑자기 에고로서의 자아는 대상이 된다. 대개 자아는 자신의 관점이 없이는 사물을 볼 수 없는 주관이다. 참된 거울은 우리가 바깥에서 보는 것처럼 자신을 볼 수 있게 하므로 그렇지 않으면 볼 수 없는 것, 이를테면 넥타이에 묻은 음식물의 얼룩 같은 것을 알아차리게 한다. 그러므로 거울 속의 모습을 보고 마음이 흔들린다면 우리의 모습에 변화를 줄 수 있다. 사실 의식은 외부 세계의 대상들, 혹은 내부의 영혼을 비출 수 있는 이중 거울이다.

우리는 넥타이를 벗어서 세탁하는 것을 선택할 수 있으며, 아사나 수련을 시작하여 육체를 깨끗하게 정화하는 것을 선택할 수 있다. 요컨대 '우리는 선택을 할 수 있다.' 이것이 지성의 두 번째 측면이다. 객관적인 정보를 바탕으로 우리는 넥타이를 세탁할 것인지 아닌지를 선택할 수 있다. 또한 아침에 아사나 수련을 시작할 것인지 아니면 잠을 더 잘 것인지 선택할 수 있다. 라틴어에서 지성은 '두 가지 중 선택하기'를 의미한다. 이것은 단순히 생각하는 것만을 의미하지 않는다.

우리에게 문제가 생겼을 때 우리가 "쉿, 기다려 봐, 생각 좀 할게."라고 말한다는 것을 알아차린 적이 있는가? 그러나 우리가 정말로 뜻하는 바는 "쉿, 기다려 봐, 생각 좀 그만 멈출게."라는 것이다. 우리는 사태를 분명하게 알기를 원하므로 마음에서 분출되어 나오는 고동치듯 되풀이되는 이미지, 말, 그리고 이와 연관된 잠재적인 연상들의 부단한 흐름을 잠시 정지시킬 필요가 있다. 마음은 스위치가 없어 꺼지지 않는 TV처럼 상념과 이미지를 계속 만들어 낸다. 상념은 잡을 수 없을 만큼 빨리 움직이며 결코 저절로 멈추지 않는다. 그것은 뇌에서 공중으로 끝없이 흘러나가는 아날로그적인 파동이며, 스스로를 개조할 수 없다. 상념이 상념에 의해 야기된 문제를 해결할 수 없는 것은 결함 있는 엔진이 실증적인 관찰과 공학의 도움 없이는 스스로를 고칠 수 없는 것과 같다. 그러므로 멈추어서 이해하고 판단하며 조정하는 것, 이것이 바로 지성의 역할이다.

지성은 우선 생각의 흐름을 일시적으로 정지시키는 능력으로 자신의 직무를 수행한다. 이것이 우리가 인식 작용이라 하는 것이다. 인식 작용은 이해하는 과정으로 각성과 판단을 내포한다. 인식 작용에 의해 우리는 그 상황에서 가장 중요한 것은 선택이라는 사실을 '지금 이 순간에' 인지할 수 있다. "지금 이것을 할까, 아니면 저것을 할까?"라고 묻는 상황에 처해 있을 때, 우리는 더 이상 흔들리지 않는 상념의 이미지와 함께 스스로를 객관적으로 보게 된다. 각성과 성찰의 순간에 시간은 흐름을 멈추며 이때 우리의 운명은 돌연 지배할 수 있는 것이 된다. "아이스크림을 한 숟가락 더 먹을까, 아니면 이제 그만 먹을까?" 선택이 어려울 수도 있지만, 적어도 그것은 단순한 일이다. 우리는 우리가 본질적으로 아무리 사소하다 하더라도 아무튼 우리에게는 중요한 결단의 갈림길에 서 있음을 깨닫는다.

여러분이 어느 날 아침에 잠에서 일찍 깨어나 "일어나서 이번만은 요가 아사나를 좀 수련해 볼까, 아니면 몸을 돌려 한 시간 더 잘까?"라고 스스로에게 묻는다고 상상해 보라. 어떤 의미에서 우리는 두 가지를 다 원하지만, 그러나 이는 불가능하다는 것을 인식하고 있다. 우리 앞에는 선택, 즉 갈림길이 놓여 있다. 두 개의 길에는 저마다 매력이 있지만 한 길이 다른 한 길보다 더 쉬운 것은 분명하다. 인지적 지성에 의해 선택을 명료히 인식하게 되었지만, 우리는 여전히 결단의 순간에 매여 있다. 더 힘든 길(침대에서 일어나는 것)을 선택하는 것이 정말 괜찮을까?

지성의 두 번째의 측면 덕분에 "그렇다, 그것은 괜찮은 선택이다."라고 말할 수 있다. 이것은 의지에 속한 것이며 결단력이다. 이 의지는 때때로 '의욕'이라 불리기도 하는데, 이 때문에 요가에서는 지성이 '능동적'이면서 '인식력을 지니고 있다'고 말한다. 의지야말로 우리로 하여금 침대로부터 걸어 나오게 하며, 선택에 대한 인식을 행동으로 옮기게 하는 것이다. 의지야말로 더 힘든 선택을 가설에서 실재로 전환시키는 것이다. 나는 종종 하타 요가를 의지의 요가라고 설명해 왔다.

자, 이제 여러분은 침대에서 벗어났다. 그러나 전투에서는 이겼지만 전쟁에서는 아니다. '이제 커피를 마시며 한 시간 정도 조간신문을 읽으면 좋지 않을까? 일어났다는 것은 하나의 성취, 올바른 방향으로 한 걸음을 내디딘 것이니까… 그러나 그걸로 충분하였을까?' 인식하고, 선택하며, 의지를 행사하는 또 다른 순간이 있다. 여러분은 곧 6시 30분에 요가 수련을 한다. 이것은 새로운 상황이며, 처음이자 시작이고, 혁신이다.

이것은 만들어지고 있는 역사, 지성이라는 거울과 가위에 의해 이해하고, 선택하고, 행동하는 여러분 개개인의 역사이다. 처음에 여러분은 일에 도움이 되거나, 활기를 얻기 위해, 그리고 자신의 활동과 자기 수양의 만족을 위해 수련을 시작하였으므로 아마 육체적인 건강의 관점에서 수련의 이익을 평가할 것이다. 그러나 여러분이 육체의 각 부분들과 더불어 단련한 것은 의식의 구성 요소 중 너무도 자주 지배력을 행사하는 지성, 바로 그것이다.

그리하여 내일, 자명종 시계가 울릴 때면 모든 것이 다시 되풀이된다. 아마도 같은 일이 모두 다 되풀이되는 것은 아닐 수도 있으리라. 만일 잘 다스려진 육체가 나날이 기능을 더 잘 발휘한다면, 잘 벼려진 지성에 있어서도 틀림없이 같은 일이 일어날 것이다. 우리의 육체에 있어 지속적이고 지성적인 노력의 결실은 가장 넓은 의미에 있어서 건강일 것이다. 그러나 다른 차원에 있어서 우리가 실제로 얻고 있는 것은 자기 통제로, 이는 우리의 만족감의 원인이기도 하다.

이것은 굉장히 중요한 점이다. 논리적으로 건강과 자기 통제력을 갖추었을 때 우리가 우리 삶의 방향을 지시할 수 있게 된다. 자신의 삶의 방향을 지시할 때 우리는 행복한데, 그것은 점점 더 많은 자유를 경험하기 때문이다. 우리의 잠재된 가능성을 풀어놓아 실현시킴으로써 이 세상에서 삶의 여러 가능성들을 탐색하고 있는 것이다. 자유는 우리 모두의 가슴 속에 있는 가장 은밀한 욕망이다. 자유는 우리를 분리가 아닌 통합으로 이끌어 주는 유일한 욕망이며, 사랑하고 사랑받고자 하는 우리의 갈망을 실현시켜 준다. 자유가 최고로 확대되었을 때 그것은 요가의 바탕이자 목표인 무한성과의 결합에 이른다. 비록 무한성이 멀리 떨어져 있는 것처럼 보인다 할지라도, 노력을 다하는 지성의 힘으로 따뜻한 침대로부터 발을 빼서 차가운 바닥에 내려놓을 때 우리는 이미 첫 발을 내디딘 것이라는 사실을 잊지 말자.

지금까지 우리는 의식을 형성하는 마음, 에고, 지성에 대해 간략하게 살펴보았다. 말할 것이 훨씬 더 많이 남았고, 이 본보기를 안내자로 삼아 여러분 스스로 발견할 수 있는 것도 더 많다. 의식은 그것을 이루는 각 부분의 총합보다 더 큰데, 이 부분은 뒤에 가서 이야기할 예정이다. 마음과 작은 자아(나-의식)에 본래 존재하는 몇몇 결함들에 대해서는 언급한 적이 있으나 지성의 결함들에 대해서는 아직 그러지 못했다. 잘못될 수 있는 것이 무엇인지 살피기 전에 우리가 먼저 해야 할 일은 지성을 일깨우고 활기를 불어넣는 것이다.(파탄잘리는 그것을 사트바 숟디sattva-suddhi, 즉 지성의 순화 혹은 정화라고 불렀다.)

이제 나는 마음(그리고 마음에 정보를 제공하는 감각들), 에고, 지성이 사소한 일상적 상황에서 어떻게 서로 협력하는지(혹은 협력하지 않는지)를 설명하고 싶다. 우리의 마음의 눈에는 서로 교류하는 세 부분으로 나누어진 둥근 원 모양의 의식 모형이 있다. 세계는 분명히 변화하지만, 이것은 변화하지 않기에 우리는 외부 감각 대상의 형태를 빌려 의식에 대한 도전을 시작할 것이다. 그 대상은 바닐라 아이스크림이 담긴 아주 큰 통이 될 것이다.

여러분은 집에 늦게 도착하였고 일 때문에 지쳤다. 돌아오는 길에 피자로 요기를 했기에 특별히 배는 고프지 않다. 일단 부엌에 들어가자 신기하게도 자신이 냉장고 문을 열고 있음을 발견한다. 냉장고 안에는 바닐라 아이스크림 통이 있다.

이제 다음의 일들이 연속적으로 일어난다 :

1. 아이스크림을 보았을 때 여러분의 눈(감각 기관)이 환해지며, 상표(바닐라)를 읽고, 해석과 확인을 위해 그 정보를 마음으로 가져간다. a)외부의 대상, b)감각 기관, c)마음으로 이어지는 하나의 연결이 만들어졌다.
2. 마음은(늘 그러하듯) 이 정보를 에고로서의 자아에 전달한다. 연결선의 고리들은 이제 a) + b) + c) + d)에고가 되었다.
3. 섬광처럼 빠르게 에고와 마음은 밀담을 나누고, 마음속에 존재하는 기억이 작동된다. 하나의 질문, 즉 "바닐라 아이스크림을 먹는 것이 즐거울까, 괴로울까?"라는 질문이 기억에 자동적으로 부과된다.
4. 기억은 망설임 없이 "즐거울 거야."라는 대답을 한다.
5. 에고는 "좋아, 그것을 나에게 줘."라고 말한다. 그리고 마음은 냉장고 선반에서 아이스크림 통을 꺼내고 뚜껑을 열며 숟가락을 찾는 데 필요한 손(행위 기관)의 동작을 조정한다. 나중 이야기는 짐작하고 있는 그대로이다.

이제 4단계로 돌아가 다른 결과가 가능할 수 있었는지 살펴보고, 만일 그렇다면 어떻게 그것이 가능할 것인지 알아보자.

5a. 마음과 에고는 의식의 이면에서 마치 누군가가 있어 그들의 주의를 끌려고 하는 것처럼 일종의 움직임 없는 웅성거림이 있다는 것을 막연히 인식한다. 이것이 마음과 에고를 불편하게 하여, 이들은 열어 둔 냉장고에서 몸을 돌리고 지성이 활동을 개시하는 것을 본다. 지성은 "기억에게 질문을 하나 해도 될까?"라고 묻는다.
6a. 마음과 자아는 난처함을 느끼고 우물쭈물하지만 마침내 대답한다. "네가

그렇게 하지 않으면 좋겠지만, 네가 우긴다면 너에게 기회를 주지 않을 수 없구나."

7a. 지성이 말한다. "고마워, 그런데 기억아, 네가 밤마다 아이스크림을 먹을 때 무슨 일이 일어나는지 말해 주겠니? 그 결과가 무엇일까?"

8a. 기억은 가끔 실수를 할 수도 있으나 충직한 성품을 가졌다. 기억이 대답한다. "너는 체중이 많이 늘어 새로 산 바지가 작아져 입을 수 없고, 부비강염에 걸릴 뿐 아니라 관절염이 재발하지." 혼자 내버려두면 과거에 얻은 미각으로부터 나온 기억은 "자, 어서 먹어. 즐기는 거야."하고 말하는 실수를 할 것이다. "우리는 먹기 위해 사는가, 아니면 살기 위해 먹는가?"라는 좀 더 복잡한 질문을 던지는 것은 바로 지성의 개입에 의해서이다.

9a. 지성은 계속 이야기한다. "내가 우리의 처지를 요약해서 말할게. 우리는 모두 아이스크림 먹기를 좋아하며, 심지어 지나칠 정도로 좋아해. 또 우리는 모두 이것에서 파생된 결과를 싫어하는데, 특히 자신의 모습에 대단히 강한 자부심을 가진 에고가 그러하지. 내가 볼 때 우리는 아이스크림을 먹느냐, 먹지 않느냐의 선택을 해야 해. 이것은 우리 모두에게 명백한 일임에 틀림없어."(인식 + 선택)

10a. 가련한 마음은 극도의 혼란에 빠지는데, 그것은 그 이름에도 불구하고 마음이 실제로 자신의 마음을 갖고 있지 않기 때문이다. 마음은 공을 뒤쫓는 개처럼 어느 방향으로나 내달릴 것이다. 그것은 대체로 에고가 명령을 내리도록 허용하나, 이제 에고는 매우 당황하고 있다. "나는 길고 힘든 하루를 보낸 뒤 피곤할 때에는 언제나 아이스크림을 먹는다. 그것은 내게 큰 위안이야. 나는 나 자신에게 그렇게 해 줄 의무가 있어. 그것이 현재의 나야."

11a. (이 경우 비록 어리석게 돈을 낭비한 데 대해 더 짜증이 나긴 하지만, 역시 그 바지에 대해

(짜증이 난)지성이 마지막으로 강력히 말한다. "이번만은 나는 단호한 태도를 취할 테야(의지). 나는 너희 둘이 빠져 있는 판에 박힌 태도에 신물이 나. 날이면 날마다 늘 똑같아. 그런 다음 결과에 대해 투덜거리거나 옛날이 좋았다거나 혹은 언젠가는 다시 좋아질 것이라는 꿈을 꾸지. 우리가 도전하지 않는다면 아무 것도 변화하지 않아. 마음아, 제발 아이스크림에서 떨어지라고 손에게 말하고 냉장고 문을 닫으렴." 마음은 그렇게 한다.

12a. 그리고 다음날 그들 모두는 일이 진행된 방식에 대해 기분이 더 좋아졌다. 사실 에고는 매우 우쭐거리는 편이어서 아이스크림을 멀리한다는 것이 처음부터 자신의 생각이라고 확신하고 있었다.

만일 우리가 이 짧은 이야기의 1a에서 12a까지의 모든 단계를 한 순간으로 압축하도록 훈련하여 하루에 수십 번씩 모든 상황에서 이용할 수 있다면 우리는 훈련된 마음, 유연한(다시 말해 고집스럽지 않은) 에고, 날카롭고 왕성한 지성을 얻게 될 것이며, 그 결과 원활하게 기능하는 통합된 의식을 가지게 될 것이다. 여러분은 요가 아사나를 수련하기 위해 침대에서 빠져나온다는 예는 긍정적인 것을 받아들이는 것과, 그에 반해 아이스크림의 일은 부정적인 것을 피하는 것과 관계된다는 것을 알아차렸을 것이다. 어느 경우에서든 지성은 같은 방식으로 작용한다. 그것은 좌우 양쪽으로 방향을 조정할 수 있어야 하는 배의 키와 같다. 만일 그렇게 할 수 없다면 배는 원을 그리며 빙빙 돌기만 할 것이다.

그래도 깊이 새겨진 행동 양식을 바꾸려고 노력할 때에는 긍정적인 형식이 생성되게 하는 것이 바람직하다. "가슴을 들어올리는 올바른 방법을 찾아보겠다."라는 것이 "그것이 다시 잘못되지 않게 하겠다."라는 것보다 더 낫다. 우리는 이것을 아이들과의 관계에서 알 수 있다. "거기에 서 있지 마라."라는 말은 아이가 무엇인가 잘못된 일을 하고 있다고 말하는 데에만 소용이 있는 명령이다. 어린 아이들에게 있어 상대적으로 더욱 강한 힘을 발휘하는 무의식의 마음은 이 명령에서 어느 곳이 서 있기에 알맞은 장소인지 알아낼 수 없다. 오직 이성적인 의식의 마음만이 그것을 할 수 있다. "이리로 와서 여기에 서 있어라."라는 말은 그 아이가 충분히 이해할 수 있는 지시이다. 그렇게 하지 않는다면 그 아이는 올바른 일을 하리라는 희망과 기대 속에 살기보다는 잘못을 하지 않을까 두려워하며 살게 될 것이다. 요가가 삼스카라samskara, 혹은 잠재된 각인이라 부르는 몸에 깊이 밴 행동 양식은 '잠재된'이라는 말이 암시하듯 대부분 우리의 무의식에 존재하고 있기에, 우리의 관심은 부정적인 과거에 머무는 것이 아니라 새롭고 긍정적인 행동을 강조하는 데에 있다. 이러한 새로운 길을 찾아낼 수 있기 전에 우리는 이런 깊이 뿌리 내린 습관과 행동 양식, 혹은 조건 반사(삼스카라)가 어떻게 그토록 자주 우리를 지배하는지를 반드시 이해해야 한다.

삼스카라: 습관으로부터 벗어나기

만일 의식이 호수와 같다면 그 호수의 표면에는 의식의 일차적인 물결 혹은 흔들림이 있다. 이들은 쉽게 판별할 수 있다. 예를 들면, 만일 여러분이 친한 친구로부터 저녁 식사 초대를 받았는데 마지막 순간에 취소되었다는 말을 듣는다면 여러분은 매우 실망할 것이다. 이것이 호수의 표면에 이는 일차적인 물결이다. 여러분은 실망하고, 기분이 나쁘며, 맥이 풀리는 것을 느끼고, 또 표면의 그 물결을 가라앉히기 위해 애를 쓴다. 여러분은 스스로를 진정시키고, 실망을 극복해야만 한다. 그것은 도전, 말하자면 외부로부터의 도전으로, 표면에 물결을 만드는 원인이다.

이차적인 동요, 혹은 물결은 이와는 다르다. 이들은 호수의 바닥에서부터 일어난다. 호수의 바닥은 모래로 뒤덮여 있어서 만일 여러분이 살아가면서 실망을 겪는 일이 여러 번 되풀이되면 표면의 잔물결은 바닥까지 전해지는 물결을 만들고 모래 위에 알아보기 힘들 정도의 작은 퇴적층을 형성시킨다. 그리하여 실망으로 이루어진 작은 모래 둔덕이 생겨난다. 그 결과 여러분은 자신이 실망하거나 슬퍼하는 일이 잦다는 사실을 깨닫게 되는데, 그것은 바닥에 놓인 이 둔덕이 이차적인 동요, 혹은 물결을 내보내기 때문이다.

흔한 예를 하나 더 들어보기로 하자. 만일 여러분이 늘 화를 잘 내거나 어떤 것 - 아내, 아이들, 부모님, 혹은 무슨 일이든지 - 에 짜증스러워 한다면, 여러 번 되풀이된 짜증을 내는 반응들이 단번에가 아니라 서서히, 또 부지불식간에 의식의 호수 바닥에 짜증으로 이루어진 작은 둔덕을 형성시키고, 그것이 마침내 여러분을 소위 성마른 사람, 화를 잘 내는 사람으로 만들 것이다. 열여섯 살 때부터 흡연을 해 왔다면 매일 담배를 집어들 때마다 여러분은 스스로를 세뇌시키는 일도 함께 하는 것이다. "이런 상황에서 나는 담배를 꺼내 든다."라는 것은 의식을 통해 작은 물결을 내려 보내는데, 이 의식이 '담배를 피운다'는 둔덕을 더 커지게 만든다. 이것이 담배가 다른 어떤 것보다 더 끊기 힘든 이유이다. 담배에 대한 육체적인 갈망 이외에도 우리는 정신적인 갈망도 만들어 내는데, 그것은 이 습관이 매우 반복적이기 때문이다. 흡연의 습관은 모든 상황에 결부되어 있다. 그러한 상황에 이르게 하는 방아쇠가 너무 많아서 많은 흡연가들은 담배를 끊은 지 수년이 지난 뒤에도 여전히 담배를 피우고 싶어 할 때가 많다. 그 둔덕이 아직 거기 존재하기 때문이다.

여러분이 화, 짜증, 혹은 실망의 둔덕을 가지고 있다면 그 조건 반사는 이와 같이 작동한다. 즉, 여러분이 부모님에게 화가 나 있는데 어머니가 방 안으로 들어온다고 가정해 보자. 그녀는 단지 "저녁 먹자."고 말할 것이다. 그러나 짜증스러운 반사 작용이 막 터지려고 한다. 어머니는 여러분을 자극하는 어떤 말도 하지 않았지만 짜증의 둔덕이 의미하는 바는 그녀와 연결되어 들어오는 어떤 자극도 호수를 통해 물결을 내려 보내 짜증의 둔덕을 친다는 것이다. 따라서 우리는 호수

바닥으로부터 되올라오는 불쾌한 상념의 왜곡된 이차적인 물결을 얻게 된다. 못된 성미로 향하는 축적된 성향이 고개를 들고 "엄마구나. 아, 짜증나."라고 말한다. 그래서 그녀가 단지 저녁을 먹자고 말했을 뿐인데도 "아, 알았어요, 갈게요, 간단 말이에요."라고 대답한다. 이 반응에는 정당하지 못한 짜증이 섞여 있다. 이런 일은 남편과 아내 사이에 종종 발생한다. 여러분이 흡연 습관에 대해서 이야기하든 누적된 실망에 대해서 이야기하든 같은 성향이 생긴다. 실망의 둔덕을 가진 사람이 아주 큰 실망에 맞닥뜨린다면 어떤 상황에서든 그는 실망하는 쪽으로 기우는 성향을 갖기 쉽다. 무슨 일이 일어나면 그들은 "오, 이 일은 좋게 될 거야.", 혹은 "이 일이 어떻게 되어갈지 한번 두고 보자."라고 말하지 않는다. 그들은 "맙소사, 나도 모르겠어, 이 일은 잘 안될 거야."라고 말한다. 이것이 이치에 맞지 않는 부정적인 성향을 지닌 이차적인 반사 작용의 상념을 내보내는 실망의 물결이다.

　이들은 시간이 흐르면서 형성되었기에 시간이 흘러야만 없앨 수 있다. 여러분이 아마도 몇 년 동안, 혹은 심지어 여러분의 전 생애에 걸쳐 형성되어 온 호수 밑바닥에 있는 둔덕을 없애는 것은 하루 동안 담배를 끊는다거나 입조심을 하여 아내에게 심하게 대하지 않거나, 혹은 "그래, 나는 인생의 밝은 면을 보겠어."라고 말하는 것 때문이 아니다. 이제 그것은 강력한 물결을 내보내면서도 그 존재를 감지하기 힘든 큰 둔덕이다.

　요가의 수련은 잠재의식의 둔덕들의 크기를 줄이고 의식 안의 이런 저런 동요나 물결에서 우리를 해방시키는 것과 관련되어 있다. 모든 사람들은 자유로워지기를 열망한다. 어느 누구도 보이지 않는 힘에 의해 조종되는 것을 원하지 않지만 무의식의 어두운 심연 속에 존재하는 삼스카라의 퇴적층이 바로 그 일을 효과적으로 하는 것이다. 의식의 표면에서 오는 자극들이 신속히 호수의 여러 층들을 뚫고 아래로 전달될 때 이 자극들은 상념의 이차적인 물결을 일으키는 알 수 없는 침전물의 퇴적층들과 만나게 된다. 이번에는 거꾸로 이 퇴적층들이 우리가 이해하거나 통제할 수 없는 방식으로 반사적이고 부적절한 행동을 자극한다. 우리의 반사적 행동은 미리 조건이 주어져 있고, 따라서 자유롭지 못하다. 우리는 아무리 간절히 원해도 낡은 행동 양식에서 뛰쳐나올 수 없다. 결국 우리는 상황을 수용하고, "이것이 내가 존재하는 방식이야.", "삶이 언제나 나를 저버린다네.", "일 때문에 화가 많이 나.", 혹은 "내 인격에는 중독적인 성향이 있어."라고 말할 지도 모른다.

여러분이 만일 하루 동안 담배를 피우지 않는다면, 호수 밑바닥에 있는 흡연의 모래 퇴적층으로부터 실제로 멀리 물러나는 것이고, 따라서 모래 퇴적층은 부분적으로 더 작아진다. 그러나 그 다음날에도 담배를 피우지 않는다면, 여러분은 '하루 동안 "나는 담배를 피우지 않는다."라는 둔덕' 과 '이십사 년 동안 "나는 담배를 피운다."라는 둔덕' 을 가진 까닭에, 여전히 담배를 피우고 싶어 한다. 우리가 조금씩 자신을 개조시키는 것은 바로 "나는 담배를 피우지 않는다.", "나는 실망하지 않는다.", 혹은 "나는 짜증을 내지 않는다."라는 둔덕들을 형성시키는 지속적인 수련을 통해서라는 사실은 명백하다. 우리는 부정적인 둔덕들의 크기를 줄이고 그것들을 "나는 흡연을 하지 않는 사람이다.", "나는 좋은 성품을 가졌다.", 혹은 "나의 성품은 온화하다."와 같은 긍정적인 삼스카라로 바꾼다. 그러면 여러분은 좋은 성품, 상냥함, 솔직함, 비흡연, 혹은 여러분이 원하는 그 모든 것의 퇴적층을 형성한다. 이들에 의해 훌륭한 인격이 이루어지며, 그로 인해 우리의 삶이 훨씬 더 수월해진다. 좋은 생활 습관을 가진 사람은 성공할 수 있는 사람이다. 이것은 수련, 청결, 만족에서 오는 보상이며, 또 요가 없이도 할 수 있는 자기 개조의 과정에서 오는 보상이다. 분명히 요가는 그것을 지원하며, 또 요가가 지향하는 길이기는 하지만, 요가 없이 삼스카라를 개조할 수 없는 것은 아니다. 그러나 요가는 원하지 않는, 뿌리 깊은 행동 양식에서 우리 스스로를 자유롭게 하는 강력한 도구이다. 요가를 통해 우리는 그 행동 양식들을 확인하고 인정하며 서서히 변화시킨다. 요가에 있어 독특한 것은 우리를 더 멀리, 절대적인 자유의 상태로 데려가는 능력인데, 이것은 요가가 좋은 습관조차도 조건 반사, 혹은 한계의 한 형태라고 보기 때문이다.

요가는 궁극의 목적이 단지 나쁜 삼스카라를 제거하는 것만은 아니라는 사실을 결코 잊지 않는다. 우리는 또한 좋은 삼스카라를 형성하기 위해 훌륭한 행위를 계발해야 한다. 물론 먼저 나쁜 삼스카라를 제거해야 하지만, 요가의 나침반은 언제나 자유의 관념으로 되돌아온다. 그러므로 우리가 원하는 것은 바닥으로부터 밀려 나오는 어떠한 이차적인 동요에도 휩쓸리지 않도록 호수의 바닥이 평평해지는 것이다. 그것이 자유이다. 그러나 실제로 여러분은 한 번의 도약으로 나쁜 삼스카라에서 자유로 향할 수 없다. 여러분은 나쁜 삼스카라에서 좋은 삼스카라를 거친 다음 자유로 나아가야 한다. 이것이 이치에 맞는 발전이다. 이렇게 해야 발전할 수 있다. 이론적으로 여러분은 나쁜 삼스카라에서 바로 완전한 자유에 이를 수 있고, 또 이러한 일이 일어나는 경우도 더러 있겠지만, 그것은 극히 드문 일이다.

현실적으로 말하면 우리 대부분은 부정적인 습관들을 형성해 왔다. 여러분은 그들을 긍정적인 습관으로 바꾼 다음, 어떤 습관도 형성하지 않기를 원한다. 발전이 미묘한 코사 kosa 수준에 이르게 됨에 따라 흡연을 피하지 않게 된다. 그것은 여러분이 '비흡연자'이거나, 혹은 흡연이 나쁘기 때문이다. 여러분은 선과 악의 이원성에 호소하지 않는다. 이처럼 여러분은 자신의 짜증을 돋우는 사람들에게 화를 내며 되받아치는 것을 피하기 위해 하고 싶은 말을 꾹 참을 필요가 없다. 여러분은 남의 이목을 의식하여 선한 것이 아니다. 단지 자유로운 상태에 있는 것이 제2의 천성이 된다. 무례한 자에게 화를 내며 응대할 수도 있고, 정중하게 응대할 수도 있지만, 어느 쪽이든 여러분은 자유롭고 적절하게, 또 과거에 의해 구속받지 않고 행동한다.

　가르치는 도중에 내가 화를 내는 척하는 것이 필요할 때가 가끔 있다. 수련생들을 그들 자신들로부터 구하기 위해 나는 '무자비하면서 자비롭게' 보여야만 한다. 화를 내는 반응은 적절한 것이다. 그러나 나는 화에 집착하지 않는다. 화를 내는 역할은 호수의 밑바닥을 교란하지 않으며 양식을 형성시키지도 않는다. 그 수련생에게서 몸을 돌리는 순간 나는 화를 가라앉힌다. 나는 초연하며, 다음 수련생을 친절하거나 유머러스하게, 또는 무엇이든 그의 필요에 맞는 방식으로 다룰 준비가 되어 있다. 나는 상황에 휩쓸리지 않으나 우리 인생의 희극과 비극에 온전히 참여할 수 있다.

　여러분이 늘 초콜릿을 너무 많이 먹어 왔는데, 이제 오랫동안 먹지 않아 초콜릿에서 자유롭게 되었다고 가정해 보자. 나중에 누군가가 초콜릿을 권한다면 여러분은 실제로 "그래, 먹을 거야.", 혹은 "아니, 먹지 않을 거야."라고 말할 것이다. 그러나 여러분이 만일 초콜릿 한 조각을 집어 들어 먹는다 할지라도 자신 속에 여전히 잠재되어 있는 갈망을 충족시키기 위해 초콜릿 가게 전부를 살 필요는 없다는 것을 알고 있다. 여러분은 초콜릿을 가볍게 건드리면서, "좋아, 그걸로 충분해." 라고 말하지만, 그에 사로잡히지 않는다. 그러므로 여러분은 자유롭게 행동하고 있는 것이다. 이것은 절제와 가벼움을 부여하여 여러분은 상황을 있는 그대로 다룬다. 여러분은 과거의 악함이나 선함에 사로잡힌 포로가 아니다. 이것은 카르마에 있어 중요한 함축성을 지닌다.

　사람들은 누구나 악한 카르마보다 선한 카르마를 가지기를 원한다. 따라서 우리도 보다 덜 불쾌한 카르마의 결과를 만들려고 노력하고 있다. 즐거운 결과는 긍정적인 삼스카라에서 나온다. 그러므로 여러분이 이것을 쌓는다면 좋은 결과를 얻게 될 것이며, 이로 인해 삶은 우리에게도 다른 사람들에게도 즐겁고, 살아갈 만하고, 쾌적하게 되리라. 즉 사회적으로 참된 이익이 있다. 그러나 요가의 목표는 자유이므로 요가 수행자는, "나는 결과로부터 자유롭기를 원한다. 다시 말해 카르마의 인과 관계로부터 자유롭기를 원한다. 좋은 결과를 가져오는 선한 행위의 흔적으로부터도 구속받지 않으면서 현재 안에서 행동하겠다. 또한 행동들이 반작용으로부터 자유롭도록 그것들을 다듬으려 노력할 것이다."라고 말한다. 그는 과거에도 얽매이지 않고, 이기적인 동기에 의해 미래에도 얽매이지 않을 것이다. 그는 그저 현재 안에서 청정하게 행동한다. 우리가 삼스카라와 카르마 사이의 관계, 혹은 행위와 그 결과에 대해 이해한다면 인과 관계의 사슬을 깨뜨릴 수 있다. 시간을 두고 지속적이고 헌신적인 수련(타파스)을 할 때 얻게 되는 이점은 이로 인해 항구적인 결과를 만드는 것이다. 오랜 시간에 걸쳐 형성시켜온 것을 제거하기 위해서는 오랜 시간에 걸친 행이 필요하다. 한 번의 도약, 혹은 성스러운 갠지즈강에 한 번 몸을 담그는 것만으로는 자유를 향해 성큼 나아갈 수 없다. 이것은 꿈이자 환상이다. 다시 떠오르는 에고는 언제나 우리를 도로 잡아챌 것이다. 성스러운 갠지즈강에 몸을 담그는 일은 시작이며 선한 의도의 선언이다. 우리는 수많은 순간, 수많은 시간, 수많은 해에 걸쳐 지속적으로, 마음을 다해 노력함으로써 우리의 더러움을 씻어 내고 상처와 결함을 치유한다. 그럼에도 불구하고 초보자라 할지라도 이를테면 부기 장부에서처럼 차변에서 대변으로 급속히 옮겨갈 수 있고, 삶의 질이 유의미하게 좋아질 수 있다. 침착성, 자기 통제, 그리고 창조적인 성향이 우리를 둘러싸게 되어 여전히 역경들에 처해 있어도 견뎌 낼 힘을 얻는다.

 카르마적 인과 관계라는 용어에 동의하든 않든 우리는 모두 지성의 역량을 점차 강화하고 그로부터 혜택을 받기를 희구한다. 이것은 위로 올라가고 싶은 욕구와 아래로 내려가는 결과에 대한 두려움으로 이루어진 일종의 카르마의 움직이는 계단이다. 그러나 발전에 대한 생각이 우리를 결코 오지 않는 미래로 불쑥 던지는 것이 아니라는 것을 생각해야 한다.

우리가 도달하고자 하는 지점은 현재 속에서 직접 행동할 수 있는 곳이다. 단도직입의 행위는 현재 속에서 실재를 편견 없이 있는 그대로 볼 수 있는 단도직입의 인식과 그에 따라 행동할 수 있는 능력에서 온다. 이것이 현재의 순간에 산다는 것의 진정한 의미이다. 만일 우리가 현재 안에서 인식하고 행동한다면 우리는 이른바 더러움이나 색에 물들지 않은 행위라는 요가의 이상에 더 가까이 다가가고 있는 것이다. 행위는 전적으로 이기적인 동기에 바탕을 두고 마침내 고통스러운 결과로 이어지는 검은 색의 행위, 청렴하거나 선한 하얀 행위, 뒤섞인 동기에서 비롯되어 뒤섞인 결과를 가져오는 회색의 행위 등이 있다. 이것이 세상의 통상적인 방식이다. 요가의 행위는 과거의 습관에서 절대적으로 자유롭고, 미래의 사사로운 보상에 대한 갈망이 없는 행위이다. 이러한 행위가 현재 이 순간 올바른 것은 그것이 올바르며 색이나 더러움에 물들지 않았다는 바로 그 까닭에서이다. 요가적 행위의 커다란 이익은 반작용을 생성시키지 않으면서 세상에서 행동할 수 있다는 것이다. 자유와 관련시켜 볼 때 요가 수행자에게 있어 그러한 이익은 그가 만들어 내는 카르마의 수레바퀴에서 스스로를 해방시키려 노력하고 있다는 것이다. 요가 수행자는 원인과 결과의 회전목마에서 내리길 원한다.

그는 끝없는 순환 속에 즐거움이 고통으로 이어지고 고통이 즐거움으로 이어진다는 것을 안다. 이 순환에 편승하는 것은 유쾌하며, 대부분의 사람들의 목표는 고통을 없애고 즐거움만을 경험하는 것이다. 요가 수행자는 이것이 불가능하다는 것을 알고 인과 관계의 끝없는 고리에서 벗어나는 근본적인 해결책을 택한다. 반면에 그는 삶에 관여하기를 그만두지 않는다. 그는 더럽혀지지 않고 행동할 수 있다. 이것이 우리가 그의 행위는 더러움이나 색에 물들지 않는다고 말하는 이유이다. 이러한 행위는 회전목마에 타고 있는 에고가 참된 영혼인 척하지 않을 때 가능하다. 참된 영혼은 늘 삶의 게임 바깥에 존재하는, 게임에 참여하는 자가 아닌 '보는 자'이다. 따라서 에고에 바탕을 둔 인간의 의식이 참된 영혼 안에서 그 정체성을 잃게 되면 그것은 더 이상 고통과 즐거움의 덫에 빠질 수가 없다. 이제 에고는 참된 자아를 대신한 배우의 가면에 불과하다는 것으로 이해된다.

지금까지 이러한 수준의 초연함에 도달한 사람들은 거의 없다. 인류는 대부분 회색의 행위 속에서 뒤섞인 결과를 얻으며 살아가지만 점차 회색에서 하얀 색으로 옮겨 가고자 하는 윤리적인 결단력을 배양한다. 이러한 자기 개조의 과정을 방해하는 것은 우리가 통제력은 물론 무의식의 심연에서 일어나는 상념의 물결에 대해 거의 의식하지 못하고 있다는 사실이다. 우리들 중에 뿌리 깊은 습관과 조건 반사로부터 발생하는 흐름들을 감지할 수 있는 명료성과 영민함을 갖춘 사람은 거의 없다. 그러나 기억의 복잡한 역할을 이해한다면 우리가 그것을 능숙하게 이용하여 더 큰 인식과 자유를 얻어 행동하는 일이 좀 더 쉬워질 것이다.

기억: 해방, 혹은 구속

파블로프가 먹이를 줄 시간에 종을 울렸을 때 개들은 타액을 분비하였는데, 이는 종소리가 그 개들의 기억과 관련되고 기억을 유발시키는 '종소리는 곧 먹을 시간을 의미한다.'는 메커니즘을 건드렸기 때문이었다. 종소리는 '먹을 시간'의 반응을 유발시켰고, 동시에 타액의 분비가 일어났다. 개들은 "잠깐, 이것은 이차적인 물결이야. 이것은 단지 종소리에 지나지 않아."라고 생각하지 않는다. 우리가 무의식에서 발생하여 표면으로 향하는 이차적인 물결을 포착하는 것은 무척 어렵다. 우리는 타액의 분비처럼 육체적이고 감각적인 차원에서, 혹은 무엇인가를 행하는 차원(타액을 분비하는 것도 하나의 행위이다.)에서 그것이 도발하는 행위에 휘말려 든다. 그것을 중단하기 전에 우리는 결과에 휘말린다.

예를 들면, 영화 속의 성이나 폭력은 이와 유사한 작용을 한다. 비록 의식의 차원에서는 이들을 혐오하거나 반대한다 하더라도, 이들은 의식의 물을 혼탁하게 만드는 무의식의 성이나 폭력의 모래 둔덕에서 이차적인 물결을 만들어 낸다. 인과 관계로부터 완전히 자유로운 사람만이 오염의 위험을 벗어날 수 있다. 광고 사업은 대부분 소비자의 무의식의 마음에 존재하는 반응을 유발시키는 교묘한 수법에 기반을 두고 있다. 의식은 서서히 우리가 먹이로 제공하는 것과 동화된다.

이러한 이차적인 물결이 일어나는 것을 인식하기란 매우 어렵다. 우리는 늘 특정 상황에서 일차적인 자극, 즉 의식의 표면에 이는 물결에 반응한다고 생각하지만 사실은 우리가 알고 있는 것보다 훨씬 더 많이 호수의 밑바닥에 존재하는 삼스카라에 내장된 성향에 반응하고 있다. 소비자들은 무의식의 차원에서 그들이 그렇게 하도록 자극한 것이 무엇인지 알지 못한 채 상품을 구입한다. 우리는 자유로이 행동한다고 생각하고, 그렇다고 확신하지만 실제로는 이러한 물결에 의해 조종되거나 영향을 받는다. '영향을 주다 influence'라는 단어는 라틴어의 '안으로 흐르다'에서 유래한 것으로, 생각을 흐름이나 물결로 이해했다는 것을 보여준다. 요가 수행자는 직접적으로(매개물을 거치거나 우회하지 않고) 보고 행동하기를 원하기에 외부에서 오는 표면 위에 일어나는 자극에 대해서만 반응하여 행동하기 위해 평평한 바닥의 호수를 필요로 한다.

우리는 의식의 밑바닥에서 올라오는 이차적인 물결을 어떻게 감지하는가? 여러분이 차를 운전하고 있는 중이고 다른 운전자의 약간의 방심 상태, 혹은 이기심이 여러분의 마음속에 분노의 물결을 방출하고 있다고 가정해 보자. 이러한 사실을 알기 전에 여러분은 경적을 울리고 욕설을 내뱉으며 자신도 난폭하게 운전을 한다. 이렇게 하는 것이 무슨 소용이 있는가? 여러분의 평정심이 그렇게 쉽게 깨뜨려져서 기분이 더 좋은가? 다른 운전자를 비난하는 일이 여러분의 마음의 평화를 회복시키는가? 그것은 아니다.

만일 여러분이 이차적인 물결이 일어나는 것을 저지하고 싶다면 필요한 것은 신속하고 명확한 인식, 날카로운 자각이다. 여러분의 호수가 혼탁하고 오염되어 있다면, 또 신체 조직에 시각을 흐리게 하는 독소들이 많다면 명료한 시각을 갖기란 불가능하다. 만일 여러분의 간이 독소들로 둔감해진 상태라면 피를 거르지 못하기 때문에 뇌가 충분한 기능을 발휘하지 못할 것이다. 신경계는 위험에 느리게 반응할 것이고, 신경계가 가리키는 스트레스의 지수는 위험의 정도를 균형 있게 반영하지 못할 것이다. 건강을 얻기 위해서는 신경계 안에 표출되는 무의식의 마음을 알아야 한다. 신경이 교란되면 마음이 쇠약해짐을 느낀다. 신경이 건강하고 안정되고 탄력을 가지는 한 마음도 안정을 유지한다. 마음이 안정되어 있을 때, 마음을 흐리게 하는 부유하는 침전물이 바닥으로 가라앉고 의식이 맑아진다.

청정과 만족은 함께 결합되어 있다. 곧 알게 되듯 이 둘은 우리 자신에 대한 우리의 행위와 관련된 니야마niyama 가운데 처음 두 가지의 윤리적인 명령이다. 요가 수련이 신체의 조직을 깨끗하게 하고 신경에 휴식을 주면 명료함, 만족, 평정이 자리를 잡는다. 만족이란 의식의 호수 속에서 상념의 물결이 덜 거칠어지는 것을 의미한다. 여러분은 "요가는 의식의 동요를 고요히 잠재우는 것에 관한 것이다."라는 파탄잘리의 가르침을 기억하기 시작한다.

마음이 혼란되고 독소로 차 있으며 게으르고 불만(타인을 비난하는 것은 불만의 주된 원인이다.)이 가득한 난폭한 사람은 결코 표면으로 올라오는 이차적인 물결을 감지할 수 없을 것이다. 그들이 그것을 알아차리기도 전에 그 물결은 이미 행동으로 나타나 있을 것이다. 우리가 스스로를 개선할 수 있는 것은 날카로운 인식과 아사나와 프라나야마에서 연마하는 신속한 행위를 통해서이다. 이와 더불어 행위를 하기 전에 호흡을 함으로써 우리의 반응을 늦추고, 신성을 들이마시며 날숨 속에 에고를 항복시킬 수 있다. 이 순간적인 멈춤으로 인해 우리는 인식과 더불어 반성하고, 반작용을 통하여 잘못을 교정하며, 사태를 재검토할 수 있는 시간을 얻는다. 우리가 자유를 얻는 과정을 시작할 수 있는 것은 바로 원인과 결과의 과정 속에서의 순간적인 멈춤에 의해서이다.

이 끝없는 과정은 호흡, 인식을 동반한 반성, 잘못을 수정하는 반작용, 재검토,

그리고 행위로 이루어진다. 궁극적으로 이 과정은 우리가 과거도, 미래도 아닌 바로 현재 이 순간에 우리 자신을 끌어들였다는 사실을 깨닫지만 행위와 바른 인식이 비할 데 없는 바로 그 순간에 함께 결합되고, 다음 순간, 또 그 다음 순간에도 같은 일이 되풀이되는 방식으로 한데 뒤섞여 이루어진다. 마침내 우리는 더 이상 우리를 휩쓸어 가는 연속된 과정 혹은 흐름 같은 시간의 운동에 휘말리지 않고 그것을 불연속적인 현재의 순간들이 이어진 것으로 경험한다. 일어나는 어떠한 상념의 물결도 그러한 날카로운 시각으로부터 벗어날 수 없다. 이것이 이른바 마음의 평정이다. 위대한 운동 경기자들은 육체의 지성의 차원에서 이것을 지니고 있다. 그들은 다른 경기자들보다 움직일 시간을 훨씬 더 많이 가진 것처럼 보인다. 마치 그들 주위에서 게임이 속도를 늦추는 듯하며, 그들은 자신이 원하는 대로 그 게임을 지배할 수 있다.

아사나와 프라나야마는 우리에게 쓸데없는 상념으로 어떻게 우리가 균형을 잃어버리는지를 가르친다. 서서 행하는 자세로서 한 다리로 균형을 잡고 다른 다리는 수평으로 들어올리며 팔은 위로 뻗는 반달 자세Ardha Chandrasana를 행해 보라. 우리는 균형을 잡지만, "오, 놀라운데, 내가 이걸 해내고 있잖아!"라는 생각을 하는 순간 몸이 흔들거리거나 쓰러진다. 이 자세는 마음이 고요한 상태에서만 성공적으로 유지할 수 있다. 이처럼 우리는 프라나야마에서도 호흡과 의식이 서로 어떻게 작용하는지를 알게 된다. 어느 한쪽에서의 혼란이나 변칙은 다른 쪽에서 그에 대응하는 것이 생성되게 한다. 호흡이 고요해지고 호흡의 내적인 움직임에 주의가 집중되면 의식은 더 이상 외부의 자극들에 의한 급격한 움직임을 만들지 않는다. 마찬가지로 의식이 견실하고 안정되어 있으면 호흡이 규칙적으로 이루어진다. 어느 방법이든 마음은 수용적이고 수동적이어서 더 이상 기분 풀이나 오락을 갈망하지 않는다. 이렇게 마음은 구속으로부터 벗어나 호수의 심연에 놓인 가장 심오한 차원의 의식을 향하여 주의를 돌린다. 일반적으로 이 차원은 의식의 어떤 빛도 그것을 뚫고 들어가지 못하기에 마치 무의식처럼 보인다. 그러나 호수가 맑으면 일어나는 어떠한 물결도 우리를 놀라게 할 수 없다. 여기에는 아무런 신비도 없다. 이것은 훈련, 자기 훈육에 관련되어 있다. 만약 어떤 움직임이나 변화도 감지될 수 있고, 그 근원이 드러나는 평형 상태에서 성찰하고 교정하는 것을 배운다면 우리는 지혜의 문턱인 자기 인식을 불러오는 민감한 감수성을 획득한 것이다. 우리는 언제 외부의 도전에 솔직한 태도로 반응하는지, 혹은 미리 조건을 결정하는 숨겨진 모래 둔덕이 언제 우리의 반응에 영향을 미치고, 또 그것을 왜곡시키려 하는지 알고 있다. 우리는 이제 생각이 무의미한 혼란, 어리석은 수다, 끌 수 없는 라디오로서의 상념이나 미묘한 형태의 과거로부터의 간섭 및 우리의 무의식적인 기억에 자리 잡고 있는 자기 파괴의 메커니즘으로서의 상념과는 별개인, 신중하고 유용하며 필요한 과정이자 위대한 선물, 혹은 재능인 것을 확인할 수 있다.

　우리는 부정적인 습관을 순간순간 이어지는 순수한 인식과 지혜의 더 큰 자유를 위한 전주곡인 긍정적인 습관으로 바꾸는 과정을 살펴보았으나, 누군가가 "만일 십 년 전의 충격적인 사고와 같은 단 한 번의 사건으로 무의식적인 기억 속에 부정적인 모래 둔덕이 형성되었는데, 잠재되어 있는 인상들이 다시 표면에 떠오르면서 그 사건에 대한 무의식적인 상기가 현재를 계속 혼란케 한다면 어떤 일이 벌어질 것인가?"라고 질문한다 해도 그것은 당연한 일일 터이다. 그것에 대항할 수 있는 긍정적인 모래 둔덕을 쌓을 수가 없으므로 우리는 기억 속에 박혀 있는 변경할 수 없는 과거의 사건에 의해 갇혀 있는 것처럼 보일 것이다. 그러나 그렇지가 않다. 신경계를 강화하고 마음을 안정시키는 것에 관해 내가 이야기한 모든 것이 효과가 있다. 더욱이 "시간이 지나면 낫는다."라는 오랜 비방도 있지 않은가? 시간이 흐르면 낫지만, 그것은 오직 우리가 그렇게 되도록 할 때에만 가능하다. 서구의 심리학에서 볼 때 우리는 자신의 문제를 되풀이하여 복창하고 곱씹어 생각한다. 이러한 반추가 문제를 강화하고 악화시킨다. 드러내는 것은 삼스카라를 볼 수 있게 도와주지만 반추는 그것을 계속 강화할 뿐이다. 우리는 끊임없이 상처의 딱지를 뜯어 내면 상처가 아물지 않는다는 것을 알고 있다. 이처럼 기억 속의 오랜 상처도 아물도록 내버려두어야 한다. 이것은 그 상처를 억압하라는 뜻이 아니고, 먹이를 주지 않는 것은 시든다는 것을 말함이다. 우리가 더하지 않는다면 모래 둔덕은 서서히 침식될 것이다. 요가의 올바른 수련으로 오랜 각인에서 일어나는 충동을 식별할 수 있게 되고 그 각인에 먹이를 주는 메커니즘을 끊음으로 이 과정은 가속화된다. 잠재된 충동을 바탕으로 행동하는 것은 그 충동을 강화하는 것이므로 일어나는 물결을 차단하는 능력은 그 자체로 발전적인 구원의 수단이다. 일어나는 충동이 우리의 의식에 혼란을 야기하기 전에 멈추게 되므로 우리는 그 충동이 되돌아와 바닥의 모래 둔덕을 더 쌓을 표면의 잔물결을 만드는 것을 중지시킨다.

  내 자신의 삶에서 작은 예를 들어 보겠다. 요가의 지식을 널리 펴 달라는 초대를 받고 해외여행을 하던 젊은 시절 나는 자존심을 상하게 하는, 나에게는 충격적인 인종 차별을 받은 적이 있었다. 내가 묵었던 런던의 작은 호텔에서는 다른 손님들이 당황할 수 있다는 이유로 식당에서 식사를 하지 말라는 요구를 받았고, 미국의 공항에서는 제도화된 인종주의의 추한 면에 맞닥뜨렸다. 내가 비록 인종주의와 평등에 대한 강한 의견을 가지고 있다 하더라도 그 사건들은 결코 영국이나 미국의 국민들에 대한 나의 태도나 온화함을 바꾸지 못하였다. 나의 젊은 자아에 입혀진 상처는 건강한 흉터만을 남겼을 뿐, 오래 지속되는 분노도 없었고 물러섬으로 그러한 상황에 다시 처하는 것을 피하고자 하는 결심도 하지 않았다. 그리고 시간이 흘러 그 국가들의 법과 태도가 바뀌어 다른 사람들은 더 이상 그러한 오만과 편견에 의한 비인간적인 대우를 받지 않는다.

  이 원리는 또한 요가의 모든 중독 치료법에도 적용된다. 우리가 먹이를 주지 않는 것은 말라 죽게 될 것이다. 욕망은 비록 그것이 정신적인 차원에서만 표현된다 할지라도 부정적인 각인에 지속적으로 자양분을 제공한다. 아사나와 프라나야마로 우리 마음을 내면으로 향하게 하고(이것은 저절로 일어나는 현상이다.), 현재 이 순간에 건설적인 행위를 하는 기술을 가르침으로써 요가는 의식이 욕망에서 멀어져 내면의 흔들리지 않는 근본 자리를 향하도록 인도한다. 여기에서 요가는 심장antarlaksa을 성찰적으로 인지하고 관찰하며 인식하는 새로운 길을 창조한다. 요가에 의해 형성된 명상하는 마음은 이런 방식으로 인간의 병을 치유하는 강력한 수단이 된다.

기억은 위에 올라서서 세계를 관찰하는 연단이 아니다. 그것은 우리가 한 걸음 한 걸음 단을 밟고 올라가는 사다리이다. 기억은 지성의 발달에 절대적으로 필요하다. 지성buddhi이 기억에게 조언을 구할 때에만 지성은 그것이 추구하는 변화를 시작하기 위해 필요로 하는 정보를 얻을 수 있다. 마음이 기억에 반응을 한다면, 지성은 기억에게 질문을 한다. 지성은 기억에 대한 철저한 심문으로 결과를 판단하고, 너무 고통스러워 마음manas이 회피하는 연관성을 찾는 작업을 해낼 수 있다. 『바가바드 기타』는 기억이 없다면 지성이 번성할 수 없으며, 그러므로 우리는 영혼에 이르지 못한다고 말한다. 이것이 우리가 절대적으로 중요하고, 무엇보다도 심문을 할 수 있는 의식의 구성 요소인 기억을 이용하는 방식이다. 그것은 진리를 가려내고, 성찰하며, 고집 세고 반항적인 에고조차도 무시하면서 혁신적으로 행동할 수 있는 힘을 가진 지성이 아니면 안 된다.

지성에게 조언을 요청받은 기억은 마음에게 조언을 요청받은 기억에게 완전히 다른 대답을 한다. 앞에서 살펴본 것처럼 마음과 에고에게 조언을 요청받은 기억은 언제나 "결과가 무엇이든, 내가 좋아한 것이 나에게 더 많은 것을 준다. 결과가 무엇이든, 내가 좋아하지 않던 것은 아무 것도 주지 않는다."라고 말할 것이다. 마음과 기억은 과거의 고통스런 경험과 즐거운 경험을 다시 불러내어 아무리 부적절하다 하더라도 그것들을 현재의 상황과 동일시한다. 지성이 창조적인 비교를 하는 반면 마음은 파괴적인 비교를 하는데, 이때 파괴적이라 함은 그 비교가 우리를 틀에 박힌 관습, 구금하는 행위 양식 속에 고착시킨다는 의미에서이다.

만일 기억이 미래를 대비하는 것을 돕고, 앞을 향해 나아가고 있는지 아닌지를 알게 도와준다면 기억은 유용하다. 만일 기억이 과거의 반복을 초래한다면 그것은 쓸모가 없다. 반복은 기억 속에 사는 것을 의미한다. 만일 반복이 일어나고 있다면 기억은 진보의 길을 가로막고 있는 것이다. 기억 속에 살아서는 안 된다. 기억은 다만 우리가 완전히 깨어 있으면서 진화하고 있는지 아닌지를 아는 수단이다. 결코 어제에 대해 생각하지 말라. 여러분이 무언가 잘못된 일을 하고 있다고 느낄 때에만 뒤로 돌아가라. 어제의 경험을 도약의 발판으로 사용해야 한다. 과거 속에 사는 것, 혹은 예전의 경험을 반복하기를 갈망하는 것은 지성을 지체시키기만 할 것이다.

그러나 육체의 기억은 어떠한가? 이것 역시 마음속에 있는 그것의 의식적 차원에서의 대응물처럼 우리를 노예로 만들거나 해방시킬 능력을 가졌는가? 그렇다. 그리고 여기에서도 지성을 일깨우는 것은 중대한 일이다. 의식은 어쩌면 우리 육체의 모든 세포에 깃들어 있지만 우리 대부분은 혼미한 상태로 있다. 신경계가 몸속에 미치지 않는 곳은 없다. 신경이 있는 곳에 반드시 마음도 있다. 마음이 있는 곳에 기억 또한 존재한다. 반복되는 모든 숙련된 동작은 그 기억에 의존한다. 도예가의 기억은 그의 두 손에 있다. 잘 알고 있는 굽은 도로에서 운전할 때 우리는 본능적으로 어떻게 커브를 그리며 운전해야 하는지를 안다. 우리는 전혀 의식적으로 생각하지 않는다. 낯선 사람의 생소한 집에서는 전등 스위치를 결코 찾을 수 없다. 우리 자신의 집에서는 손이 저절로 스위치 쪽으로 간다. 냄새와 맛은 마음의 개입 없이 우리에게 어린 시절의 광경을 떠올리게 한다.

세포의 기억은 또한 부정적인 것을 자극한다. "나는 저것을 하고 싶지 않아. 그건

너무 성가셔.", "나는 그가 마음에 들지 않아. 그는 우리 사장처럼 보이거든." 다시 말하지만 우리 세포에 지성의 빛을 가져와 부정적인 성향을 근절시키는 것은 바로 수행이다. 제2장에서 나는 몸을 뻗는 것이 중심부에서 주변부에 이르기까지의 신경계의 통로를 강화할 뿐 아니라 그것의 긴장을 이완시킨다고 말했다. 이러한 통로(nadi나디)를 통해 각성이 퍼진다. 각성은 의식이다. 지성은 의식의 한 부분이다. 그러므로 지성은 예전에는 무디고 우리에게 알려지지 않았던 영역들의 모든 세포에 그 빛을 비춘다. 우리는 영혼the Soul의 계발에 대한 이야기를 많이 듣는다. 이것은 육체의 계발이다. 우리 몸의 세포는 매 분마다 백만 개씩 죽지만 적어도 우리가 그 세포들에 생명을 부여한다면 그것들은 죽기 전에 살아남는다. 지성이 세포 속으로 빛을 보내면 직관의 더 높은 능력에 의해 본능이 결합된다. 본능은 좋든 나쁘든 생명 보호 행위와 생명 파괴 행위가 함께 뒤섞여 있는 과거와만 관련되어 기능하는 기억과 마음이다. 지성이 세포 안에서 깨어나면 본능이 직관으로 전환되고, 우리 내면의 지성이 미래가 필요로 하는 것이 무엇인지 알려 주므로 과거는 우리의 운명을 결정짓는 지배력을 잃어버린다.

　세포 수준에서의 기억은 직관의 형태로 지성을 도와 일한다. 의식의 수준에서 기억은 먼저 지성을 위한 참고 도서관으로서의 기능을 맡아 분별력 있게, 학자와 같은 초연함을 가지고 지성의 조언에 응한다. 지성이 매 순간 무의식적으로 기억과 상의할 때면 의식적인 직관이 솟아오르는데, 이 의식적인 직관을 우리는 지혜라 부른다.

　기억에는 우리가 알아차리지 못하는 사이에 우리의 삶에 영향을 주는 또 다른 미묘한 방식이 있다. 무의식의 차원에서의 기억의 각인은 인식에 대한 필터로 작용한다. 지성은 사물을 있는 그대로 보려고 노력하지만 마음과 기억은 이들을 과거와 연관시켜 해석하려는 경향이 있다. 이것의 영향으로 부지불식간에 편견이라는 모래 둔덕이 형성된다. 우리는 모두 편견이 어떻게 과거 회귀적으로 작용하는지 알고 있다. 여러분은 어떤 것을 보고 그것에 대해 왜곡된 가치 판단을 한다. 편견은 또한 미래에 투사되기도 하는데, 이 경우 내 말의 뜻은 편견의 영향으로 우리는 이미 생각한 것을 확인시켜줄 것만을 보고, 그것만을 경험한다는 것이다. 이 때문에 각인된 기억은 확고히 자리 잡은 우리들의 신념에 도전할 만한 것은 무엇이든지 제거하는 필터로서의 작용을 한다고 말하는 것이다. 만일 모든 외국인들에 대해 신뢰할 수 없다고 생각한다면, 여러분은 그들이 가진 다른 것들을 결코 알아차리지 못할 것이므로 틀림없이 있는 그대로의 그들의 모습 중 많은 것들을 놓치게 될 것이다. 요가는 이것을 오해라고 부르며, 이것을 뿌리 뽑는 것은 안경을 잃어버려 버스의 번호를 잘못 읽는 단순한 오해보다 훨씬 더 위험하고 어렵다.

수련에 의해 뒷받침되는, 의식의 작용에 대한 요가의 분석은 우리가 일상생활에서 철학적이고 신중하며 지혜롭게 살 수 있게 한다. 또 삶에서 특이한 도전이나 기회를 만날 때마다 우리는 그것들을 다룰 준비를 갖추게 될 것이다. 다음 장에서는 지성 및 지성이 우리를 어떻게 진정한 지혜로 이끄는지에 대한 탐구를 계속할 것이다.

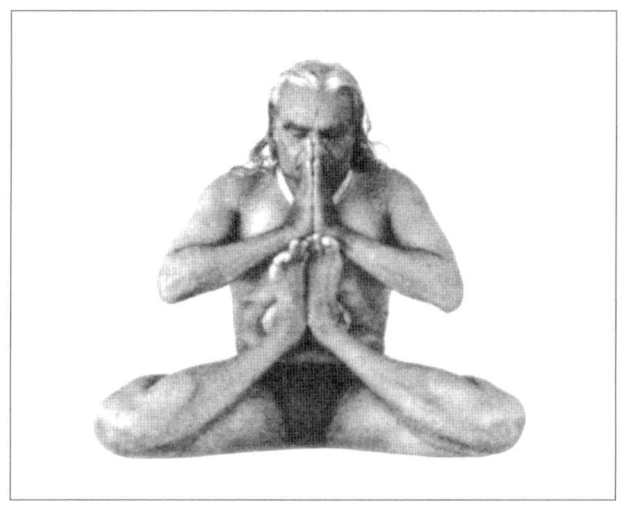

칸다아사나

제 5 장

지 혜

지성의 몸(비즈냐나Vijnana)

이 장은 우리 존재의 네 번째 층인 지성의 몸(비즈냐나마야 코샤)을 다룬다. 지성의 몸의 침투력 강한 바깥 경계는 정신의 몸과 인접해 있으면서 그것과 뒤섞여 있다. 마음이 생각으로 이어지는 반면, 지적 능력은 지성, 그리고 궁극에는 지혜로 이어진다. 요가는 우리 의식의 이러한 상이한 부분들을 인정하며, 그와 더불어 이들에 수반되는 동요vrttis 또한 우리가 그것을 우리의 여정에 방향을 제시하고 변화를 이루기 위해 이용할 수 있는 방식 안에서 인정한다. 이런 식으로 우리는 아이스크림을 거부하거나, 해롭지 않을 정도의 양만큼 그것을 허용하는 능력을 발견한다. 점차 우리는 자제력과 결합되었을 때 우리로 하여금 미지의 바다에서 항해를 시작할 수 있게 하는 사려 깊은 판단력을 기른다.

이 네 번째 겹의 안쪽 경계에서 개별 영혼jivatman, 즉 우리들 각자의 신성한 육체 안에 존재하는 신성의 작은 조각을 발견할 수 있다. 자기 이해의 심화와 보다 높은 지성의 연마라는 이 두 경계선 사이에 순수한 통찰이 있다. 여기에 개별자로서의 우리 존재 전체에 대한 탐구가 완성된다.

이것은 오로지 지성의 오염을 제거하고 언제나 불안한 에고, 혹은 아상으로 남아 있는 교활한 초자아를 점진적으로 정복함으로써만 성취될 수 있다. 우리 여행의 이러한 과정을 돕게 될 요가의 도구들은 요가의 여섯 번째와 일곱 번째의 꽃잎인 집중dharana과 명상dhyana이다. 아사나에서 프라티아하라에 이르기까지 우리가 지금까지 탐구했던 다른 모든 꽃잎들 또한 이들에 크게 의존하는 고도의 성취들을 지원하면서 언제나 함께 있을 것이다. 이를테면 만일 명상을 하고 싶다면 여러분은 마음과 감각을 외부 세계로부터 떼어 내어 그 에너지를 내면으로 향하게 – 프라티아하라 – 할 수 있어야만 한다. 만일 기초를 무시한다면 여러분은 큰 나무에 앉아서 자신이 앉은 바로 그 가지에 톱질을 하고 있는 사람과 같다.

이 장의 내용들은 확실히 더 미묘하지만 복잡하지는 않다. 사실 아사나와 프라나야마를 말로 설명하는 것은 통찰, 에고, 이중성과 같은 개념들을 설명하는 것보다 더 어려울 때가 많다. 문제는 이들 개념들을 의식적으로 자각하는 것이 우리의 일상적인 경험 바깥에 머무르기 쉬워서 오히려 이들이 추상적으로 보일 수 있다는 것이다. 그러나 그렇지가 않다. 이 개념들은 아주 실제적이다. 그럼에도 불구하고 이 개념들을 따라잡아 대면하기 위해서는 상상력 풍부한 지성의 노력이 반드시 필요하다.

비유를 하나 들어보자. 공기는 지성의 층(겹)에 상응하는 요소이며, 촉각은 우리의 진화론적 체계에 있어서 공기에 대한 미묘한 대응물이다. 상상력을 동원하여 이것이 어떤 이유와 의미를 가지는지 탐구해 보자. 우리는 매일매일 밤낮으로 공기 속에 몸을 담그고 있다. 공기는 언제나 우리의 피부와 맞닿는다. 숨을 쉴 때마다 공기는 마치 물이 물고기의 몸 안으로 침투해 들어가듯, 우리 몸 안으로 침투해 들어온다. 공기는 바깥쪽에서든 안쪽에서든, 언제나 우리와 접촉하고 있다. 접촉은 미묘할 뿐 아니라 은밀하게 이루어진다. 우리는 감동적인 경험, 책, 교향곡, 영화, 혹은 특별한 사람과의 만남에 대해 "그것이 나를 감동시켰나?"라고 말하지 않는가? 공기와 접촉은 중요하다. 공기가 우리 존재 및 삶의 모든 측면을 에워싸고 침투하는 것과 마찬가지로 지성도 그러하고, 또 그러해야만 한다. 이제 지성이 어떻게 그러한 작용을 하는지 살펴보기로 하자.

점검하는 지성

우리 개개인은 각자 자신의 지성buddhi을 지니고 있다. 앞 장에서 살펴보았듯 지성은 자기 성찰적인 각성으로 자유를 확장시키는 의미심장한 선택을 할 능력이 있다. 지성을 외부 근원에서 획득되고 결정되지 않은 채로 남아 있는 비디아vidya, 즉 지식과 혼동해서는 안 된다. 우리 자신의 주관적인 경험을 바탕으로 하는 지성은 지식과 달리 내적인 경험이며 언제나 결정을 내린다.

이 장에서 우리는 우리 개개인의 지성이 비록 우리를 인도하는 없어서는 안 될 방향타이긴 하지만 우주의 조직 체계인 우주적 지성mahat의 보잘것없는 곁가지에 불과하다는 것을 이해하기 시작해야 한다. 이 지성은 공기처럼 모든 곳에 두루 있어서, 우리는 끊임없이 그 안에 몸을 담그고 그것을 들이마신다. 물론 우리는 그것을 가로막는 장벽을 쌓아올리는데, 이는 필수불가결한 우리 자신의 개별 지성에 대해 너무도 자만하기 때문이다. 그러므로 우리는 스스로 불충분한 호흡으로 프라나 에너지를 차단하는 것과 꼭 같이 이 무한하고 보편적이며 자양분이 풍부한 원천을 스스로 차단한다. 호흡과 의식이 어떻게 관련되는지는 앞에서 살펴보았다. 이처럼 개별 지성과 우주적 지성도 서로 관련이 있다. 지성은 우주적 각성의 작용 체계이다.

우리가 양상추 한 포기를 먹을 때 낱낱의 모든 잎사귀는 그것을 형성시킨 우주적 지성의 아름다움과 복잡성을 표현한다. 그러므로 그것을 직접 섭취함으로써 우리는 우주적 지성에 참여하고 있는 것이다. 낱낱의 완전한 쌀알, 낱낱의 잘 익은 과일에 있어서도 마찬가지이다. 생물학적인 차원에서 우리는 그것들을 먹고 살지만, 지성과 의식의 차원에서는 성스러운 의식 속에 그들과 함께 일한다. 그것들의 형태와 기능을 조직하였던 지성이 우리의 형태와 기능 또한 조직하였기 때문이다.

그러므로 이 장은 분리를 초월하는 것에 대해 다룬다. 분리의 초월은 곧 지성과 의식의 확장으로 이어지므로 '나의' 지성과 '나의' 의식을 에워싼 장벽이 사라지고, 이로 인해 외로움이 끝나게 된다. 이것은 융합이다. 혹은 주입이라 하는 것이 더 낫겠는데, 자연의 우주적인 근원의 풍요로움이 우리들에게 주입되기 때문이다. 우리의 일반적인 지성을 '본능적'이라 할 수 있다면, 더 높은 이 지성은 '통찰, 혹은 직관'이라 불린다. 이것은 장벽을 뚫고 침투한다. 특수성의 감옥은 곧 더 이상 우리를 잡아둘 수 없게 될 것이며, 보편성이 커지게 됨으로써 감옥의 벽이 무너지게 될 것이다. 앞으로 살펴보겠지만, 이러한 과정의 마지막을 장식하는 것은 명상으로, 이때 이원성은 단일성에 굴복한다. 더 이상 주체와 객체, 이것과 저것, 나와 그것이 존재하지 않게 된다. 자신만의 독특한 단일성 속에 모든 것이 결합되면서 모든 낱낱의 세포에서 한 존재의 전체성이 경험되는 것은 바로 이 지점에서이며, 단일성이 개별 영혼의 비전vision을 불러오는 것도 바로 이런 이유 때문이다. 이제 나를 형성하는 모든 것은 이해되었고, 나는 그 각 부분들의 총합에 대해 자각하면서 살아간다.

파탄잘리의 세 번째 경구에서만 유일하게 등장하는 것인데, 요가 수행자는 다음과 같이 말한다. "인간의 마음이 동요하는 자신의 물결을 잠깐 동안만이라도 고요히 잠재울 수 있다면 우리가 보게 될 실재는 무엇일까?" 우리는 무의식의 상태가 될 것인가, 아니면 초의식의 상태가 될 것인가? 이에 대한 대답은 개인적인 경험에 의한 것을 제외하면 알 수가 없다. 이런 까닭에 명상을 준비할 수는 있어도 궁극적으로 명상을 가르칠 수는 없는 것이다. 명상에 이르기까지 우리는 모든 것을 다 할 수 있지만, 명상은 일어날 때에만 일어난다. 피아노를 억지로 3층까지 올릴 수 있어도 열에 들뜬 인간의 마음을 억지로 고요하게 가라앉힐 수는 없다. 우리가 할 수 있는 모든 것은 마음의 안정을 방해하는 모든 것에 대해 방심하지 않도록 마음을 단련시키는 것이다. 이것이 요가가 왜 부정적인 것, 바람직하지 않은 것, 파괴적인 것을 확인하는 데에 그토록 많은 시간과 노력을 들이는가에 대한 이유로서, 이들이 평온하게 안정된 마음을 동요시키기 때문이다. 이제 우리는 지성의 관점에서 의식의 본질을 탐구해야만 한다.

의식의 렌즈

하타Hatha 요가는 태양Ha과 달Tha의 요가를 의미한다. 이때 태양은 영혼이고 달은 의식이다. 의식은 렌즈에 비유될 수 있는데, 의식의 안쪽 면은 영혼 자체를 향하고 있고, 바깥 면은 세계와 접촉한다. 먼지가 어느 정도 렌즈의 바깥 면에 달라붙어 우리의 시야를 흐리게 하는 것은 피할 수 없는 일이다. 실제로 먼지는 우리가 외부에 있는 것을 명확하게 보는 것을 방해하며, 마찬가지로 우리 영혼의 빛이 비치는 것을 가로막는다. 만일 창문이 더러워서 집이 어두컴컴하다면 우리는 태양에 문제가 있다고 말하지 않는다. 우리는 창문을 닦는다. 그러므로 요가는 태양(영혼)을 받아들이기 위해 의식의 렌즈를 닦는다. 따라서 깨끗함 그 자체가 목적이 아니다. 이와 비슷하게 인도에서 여인이 음식을 요리하기 전에 몸을 씻고

기도를 할 때 그녀는 깨끗함을 위해서가 아니라 자신의 의도가 왜곡되거나 모호해지지 않고 분명하게 전달되도록 자신을 정결하게 하는 것이다. 요리의 이면에 존재하는 애정 어린 의도는 다른 사람들을 격려하고, 자양분을 제공하며, 그들을 지원하는 것이다. 이러한 의도는 순수하거나 깨끗한 의식을 통해 가장 잘 전해질 수 있다. 청결한 몸, 마음, 손, 그리고 조리 기구는 행복하고 건강한 사랑하는 가족과 같다.

　마음 그 자체, 그리고 마음이 행하는 것은 우리와 함께 사멸한다. 그러나 의식은 마음의 한 측면이자 끊임없는 각성을 둘러싼 외피로서, 우리가 믿고 있는 바로 그대로, 여러 생애에 걸쳐 계속 남아 있으면서 과거에 각인된 것과 미래의 가능성을 – 좋은 것이든 나쁜 것이든 – 실어 나른다. 과거는 기억이고, 미래는 상상이다. 기억과 상상 양자 사이에 끼어 짓눌려 있는 우리는 존재의 실제, 즉 지금 현재에 대한 직접적인 지각력을 사용할 능력을 상실한다.

　이 때문에 다른 시각, 즉 우리가 다음 장에서 살펴볼, 오염을 일으키는 번뇌가 개입된 시각이 아니라 우리 모두 경험하고 있으며 당연한 것으로 받아들이는 경향이 있는 다섯 가지의 자연스런 상태의 의식들, 혹은 변형된 의식들에 대한 시각으로 의식의 본질에 대해 검토할 필요가 생긴다. 요가는 이 의식들 역시 마음과 참되게 인식하는 마음의 능력에 영향을 미치는 상념파의 형태들이기 때문에 이 의식들에서 배울 것이 많다고 말한다. 만일 이 글을 읽는 사람이 의식의 호수에 물결을 일으키는 수만의 상념의 파동들을 검토하자는 이러한 주장에 당혹감을 느낀다면, 나는 다시 여러분들에게 "요가는 의식의 동요를 고요히 잠재우는 것이다."라는 파탄잘리의 두 번째 경구를 상기시키고자 한다. 왜 그러한가? 그것은 요가가 명상이기 때문이며, 따라서 이 장은 집중과 명상에 대해 다룰 것이다. 상념의 물결로 흔들리는 마음은 명상을 할 수 없다. 이것이 우리가 모든 형태의 혼란들을 확인하여 평온하게 만들어야 하는 이유이다. 의식은 수동적이면서도 각성된 상태가 되어야 한다. 다시 말해 만족스럽게 되새김질을 하는 암소처럼 평온하기만 한 것이 아니라 숲 속의 야생 사슴처럼 - 사슴의 감각이 바깥으로 향해 있는 반면 요가 수행자의 감각은 동일한 예리함으로 내면을 향하고 있다는 점을 제외하고 - 경계를 늦추지 않으면서 수용적이어야 한다. 이것이 각성에 있어 가장 높은 위치를 차지하며, 이제 막 미지의 것의 신비 속으로 발을 들여놓으려 하는 지성이다. 그러나 우리의 의식이 항상 깨어 있지는 않아서 우리는 우리로 하여금 이러한 예리함을 갖추는 것을 가로막는 마음의 변형된 형태들을 탐구해야만 한다.

마음의 변형

의식citta에는 세 가지의 기능이 있다. 첫째는 지각하고 알며 인식하는 인식력이다. 둘째는 결단력, 혹은 의지력으로 행동을 시작하게 하는 추동력이다. 셋째는 마음이 가진 불의 본성을 표현하며, 언제나 스스로 변화하고 다른 장소와 형태로 도약해 나아가는 운동성이다. 이 모두는 우리가 지식을 얻고 우주에서의 인간의 위치에 관한 진실을 올바로 이해하게 한다.

이제 마음이 가진 불의 본성을 살펴보기로 하자. 불은 명멸하며 춤을 추듯 흔들리는데, 마음 또한 그러하다. 사실 의식은 너무도 빠르게 변화하여 우리가 하나의 동요를 인식하여 그것을 검토하기도 전에 그것은 또 다른 동요와 뒤섞이게 된다. 이렇게 뒤죽박죽이 된 변화들은 자연스러운 과정이다. 이들은 의식의 활발함을 보여 준다. 우리의 모든 활동들은 이러한 정신적인 동요들에 의존한다.

나는 마음이 춤을 춘다고 말했다. 또한 마음이 우리를 즐거운 춤으로 이끈다고 말해도 틀린 말이 아닐 것이다. 불같은 성질을 가진 말馬에게서 최선의 것을 얻고자 한다면 여러분은 그 말을 이해하고 길들이며 통제해야 한다. 불과 같은 마음에 대해서도 이렇게 하는 것이 옳다. 그렇지 않으면 마음은 여러분을 태우고 멀리 달아나 버릴 것이다. 마음은 언제나 감각에 의해 외부로 이끌려 물질세계의 매력을 향하므로, 우리를 기대하지 않았거나 처음에는 좋아 보이나 곧 혐오감을 느끼게 하는 많은 곤란한 상황에 빠뜨린다.

파탄잘리의 표현 방식을 따르면, 의식의 동요는 고통스러울 수도 고통스럽지 않을 수도 있으며, 눈에 보일 수도 보이지 않을 수도 있다. 그가 말하고자 한 것은 어떤 일들은 불쾌하고 고통과 괴로움을 주는 것처럼 보이며, 실제로 그러하다는 것이다. 시험공부를 하는 것은 매우 힘이 들 수 있다. 시험에 합격해서 얻는 이득은 숨어 있어 나중에까지 눈에 보이지 않는다. 거꾸로 말하면 식탁에서의 즐거움은 지극히 유쾌하므로 탐식에서 비롯되는 고통과 문제들은 한참 동안 가시화되지 않을 수 있다. 마침내 질병에 걸리거나 몸이 쇠약해지면 그때에서야 그것은 눈에 보이는 고통이 된다. 그러나 병을 극복하기 위해 우리가 가진 모든 수단, 용기, 의지, 신념을 동원한다면 고통이 없는 상태는 다시 나타난다. 이것은 우리에게 모든 동전에는 언제나 양면이 존재하며 우리가 어떤 일에 서둘러 뛰어들기 전에 신중하고 사려 깊어야 한다는 것을 경고하는 하나의 방식이다. 지불해야 할 대가, 혹은 얻을 수 있는 보상은 언제나 존재한다. 그러나 "느낌이 좋으면, 그것을 행하라."라는 경구는 긴 안목으로 보면 신뢰할 수 있는 좌우명이 못 된다. 모든 철학은 쾌락을 추구하는 이가 발견하는 것은 결국 고통이라는 사실을 인정한다. 고대 그리스인들은 절제가 가장 큰 미덕이라고 말했다. 요가는 우리가 쾌락과 고통의 양 극단을 오가는 것을 피하는 법을 배우는 것은 바로 수행과 초연함을 통해서라고 말한다. 동요하는 마음의 이러한 이중적인 측면은 의식(산스크리트어에서 치타 브르티citta vrttis로 불리는)의 다섯 가지의 변형된 형태라고 불리는 것들에 적용된다. 변형된 의식의 형태들은 올바른 지식pramana, 그릇된 지식 혹은 오해viparyaya, 상상 혹은 환상vikalpa, 잠nidra, 그리고 기억smriti이다. 이들은 모든 사람에게 발생하는 자연스런 심리 상태이며, 뇌와 신경계에 의존하고 있으며, 죽음과 더불어 사라진다. 이들을 연구하는 데 있어 무엇이 핵심인지 밝혀야 우리의 설명이 수긍될 것 같다. 잠은 잠이고, 상상은 상상이다. 그리고 처음의 두 가지에 관해서라면, 글쎄, 내가 옳을 때도 있고 그릇될 때도 있으리라. 그러나 요가의 견지에서 보자면 이것들을 이해하는 것은 엄청난 가치가 있다. 이들이 불완전할 때 잘못 사용되면 우리는 끝없는 곤경에 빠질 수 있다. 이들은 우리 삶의 질뿐만 아니라 삶 속에서 우리가 행하는 행위에도 영향을 준다. 우리의 행위의 결과는 계속 남는다. 그 결과는 업보이다. "뿌린 대로 거두리라." 이것이 보편적인 묵계이다. 요가는 결과를 현생에만 한정하지 않는다. 모든 일을 잘못 행하고, 공상 속에 살며, 잠도 잘 자지 못하고, 기억을 오용하는 사람은 어떻게 행동하는가? 히틀러는 정말로 유태인들이 인간답지 못하다고 믿었으며 그에 따라 행동하였다. 이것은 그릇된 지식 혹은 오해이며 완전한 미혹이다. 그의 생의 끝은 자신의 죽음과 자기 조국의 파괴였으며, 그와 더불어 세상의 많은 것들이 함께 파괴되었다. 인과 관계의 사슬이 무덤을 이기고 살아남는다면, 지금 히틀러와 입장을 바꾸고 싶어 하는 사람이 있을 것인가?

 이 다섯 가지 의식 형태들의 유용한 측면과 불완전한 측면 모두를 살펴보는 것은 분명히 그럴 만한 가치가 있다. 이들에 대한 연구는 우리가 삶의 특정한 한 방식을 따르고 올바른 사고방식을 채택하는 데 도움이 될 수 있다. 이들은 우리에게 방향을 제시해 주고 우리가 사유의 과정을 이끌 수 있게 한다. 우리의 목적은 이들을 구속하거나 억누르는 것이 아니라 이들을 서서히 변화시키는 것이다. 이들은 각자 분리되어 있는 것이 아니고 옷감의 실처럼 서로 얽혀 있다. 둔감함이라는 빈약한 자질, 혹은 타마스가 지배적인 잠은 다른 네 개의 의식 형태들의 명료성을 저하시킨다. 따라서 올바른 지식에 대한 날카로운 분석은 불가능해진다. 여러분이 피곤할 때는 사물을 기억하는 것이 쉽지 않다. 또 우리는 다른 의식 상태를 불러오기 위해 기억에 의존한다. 기억은 이들을 연결하며 이들 존재에 근거를 제공한다.

앞 장에서 우리는 기억에는 해를 끼치는 측면과 자유롭게 해방시키는 측면이 있음을 살펴보았다. 우리는 '고통스런' 형태의 기억이 우리를 심리적인 시간 속에 가두고 과거를 무의미하게 끝없이 변형시켜서 회상하게 하는 운명에 빠지게 하는 것을 보았다. 우리는 진흙탕 속에 바퀴가 빠진, 폭풍에 갇힌 짐수레와 같다. '고통 없는' 형태의 기억은 판단력viveka으로, 우리가 성장하기 위해 없어서는 안 되는 것이다.

판단력은 선택과 결정을 함에 있어 과거의 결과들을 고려하는 방식으로 기억을 사용하여 거짓에서 참을, 허구에서 실재를 분리하는 지성의 칼날이다. 결과를 알 수 있다면 우리는 겉보기의 고통과 즐거움의 덫에 걸리지 않을 것이다. 판단력은 "오늘 수련은 어제의 수련과 어느 정도로 같은가?", 혹은 "왼쪽 다리에서의 뻗기가 오른쪽 다리에서의 뻗기와 어느 정도로 같은가?"와 같은 의미 있는 비교를 하는 것과 관련이 있다. 아마 오른쪽 다리가 저리다는 것을 깨달을 수도 있을 것이다. 처음에 이것은 시행착오의 과정이지만 나중에는 실수를 피하는 법을 배울 수 있다. 예를 들어 물구나무서기 자세에서 일반적으로 잘 안 되는 것은 위팔의 길이가 짧아지는 것이다. 기억은 이런 현상이 일어나기 전에 우리에게 주의할 것을 경고한다. 이런 식으로 우리는 나쁜 습관을 극복한다. 이것이 자각을 일깨우는 유용한 판단력이다.

판단력 및 기억과 함께 작용하는 자각은 기계론적인 마음이 아니라 창조적인 마음을 북돋운다. 기계론적인 마음은 외부 현상에 대해서만 의문을 표하며, 세계를 거대한 기계처럼 취급하여 객관적인 지식을 얻는 걸로 끝난다. 내가 말하는 객관적인 지식이란 우리를 둘러싼 세계에 대한 지식이다. 이것은 유용할 수도 있고 위험할 수도 있으니, 이는 그것을 어떻게 사용하느냐에 달린 일이다. 이웃의 새 차를 자신의 낡은 차와 비교하는 일은 질투와 탐욕으로 이어질 수 있고, 혹은 그의 차가 더 안전하다거나 오염 물질을 덜 배출한다는 것을 인정하게 할 수도 있다. 그러나 내가 창조적인 뇌라 일컫는 것은 외부 세계와 내면세계 모두에 의문을 품으며, 우리를 주관적, 영적인 지식으로 이끈다. 주관적인 지식이란 피부로부터 내면에 이르기까지, 자기 자신에 대한 지식을 말함이다. 이웃의 차에 대한 예를 들자면, 만일 오염이 바람직하지 못하다는 것을 이해했다면 여러분은 대기(외부 세계)나 자기 자신(내면세계)을 오염시키기를 원하지 않을 것이다. 그러므로 창조적인 반응이라면 여러분의 차를 변화시킬 수도 있을 것이다.

자각이 지성과 연결된다면 우리는 철저히 공정하게 볼 수 있다. 뇌와 몸이 조화롭게 움직일 때 통합이 이루어진다. 기억은 이 과정을 지원하는데, 그것은 기억이 완벽하게 기능을 발휘할 때 지성과 하나가 되기 때문이다. 자신의 충성을 쾌락을 추구하는 마음에서 판단을 내리는 지성으로 옮김으로써 기억은 더 이상 우리가 빠져들게 될 오랜 습관의 구덩이를 파는 것이 아니라 완전한 지식과 행위로 우리를 인도함으로써 우리의 진정한 스승이 된다.

기억을 정화함으로써 우리는 전체 마음을 정화한다. 평균적인 인간에게 기억은 마음의 과거 상태이다. 요가 수행자에게 기억은 마음의 현재 상태이다. 기억이 모든 것을 기록한다는 것을 잊어서는 안 된다. 기억이 우리의 발전 과정을 방해하는 과거의 반복을 불러온다면, 그것은 아무 소용이 없다. 그러나 기억이 미래를 대비하는 것을 돕는다면 그것은 유용하고, 발전을 위해 이용된다면 꼭 필요하기조차 하다. 기억은 우리가 퇴보하고 있는지 전진하고 있는지 알 수 있게 해 주는 잇달아 나오는 손익 보고서이다. 원하지 않는 기억에서 원하는 기억을 가려냄으로써 우리의 새로운 경험이 표면으로 등장한다. 유익한 과거 전체가 이제 현재의 성향이 된다. 기억은 개별적인 존재로 기능하는 것을 멈추고 의식과 융합된다. 파탄잘리는 기억이 완전히 정화되면 마음이 익은 과일처럼 떨어지고 의식이 가장 순수한 형태로 빛난다고 했다. 이로써 내가 말하고자 하는 것은 기억이 흠 없이 완전한 현재의 행위를 하도록 박차를 가하는 역할을 할 때 그것이 자신의 의도된 형태로 작용하고 있다는 것이다. 정화된 기억은 무의식에서 소화되지 않은 감정을 포함하는 것이 아니라 현재의 감정을 일어나는 대로 다루는 기억이다.

상상 또한 우리에게 이익이 되거나 손해가 되는 쪽으로 작용할 수 있다. 이것은 의심할 바 없이 인간에게 주어진 가장 위대한 선물이다. 그러나 산스크리트어 비칼파vikalpa는 환상 혹은 미혹을 뜻하기도 한다. 꾸준한 노력이 없다면 가장 영감이 풍부한 상상의 번득임조차도 실현성이 전혀 없는 무력한 상태로 남을 것이 틀림없다. 가령 어떤 과학자가 창의적인 아이디어를 가지고 있다 하더라도, 그것을 실현시키고 구체화하기 위해서는 여러 해 동안 노력을 기울여 실험하고 분석하고 검사하는 일을 해야 할 것이다. 작가가 새로운 소설을 위한 구상을 상상 속에 그려볼 수 있겠지만 펜과 종이로 쓰지 않는다면 아무 가치도 없다. 언젠가 경험이 적은 한 청년이 위대한 시인에게 말했다. "저에게 새로운 시에 대한 근사한 아이디어가 있답니다." 그 시인은 신랄하게 대답하였다. "시란 말과 관련이 있는 것이라네." 진정한 시인은 발을 땅 위에 딛고 서 있다. 아이디어에 대해 걱정할 것이 아니라, 그것을 글로 쓰도록 하라.

여러분은 다섯 가지의 변형된 의식들이 함께 결합하여 어떻게 우리를 괴롭히는지 알 수 있다. 몽상에 잠길 때 우리는 환상과 잠의 둔감성을 혼합하고 있다. 우리가 과거에 대한 몽상에 빠진다면 그 혼합물에 기억을 첨가하는 것이 된다. 이것은 아마 즐겁고 마음에 위로가 될 수도 있을 테지만, 이것이 귀착할 곳은 어디에도 없다. 사실 현실로 되돌아왔을 때, 우리는 비교에 의해 그것이 상당히 불쾌하다는 것을 깨달을지도 모르겠다. 이것이 고통 없는 상태에서 나타나는 고통스러운 상태이다.

단지 상상에 지나지 않는 생각에서 빠져나오지 못하는 사람들은 결코 존경받지 못한다. 그들은 보잘것없는 사람으로 남는다. 우리는 광대하고 통찰력 있는 상상을 현실로 변화시키는 사람들을 위해 우리의 가장 큰 존경을 남겨 둔다. 청년이었던 마하트마 간디는 영국의 통치에서 독립된 자유로운 인도를 꿈꾸었지만, 그는 꿈을 실현시키기 위해 끊임없이 노력한 타파스의 생애를 보냈다. 여기에서 핵심은 타파스이다. 타파스라는 말이 의미하는 것은 정화시키는 맹렬한 열, 연금술사의 불처럼 비금속을 금으로 변화시키는 불이다. 상상은 흔들리는 불꽃, 불의 가장 온도가 낮은 부분이다. 춤추는 불꽃은 형태를 드러내기 위해 빛을 내보내는데, 이 형태를 요가의 전문 용어로 불과 한 쌍을 이루는, 불의 미묘한 짝이라 한다. 아이디어, 개념, 단지 마음속의 형태에 불과한 것이 무슨 의미가 있는가? 우리 앞에 주어진 일은 호통을 치는 타파스의 힘으로 그 불에 바람을 불어 넣어 불의 온도를 극도로 뜨겁게 만들어서 마음의 형태들이 실재가 되도록 변화시키는 것이다. 아사나 수련은 이러한 임무를 위해 마음과 몸을 조화롭게 만든다. 마음은 언제나 몸보다 앞서 있다. 마음은 미래로, 몸은 과거로 옮겨 가지만, 자아는 현재에 존재한다. 아사나에서 배우는 이들 사이의 조화는 우리가 가진 상상의 형태를 삶의 실체가 되도록 변화시키게 한다.

  잠은 잠이다. 일찍이 나는 "그것이 우리에게 무엇을 가르칠 수 있는가?"라는 질문을 한 적이 있다. 결국 우리는 그것을 결코 보지 못할 것이다. 우리는 둔하고 무의식적이며 그것에 대한 직접적인 기억도 가지고 있지 않다. 그러나 우리는 언제나 우리가 어떻게 잠을 잤는지 알고 있다. 꿈도 꾸지 않고, 자양분을 주는 깊은 잠은 희구할 만한 가치가 있다. 요가 수행자는 꿈을 꾸지 않는다. 그들은 잠을 자지 않으면 깨어 있다. 잠에는 세 가지의 유형이 있다. 만일 잠을 자고 난 뒤 몸이 무겁고 둔하게 느껴진다면 그 잠은 타마스의 성격을 띠고 있다. 혼란스럽고 흥분된 잠은 라자스의 성격을 띠며, 민첩함, 쾌활함, 생기를 느끼게 하는 잠은 사트바의 성격을 띤다. 다시 비유를 든다면 잠이란 봉오리로 되돌아가는 활짝 핀 장미

꽃과 같다. 지각 기능을 맡은 감각은 마음에 근거를 두고 있으며, 마음은 의식에, 의식은 존재에 근거를 두고 있다. 이 말은 정확히 우리가 요가를 통해 얻고자 하는 것에 대한 묘사와 같다. 그러므로 배울 수 있는 무엇인가가 분명히 존재한다. 우리는 심지어 잠을 자는 가운데 순결한 상태로 돌아가기도 한다. 잠을 자는 사람은 누구도 죄인이 될 수 없다.

  마음과 감각이 쉬고 있으므로 부정적인 텅 빈 상태, 공허나 부재의 느낌이 존재한다. 바로 지금 존재하여 깨어 있는 의식의 상태가 없으므로 우리는 그것을 부정적이라고 설명할 수 있다. 요가 수련생의 목표는 깨어 있는 동안 이러한 상태를 마음의 긍정적인 상태로 변화시키는 것이다. 감각과 마음은 꽃봉오리처럼 닫혔지만, 보는 자는 방심하지 않고 있다. 이것은 자아가 축적된 경험에서 자유로운 순수한 상태이다. 의식의 동요는 가라앉았다. 방심하지 않고 깨어 있는 동안 경험하는 평화롭고 깊은 잠이 사마디이다. 마음이 통제되고 고요해질 때 영혼이 남는다. 잠자는 상태에서 에고의 부재는 사마디와 유사하지만 그것은 둔하고 각성이 결여되어 있다. 사마디는 지성의 활발한 작용과 결합된 에고 없는 잠이다.

  깊은 잠에 빠져 있을 때 우리는 에고, 즉 '아상'을 잃는다. 우리는 자신이 누구인지 잊으며 우주의 영원한 마음으로 되돌아간다. '나'의 의식이 되돌아오기 전, 각성의 짧은 순간이 있는데, 이때 우리는 이 고요하고 에고 없는 상태를 단지 잠깐 볼 수 있다. 이것이 우리의 안내자일 것이다. 이것은 우리가 하나라는 사실을 깨닫고 수용하는 법을 배우는 명상의 마음을 향해 난 자연스러운 창문이다. 에고가 활동을 멈출 때 우리의 자만심이 줄어든다. 우리는 수용적이 되며 이해력이 더 깊어진다. 또한 삶에서 받는 모욕으로 인해 화 내지 않으며, 내부에서나 외부에서나 근심과 고통에서 멀어지게 된다.

  요가의 수련은 일상생활에서 일이 생길 때마다 그것을 다루고 해결하는 법을 가르친다. 여기에는 편지에 답장을 쓰거나 답례 전화를 하는 일, 설거지하기,

그 순간이 지나자마자 화를 가라앉히는 일 등이 포함될 수도 있겠다. "한 날의 괴로움은 그날로 족하다."라는 오랜 경구가 있다. 이 말은 마음에 들지 않는 인생의 도전이라도 그에 합당하게 수용해야 하며, 그것이 우리의 나머지 시간까지 상처를 내어 오염시키지 않게 해야 한다는 뜻이다. 만일 우리가 이것을 배우면 우리의 잠은 전날 해결되지 않은 걱정거리와 두려움들에서 오는 유해한 부작용을 끌어들이지 않을 것이다. 또한 우리는 과식하거나 너무 늦은 시간에 식사를 해서는 안 된다. 잠이 거칠어지게(라자스의 성격을 띠게) 될 것이다. 우리는 만족스럽지 못하고 흥분된 상태로 잠에서 깨어날 것이다. 난폭한 이미지, 생각, 말로 우리 마음의 양식을 삼으면 무의식은 뒤숭숭한 꿈자리에서 그것들을 다시 토해낼 것이다. 바른 상상이 창의적인 마음을 여는 것과 마찬가지로 바른 잠은 마음에 활기를 불어넣고 오롯하게 깨어 있게 한다. 날마다 현재 속에서 완전하게 살아감으로써 우리는 깨끗한 양심을 지닐 수 있다. 깨끗한 양심은 편안하고 평화로운 밤을 위한 가장 훌륭한 준비이다.

관찰자가 보기에 사마디, 즉 신적인 환희 상태에 들어 있는 사람은 그 모습이 완전히 얼이 빠진 바보 같다는 말을 가끔 듣는다. 이것은 바보의 마음이나 성자의 마음이나 의식에 움직임이 없기 때문이다. 다른 점은 하나는 부정적이고 멍하며 무감각하나 다른 하나는 방심하지 않고 긍정적이며 완전히 깨어 있다는 것이다. 내가 이것을 언급하는 이유는 초보자들이 졸음이나 기분 좋은 무기력을 명상의 상태와 쉽게 혼동하기 때문이다. 수련생들이 사바아사나(송장 자세, 제7장 참조)를 행하거나 명상을 시도할 때 마치 이불솜에 감싸인 듯 기분 좋은 마비 상태로 젖어 드는 때가 종종 있다. 이것은 사마디가 아니라 잠에 빠질 전조이다. 잠의 둔감함은 깨어 있는 상태에서는 바람직하지 못하다. 혼란스러운 잠에서 비롯되는 열에 들뜬 과도한 활동도 마찬가지이다. 만일 밤에 뒤척거리느라 잠을 설치면 낮에도 뒤척거리게 될 것이다. 우리가 추구하는 것은 충분한 휴식의 결과로 얻게 되는 상쾌함에 부합하는, 방심하지 않고 독립적이며 에고가 없는 상태이다. 밤에 취하는 휴식의 경험은 우리에게 명상 상태의 마음과 감각의 휴식에 대한 단서를 제공해 줄 것이다. 충분한 잠은 의식을 빛나게 하고, 빈약한 잠은 의식을 흐린다.

불편한 밤은 우리가 모든 것을 일그러지게 보게 한다. 그릇된 지식은 그릇된 생각, 말, 행동을 야기한다. 이들은 해롭다. 우리의 오해를 바로잡을 때 우리는 종종 지난 일을 뒤돌아보며 "그 말을 하지 말아야 했는데.", 혹은 "이것을 하지 말아야 했는데."라고 말한다. 우리는 죄책감을 느끼고 후회한다. 그러나 현실의 세계에서 우리는 이러한 상황을 피하기 위해 많은 노력을 기울인다. 우리가 집을 사고자 한다면 그 집의 구조, 땅의 안전성, 물의 공급을 점검하기 위해 감정인을 사고, 법적인 행위를 입증하기 위해 공인된 자격을 가진 회사에 의뢰하며, 은행에 금융 거래를 정확하게 이행할 것을 요청한다. 또 교육 환경과 교통의 편의성을 점검하는 등, 실수하기를 원하지 않는다. 그러나 대부분의 사람들은 자신의 삶을 되돌아볼 때 그것이 실수로 점철되어 있다고 여긴다.

"내가 지금 알고 있는 것을 그때 알기만 했더라도."라고 우리는 말한다. 그러나 우리가 지금 알고 있는 것이 더 많은 실수를 멈추게 할 것처럼 보이지 않는다. 요가의 설계도는 올바른 지식과 그릇된 지식이 의식의 두 가지 변형, 혹은 상태라고 말한다. 요가의 수련에 의해 우리는 오해와 그릇된 지식을 줄이고 근절할 수 있으며, 예리한 인식과 올바른 지식을 획득할 수 있다. 나는, 비록 그렇게 될 가능성이 있다 하더라도, 우리의 견해를 변화시키는 것에 관해서가 아니라 그것들을 모두 버리는 것에 관해 이야기하고 있다. 견해란 오늘의 상황을 위해 준비되고 다시 제공되는 어제의 옳은 지식, 혹은 그릇된 지식이다. 따라서 견해는 과거에 뿌리를 두었으며, 기억에 대한 조사를 통해 우리는 과거가 보이지 않는 위험이 도사리고 있는 지뢰밭일 수 있다는 것을 알게 되었다. 요가 수행자는 언제나 실재가 존재하는 곳인 현재에 있고자 노력하며, 그런 까닭에 주어진 상황에서의 완전한 현재의 자각이 그의 목적이 된다. 이것은 하나의 경계 안에서는 도달할 수 없다. 그러므로 내면을 향한 여정에서 우리 자신에 대해 깨달을 수 있는 것들 중 하나는 그릇된 인식과 정보에 기반을 둔 견해들이 점점 보다 예리한 기반을 가진 견해로 대치된다는 것이다. 이것은 절대적인 자유에 도달하기 이전에 나쁜 습관을 변화시켜 좋은 습관을 만드는 상황과 유사하다. 예를 들어 보자.

30~40년 전 대부분의 사람들은 여성들이 남성들이 하는 일을 할 수 없으며, 종속적인 업무에 더 적합하고, 그들이 비록 남자의 일을 한다 하더라도 더 적은 보수를 받아야 한다는 생각을 가졌었다. 대부분의 사람들은 이제 이것을 더 이상 믿지 않는다. 견해의 풍토가 변했다. 그리고 우리는 최근의 증거가 우리 견해의 변화를 뒷받침한다고 말할 수 있다. 우리는 이러한 발전이 그릇된 지식에서 멀리 벗어나 있다고 여긴다. 이것은 여성들이 작업장에서 어떻게 직무를 수행하는가에 대한 실제적인 증거에 근거를 두고 있으므로 편견에 덜 매여 있다. 편견이란 보기 전에 마음을 결정하는 것을 의미한다.

이러한 변화의 과정 중에 만일 한 남자와 한 여자가 일자리를 구하기 위해 여러분에게로 왔다면, 다른 모든 조건들이 동등할 때, 여러분은 의식적으로 여성의 능력에 대한 새로운 견해에 입각하여 행동하려고, 또 아마도 과거의 불공평함을 교정하려고 애쓰면서 여성을 선호하는 쪽으로 마음이 기울어졌을지도 모르겠다. 그러나 후보자들이 동등할 때 여러분이 여성을 선호한다면 여전히 편견에서 나온 행위를 하고 있는 것이다. 과거는 여전히 지배력을 가지고 있다. 여러분은 효과적으로 나쁜 습관을 '더 나은' 습관으로 바꾸었지만, 그러나 이전의 조건이 없다면 올바른 지식을 바탕으로 하는 올바른 행위는 어디에 있는 걸까? 추측컨대 이 예에서 해결책은 그들의 능력과 적합성에 대한 명료한 시각으로 그 후보자들을 면담하되, 그들의 성별에 대한 고려는 조금도 하지 않고서 선택할 수 있는 능력이다.

지금 든 이 예는 외적인 반면, 요가의 수련은 내적인 것이다. 우리가 살펴보아야 하는 것은 외부 세계에 대한 우리의 관계와 우리의 내적인 탐구를 필연적으로 개선하고 변화시키는 자아의 단련이 어떻게 직접적이고 올바른 지식으로 이어지는가 하는 것이다.

요가 철학에 따르면, 올바른 지식은 세 종류의 증거를 기반으로 한다. 즉 직접적인 인식, 올바른 추론, 그리고 권위 있는 성스러운 교본이나 경험 있는 현명한 사람들의 증언이다. 그러므로 먼저 개개인의 인식은 논리와 이성에 의해 점검되어야 하고, 그 다음 전통적인 지혜와 일치하는 것을 보여 주어야 한다. 우리는 모두 이러한 과정에 익숙하다. 집을 구입하는 것의 예에서, 우리는 집을 보고 어떤 인상을 형성한다(우리의 직접적인 인식). 그런 다음 그 집에 관해 우리가 알게 된 것을 바탕으로 평가를 내린다(바라건대 올바른 추론). 감정인은 우리의 경험 있는 현자이고, 그의 기술적인 참고 서적은 성스러운 교본이다. 이러 식으로 이 세 가지 종류의 증거는 서로를 완벽하게 뒷받침한다.

여기에서 여러분이 이용하는 재능이 우리가 앞 장에서 사고 기능을 가진 감각 중추의 뇌manas보다 더 미묘하다는 것을 알게 된 지성buddhi이다. 그것은 인상과 해석에 관련되어 있는 것이 아니라 사실과 이성에 관련되어 있다. 그것은 본래부터 우리 존재의 모든 측면에 존재하지만 잠든 상태로 있기가 쉽다. 그러므로 우리의 첫 걸음은 그것을 두드려서 깨우는 것이다.

아사나의 수련은 뻗는 동작을 통해 지성을 세포로 된 몸의 표면으로 불러내며, 또 그 아사나를 지속함으로써 지성을 생리학적인 몸에 부여한다. 한번 일깨워지기만 하면 몸은 자신의 역동적인 측면, 구별하는 능력을 드러낼 수 있다. 이때 몸은 주관적이며 사실에 입각한 진실을 제공하는 반면, 마음은 상상의 관념을 만들어 낸다. 이러한 구별하는 능력은 바로 균형과 안정성을 가져오고, 몸의 모든 부분을 동일하게 뻗을 수 있는 정확하고 철저한 자세의 판단과 조정에 의해 연마된다. 구별이란 이원성의 세계에 속하는, 비교·평가의 과정이다. 잘못된 것이 버려지면 남는 것은 올바를 수밖에 없다. 의식에서 지성이 확대됨에 따라 에고와 마음은 그들에게 적합한 비율로 축소된다. 이들은 더 이상 지배력을 잃어버리고 지성을 섬긴다. 우리가 보았듯 특히 기억은 이제 구속을 추구하는 마음이 아니라 자유를 추구하는 지성을 위해 활용된다.

프라즈나Prajna - 통찰과 직관

더 깊이 나아간 단계가 있다. 참된 지혜인 영혼의 지성은 분별이 끝났을 때에만 싹트기 시작한다. 지혜는 이원성 속에서는 제 구실을 하지 못한다. 그것은 오직 단일성만을 인식한다. 지혜는 그릇된 것을 버리는 것이 아니라 올바른 것만을 보고 느낀다. 집을 사고자 할 때 우리는 논리적이고 분별력 있는 지성을 이용할 필요가 있다. 정치가는 그의 동기가 아무리 고상하다 하더라도 상대적인 세속 세계에서 선택하고 결정을 내려야만 한다. 반면에 영적인 지혜는 결정하지 않고 이해한다. 우리가 내면을 향해 영혼에 더 가까이 다가갈 때 알게 되듯, 그것은 완전히 현재에 존재하므로 시간으로부터 자유롭다.

지금 당장은 태양이 비칠 때 하늘을 분명하게 보고 푸르다고 말하는 것에 만족해야 한다. 결국 과학은 대기가 물처럼 색깔이 없다는 것을 우리에게 알려 준다. 감각에 의한 인식에는 결함이 있을 수 있으나 적어도 분명하고 건강한 감각은 하늘, 혹은 강과 호수의 물이 지닌 경이롭고 다채로운 색깔을 보여 줄 것이다. 이러한 지식은 완전하지는 않으나 타당하다. 이것은 합리적인 토대를 제공한다. 우수한 신경계는 우리의 행동을 신속하고 분명하게 만들 것이다. 건강한 신체는 행동할 힘을 주고, 청명한 마음은 안정감을 주며 급격한 감정적 변화에서 벗어나게 한다. 지성의 눈뜸으로 우리는 행위를 선택하고, 결정하며, 시작하는 데 도움을 받게 될 것이다. 우리가 목격하고 있는 것은 우리가 탐구하고 있는 존재의 여러 겹들의 화해, 즉 통합으로서, 이 통합에 의해 존재의 겹들은 근본 자리를 향해 훨씬 더 가까이 다가가는 근원에서 조화롭게 작용할 수 있다.

내가 여기에서 설명하고 있는 것은 직관의 명료함에 이르기 위한, 수다스러운 뇌에서 깨끗한 본능에 이르는 여행이다. 요가를 시작할 때 여러분은 아마 마음과 감정, 즉 수다 떨기가 결코 끝나지 않는 인터넷의 채팅 공간과 같은 곳에 살고 있을 것이다. 여러분은 어느 야생 동물이라도 비웃을 글을 읽고, 무엇을 먹어야 가장 좋은지, 운동은 어떻게 해야 하는지에 관한 책과 기사들을 읽는다. 그러나 여러분은 어떻게 살아야 하는지는 알지 못하며, 오직 무엇을 욕망하는지만 안다. 본능은 무디어졌다. 아사나와 프라나야마의 수련으로 우리는 먼저 마음에서 바깥으로 나와 육체, 감각 기능, 기관들을 정화한다. 본능은 다시 생기를 회복한다. 새로이 일깨워진 육체의 지성이 안으로 들어와서 여러분에게 무슨 음식이 좋은지, 언제 얼마나 많이 먹어야 하는지, 언제 어떻게 운동해야 하는지, 그리고 언제 휴식을 취하거나 자야 하는지를 저절로 알려 준다. 사람들은 영혼을 추구함에 있어 우리가 먼저 동물의 왕국의 순박한 즐거움, 건강과 본능, 활기와 생동감을 다시 요구한다는 것을 잊고 있다. 그와 동시에 우리는 본능을 직관으로 변화시킨다. 지성은 분석과 종합, 사고와 추론에 있어 성숙해진다. 또 지성은 강인한 힘을 가지게 되며, 마치 해 뜨기 전의 하늘에 어리는 여명의 빛처럼 점차 더 높은 직관적 지성이 싹트기 시작한다. 본능은 세포의 무의식적인 지성의 표출이다. 직관은 자신이 어떻게 알고 있는지 알기 이전에 아는, 의식을 초월한 앎이다.

젊었을 때 나는 가르치기 위해 주말마다 푸네에서 봄베이까지 기차를 타고 다니곤 했다. 내가 탔던 기차는 봄베이의 경마 대회를 위한 경마용 특별 기차였다. 많은 사람들이 함께 모여 혼잡한 가운데 경마 대회에 가려는 많은 사람들은 나도 경마 대회를 보기 위해 집을 떠난 것이라고 추측하였다. 나는 아니라고 설명하는 데 지쳐 있었고, 승객들은 종종 경주에 참가하는 말들의 이름이 적힌 목록을 보여 주면서 특정 경주에 대해 어떻게 생각하느냐고 묻곤 하였다. 나는 얼른 말의 이름을 대 주었다. 돌아가는 도박꾼들이 얼마나 많이 내게 다가와서, "이보게, 자네가 고른 말이 이겼다네!"라고 말하는지 정말 놀라운 일이었다. 그것은 아마도 우연이었겠지만, 나는 이것이 직관이 싹트는 방식이라는 것을 보여 주기 위해 가볍게 예로 들었다. 사소한 일들은 저절로 옳다는 것이 판명된다. 우리는 자신이 둥근 못은 둥근 구멍에, 각이 진 못은 각이 진 구멍에 박는다는 것을 깨닫는다. 우리는 영적으로 덜 서투르며, 오히려 영리하다.

오해와 그릇된 지식이 계속 되면 각이 진 못을 둥근 구멍 속에 박으려고 애써 망치질하는, 혹은 경마 용어로 말하자면 지는 말을 고르는 삶을 살게 된다. 만일 망치질을 끝까지 고집한다면 결국 여러분과 다른 사람들에게 불행한 결과를 초래할 수 있다. 혼란, 사태의 뒤얽힘, 이것을 저것으로 착각하는 일 등은 분별에 반대되는 것이다. 오해는 실재의 왜곡을 부르고, 이것이 거꾸로 그릇된 느낌을 형성하고 의식을 오염시킨다. 지성을 계발하고 실수에서 배움으로써 우리는 그릇된 것을 제거한다. 정원사라면 여러분에게 잡초는 다시 자란다고 말하겠지만, 적어도 잡초가 완전히 자라기 전에 우리가 그것을 발견한다면 제거하기가 더 쉽다.

이제 우리는 삶에서 우리 개개인의 지성을 어떻게 개발할 것인가를 논의하였다. 우리가 지성의 겹을 통해 내면으로 더 멀리 들어감에 따라 이 지성은 지혜로 다듬어진다. 이 지점에서 우리는 마음을 연마하는 데 있어 집중과 명상의 중요성을 살펴보게 될 것이다. 이해할 수는 있으나 종종 유치한 에고의 충동에서 멀어지게 됨에 따라 우리는 지식의 원천을 뇌에서 심장으로, 또 마음에서 영혼으로 바꾼다. 우리의 영혼이 우주적 영혼의 부분인 것처럼 우리는 우리의 지성 또한 우주적 지성의 부분임을 알았다. 우리가 안테나처럼 우리를 둘러싼 이러한 본래의 지성에 스스로를 맞추는 것을 배운다면 사고의 명료함뿐만 아니라 삶에서의 지혜도 얻게 된다. 올바른 인식력을 개발하는 것을 배움에 따라 우리는 이러한 지혜에 점점 더 가까이 접근할 수 있는 능력을 개발할 수 있다. 또 둔하고 산만하거나 동요하는 마음을 주의 깊고 자제하는 요가의 마음으로 바꾸는 법을 배움에 따라 이러한 지혜를 인식하기가 훨씬 더 쉬워진다.

마음의 다섯 가지 특질Bhumis

여러 형태의 물결이 끊임없이 일고 있는 바다로서의 의식에 대한 각성을 더 확대시키기 위해 요가는 우리가 논의해 왔던 다섯 가지의 변형 의식들에 상응하는 마음의 단계, 혹은 특질들을 강조하였다. 여기에 포함되는 것들은 둔감한 상태, 산만한 원숭이의 마음, 변덕스럽거나 동요하는 마음, 한 가지에 집중하는 마음, 마지막으로 가장 높은 단계로서 우리가 사마디라고 부르는 시간을 초월한 몰입의 상태에서 경험되는 절제된 의식 등이다.

의식의 이러한 단계들은 정신의 허약함에 대한 비난이 아니라, 자기 관찰과 자기 이해를 돕는 보조 역할을 한다. 요가는 오직 집중력을 가진 사람들만을 위한 것이라는 오해가 널리 퍼져 있다. 그러나 우리들 모두가 그러한 자질을 부여받은 것은 아니다. 요가는 마음이나 건강 상태가 어떠하든 누구든지 수련할 수 있다. 산란된 마음이 하나의 초점(무릎이나 가슴 등)으로 모아지는 것은 바로 수련을 통해서이다. 이것은 우리가 직접적인 인식을 향해 나아가게 하는 훈련 요법이다. 유머 또한 사람들이 분열로부터 전체성으로 나아가게 하는 것을 돕는다. 이것은 마음을 편하게 만들고 인도하고 집중시키는 것을 더 쉽게 해 준다. 안정된 마음은 바퀴의 중심에 있는 바퀴통과 같다. 세계는 여러분 주위에서 빙빙 돌아가겠지만 마음은 확고히 안정되어 있다.

유머가 있는 사람은 동요하는 의식에 대한 관찰력이 아주 뛰어나다. 그들이 빈번하게 주제로 삼는 것은 둔하거나 어리석은 사람들, 혹은 언제나 비논리적인 비약과 연상을 하는 종잡을 수 없는 마음을 지닌 사람들이다. 유머가 있는 사람들은 이것이 얼마나 어리석은지를 재치 있게 보여 준다. 그리고 둔하고 산만한 사람들을 흉내 내는 동안 그들은 자신의 주제를 드러내는 데 날카롭게 집중한다. 웃고 마음이 편해짐에 따라 우리는 거꾸로 그들의 말 한 마디 한 마디에 주의를 집중한다. 영리한 사람들은 마음의 책략을 이해하여 성공을 이룬다. 예술가들 또한 그들 청중들의 의식의 단계를 알아차린다. 200여 년 전에 어느 영국 작가는 네 부류의 독자가 있다고 말했다. 첫째 부류를 그는 모래시계에 비유한다. 그들의 독서는 모래와 같아서 안으로 뛰어 들어갔다가 밖으로 나와 뒤에 아무런 흔적도 남기지 않는다. 두 번째 부류는 스펀지와 유사해서, 모든 것을 흡수하여 그것을 거의 그와 같은 상태로 되돌려 준다. 단지 약간 더 더러울 뿐이다. 세 번째 부류는 젤리 여과 주머니로 비유되는데, 이것은 순수한 것은 모두 통과시키고 찌꺼기와 앙금은 자신이 흡수하여 내려 보내지 않는다. 네 번째 부류는 가치 없는 것은 모두 버리고 순수한 보석만 간직하는 골콘다의 다이아몬드 광산에서 일하는 노예에 비유될 수 있다.

  공교롭게도 골콘다의 다이아몬드 광산은 내가 태어났던 곳에서 그다지 멀리 떨어져 있지 않다. 그러나 요가의 용어에 있어, 또 우리가 검토하고 있는 우리 존재의 이 네 번째 차원에서 다이아몬드가 의미하는 것은 무엇일까? 다이아몬드는 단단하고 맑다. 우리에게 단서를 주는 것은 바로 다이아몬드가 지닌 명료함의 속성이다. 명료함이란 지혜를 규정하는 중요한 특성이기도 하다. 우리는 모든 사람들이 어느 정도는 가지고 있는 정신적인 기민함이나 영리함을 지혜의 투과하는 맑은 빛으로 바꾸기 위해 지혜의 계발에 애쓰고 있다.

  이것을 이루기 위해, 우리는 진실하므로 귀중한 것에서 그릇된 불순물을 분리하기 위해 광산에서 열심히 일해야 한다. 이제 요가 수련의 예를 통해 이러한 체로 거르는 과정을 살펴보기로 하자.

지성의 연마

때때로 나는 수련생들에게 그들이 요가 수업에서 행하는 수련은 엄격하게 말해서 요가 수련이 아니라고 말한다. 이렇게 말하는 이유는 여러분들이 비록 수업 중에 확실히 수련을 '행하고', 바라건대, 배우고 있지만, 여러분은 스승에게 종속되어 있기 때문이다. 지도하는 지성은 스승에게서 나오고, 여러분은 자신이 가진 최선의 능력에 따라 수련한다. 반면에 집에서 스승의 역할을 하는 것은 자기 자신의 지성이다. 여러분이 이루는 발전은 자신의 것이며, 그것은 지속될 것이다. 게다가 여러분이 행사하는 의지 또한 자신의 것이다. 그것은 스승의 힘, 권위, 강인함, 또는 열정에서 얻어지는 것이 아니다. 그것은 여러분으로부터 비롯된 것이며, 그것의 효과는 심대하다. 이것은 육체에 의한 육체를 위한 요가가 아니라 육체에 의한 마음을 위하고 지성을 위한 요가이다.

단순한 수련과 사다나sadhana 사이에는 엄청난 차이가 있다. 사다나는 무언가를 성취하는 방식이다. 이 무언가는 - 효과적이고 정확한 실행에 의한 - 실재의 성취이다. 실재는 반드시 참되므로 우리를 순수와 해탈로 이끈다. 이것이 요가 사다나인 것이며, 이는 단지 요가 수련 혹은 요가 아브야사abhyasa의 기계적인 반복이 아니다. 요가 사다나의 목적은 지혜이다. 요가 사다나가 단지 생각 없는 수련을 단조롭게 반복하는 것이 아니라 어디인가로 이르게 하는 여행인 까닭에 여러분은 여기에서 요가 사다나를 '요가의 순례'라 번역해도 좋을 것이다.

내가 "지혜는 지성의 연마로부터 나온다."와 같은 구절을 말하면 모든 사람들은 동의하여 고개를 끄덕이지만, 실제로 우리는 마음을 지나치게 부풀리는 위험에 처해 있다. 그러므로 아사나를 행하는 동안 멈추어서 스스로를 안정시키고, 지성이 무엇을 의미하는지 탐구해 보기로 하자.

예를 들면, 지성의 의미를 파악하는 기초적인 방법 하나는 지성이 몸속에서 의식과 양심에 의해 감지되는 감수성이라고 이해하는 것이다. 곧 알게 되겠지만 양심은 참된 자아 the Self와 매우 밀접하다. 감수성을 통해 여러분은 아사나 수련에서 발전을 얻을 뿐만 아니라 감각이 부재한 곳이 어디인지를 진단할 수 있다. 이것이 골콘다의 광산에서 흙을 체로 쳐 내는 지성의 기능이다. 지성의 다음 기능은 감각이 없는 곳에 감각을 불러 와서 그곳 또한 각성이 흐르게 하는 것이다. 그리하여 감각이 골고루 편재하게 될 때 여러분은 감각을 가진 존재가 되는 것이며, 이것은 곧 여러분이 살아 있다는 것 – 아마도 태어난 이래 처음으로 – 을 의미한다. 그 밖에 여러분은 감수성이 고르게 배분되었는지 아닌지를 관찰해야 한다. 여기에서 지성은 결함이 있는 것으로 밝혀지는 곳을 바꾸고자 하는 의지이다. 신속하고 영민한 마음은 정리되지 않은 생각을 모으고 더 큰 이익, 곧 전체의 이익에 전념하도록 자신을 훈련하면서 지성을 위해 작업한다. 마음은 우리가 다른 형태의 삶과 관계를 형성할 때 필요한 문법, 문장, 어휘를 만들어 내는 데 필수적이다. 가장 고상한 형태의 지성이라 할지라도 느끼고 모아 들이는 마음에 감사해야 함을 잊어서는 안 된다. 무엇보다 지성은 자신을 바깥으로 표현하기 위해 마음에게서 제공받는 말과 문법을 빌릴 필요가 있기 때문이다.

 모든 집중된 주의를 거의 장악할 수 있고, 모든 침투가 실제로 가능하게 되는 이 차원의 수련에서는 소위 자유 의지에 관련하여 어떤 갈림길이 있다. 대부분의 사람들에게 자유 의지는 좋든 나쁘든 우리가 원하는 것을 하고, 원하지 않는 것을 하지 않는 것을 뜻한다. 지금까지 우리의 요가 수련은 이러한 가능성들을 더욱 확대하여 왔을 것이다. 증진되는 건강, 활력, 쾌활함과 자기 통제는 우리가 예전보다 더 많은 행위들, 예전과는 다른 행위들을 행할 수 있게 하고, 우리의 관계의 질을 변화시킬 수 있게 하며, 당연히 아이스크림을 냉장고로 다시 넣을 수 있게 할 것이다. 이 모든 것들은 대부분의 사람들이 지니고 있는 자아실현의 개념에 포함되며, 우리들의 삶을 영위함에 있어 유쾌하면서 필수적인 면이다. 그러나 이제 자유 의지의 또 다른 면이 자신의 존재를 밝히기 시작한다. 여러분은 그것을

'자유롭고자 하는 의지'라고 불러도 좋을 것이다. '자유 의지'라는 것이 매력적임에도 불구하고, 이것은 알려지지 않은 것의 중심부로 관통해 들어가기, 초연함, 궁극적인 자기 이해에 수반될 수 있는 고통을 암시하는 까닭에 평범한 사람에게는 쉽지 않을 것 같은 이상적인 미래상이다. 이것은 진정한 용기를 필요로 하므로 시간을 내어 우리 의지의 근원을 살펴보아야 한다.

1944년, 나는 지독하게 수련에 매달렸다. 그것은 건조하고 생기가 없으며 인위적이었다. 나는 머리, 즉 에고의 의지로 행하였지 심장, 즉 지성으로 행하지 않았었다. 단순한 사실은 우리의 에고가 유한하므로 에고의 의지도 유한하다는 것이다. 에고는 우리에게 한정된 인간적 속성이다. 이것은 그저 우리가 과거에 경험하고 습득한 모든 것의 총합에 불과하다. 머리에서 비롯되었으므로 이것은 언제나 부자연스럽게 느껴질 것이다. 또한 유한한 시초에서 시작되었기에 이것은 언제나 결국에는 끝이 날 것이다.

그에 반해서 심장의 지성에서 솟아나는 의지는 무한한 원천 – 우주적인 지성 mahat과 의식 – 에 연결되어 있다. 이것은 결코 마르지 않을 우물이다. 요가는 우주적인 의식에서 비롯되는 의지, 혹은 행위의 동기를 프레라나prerana라고 부른다. 약물이나 알코올에 중독된 사람들은 소위 '불안을 일으키는 자기 통제'를 하지 않도록 권해진다. 이것은 에고의 속성을 가진 통제의 근원이 마침내 고갈되어 파국이 뒤따를 것이기 때문이다. 그와는 반대로 그들은 "더 높은 힘에 맡겨라."라는 말을 듣는데, 이것은 그들의 의지가 지성적인 행위의 우주적인 근원에 접촉함으로써 매일매일 다시 채워지는 것을 의미한다. 제2장에서 간단히 언급하였던 프레라나는 우리를 통해 스스로를 드러내는 우주 의식의 지성적인 의지이다. 그것은 머리가 아니라 심장을 통해 자신을 드러낸다. 우리 자신 안에서 우리 존재의 내밀한 깊은 곳을 침투해 들어갈 용기를 발견하는 것은 바로 이러한 무한한 의지와 지성의 근원에 접할 수 있기 때문이다.

우리가 지금 계발하고 있는 지성은 감정과 도덕의 성숙, 진실을 존중하고 윤리적인 행위에 경의를 표하는 능력, 동정보다 더 보편적인 의미에서의 사랑을 느낄 수 있는 능력에 달려 있다. 서문에서 나는 '너 자신을 알라.'는 철학적인 권고와 관련하여 소크라테스에 대해 언급하였다. 그러나 지금 여러분 자신을 안다는 것의 가치는 무엇으로 드러나고 있는가? 그것은 틀림없이 어떤 의미를 가지고 있다. 소크라테스는 아주 단순하게 자기 이해가 우리로 하여금 자유로운 상태에서 신중하게 살아갈 수 있게 한다고 말했다. 내가 '신중하게'라는 말의 중요성을 설명하기 위해 제시하는 비유는 우리 대부분이 18개월짜리 아기가 걷듯 삶의 여정을 이어간다는 것이다. 그 아기가 한 발짝 한 발짝씩 계속 걸음을 걷는 이유는 만일 걷지 않는다면 넘어질 것이기 때문이다. 그의 걸음은 지속적인 비틀거림으로, 넘어짐에 의해 중단된다. 신중하게 산다는 것은 어른처럼 걷는 것이며, 균형을 잡고 방향성과 목적을 가지는 것, 점점 더 자유롭고 확신에 차서 궁극의 자유를 향해 걸어가는 것이다.

산스크리트어의 어원은 우리가 지금 도달한 요점을 보다 분명하게 한다. 나는 방금 우리가 어른으로서의 걷는 법을 배우고 있다고 말했다. 산스크리트어에서 마나바Maanava는 사람man을 의미한다. 마나스manas와의 관련에 의해 이는 또한 마음을 가진 사람을 의미하기도 한다. 그리고 마나maana의 또 다른 의미는 명예와 품위를 지니고 사는 것이다. 그 함의는 명백하다. 우리는 우리가 걷는 발걸음에 목적과 방향을 제시하는 지성을 부여받고, 윤리적으로, 즉 명예와 품위를 가지고 살려고 노력하는 인간이다.

인간을 괴롭히는 의문은 "우리가 진정 자유를 얻을 수 있을까?"라는 것이다. 머릿속에서 우리는 종종 간디나 예수, 혹은 오로빈도는 자유에 도달했지만 우리는 그렇게 할 수 없다는 모순된 생각을 한다. 그리고 우리의 일상적인 경험, 실패와 실망은 우리 자신에 대한 우리들의 편견을 뒷받침하는 것처럼만 보인다. 그러나 간디의 생애, 오로빈도의 생애에 대해 읽어 보라. 그들의 삶은 좌절, 잘못 들어선 길, 심지어 초년의 부도덕으로 가득 차 있었다. 나는 이미 요가에서 나의 삶의 바탕이 질병, 따돌림, 조롱, 삶의 다른 모든 길에서의 전반적인 쓸모없음이었다고 분명히 밝힌 바 있다.

이러한 모순을 해결하기 위해서는 자연(프라크르티)과 영혼(푸루사)의 관계를 되돌아보아야 한다. 여기에서 우리는 결정론과 필연성을 구분할 필요가 있다. 우리는 본래부터 생물학적으로 자신의 진화론적인 이익을 위하도록 결정되어 있다. 생물학적인 차원에서 이러한 결정론은 아주 강력하여 이것이 우리가 두 개의 팔, 다리, 하나의 머리 등을 가지고 있는 필연성을 만들어 낸다. 의식의 차원에서 결정론의 힘은 우리들 속에 이를테면 즐거움을 반복하고, 고통을 피하며, 두려워하는 것에서 달아나고, 에고와 자만이 커지게 하는 등의 강한 성향을 형성시킨다. 그러나 이것은 필연적인 것이 아니다. 이것은 단지 울퉁불퉁한 경기장일 뿐이다. 요가는 철저히 검증된 기법으로, 선택할 능력을 가진 지성과 자기 의식적인 의식을 통해 작용하는 의지는 이 기법에 의해 우리를 필연으로부터 해방시킬 수 있다. 이러한 수단에 의해 우리는 각자의 해탈을 향해, 그리고 천상의 축복에 의해 우주적인 자유를 향해 신중하게 걸어갈 수 있다.

아담과 이브는 최초의, 혹은 본원적인 단일성의 상태에 살았다고 한다. 요가는 자유의 최고 경험은 단일성, 즉 통합이 완전히 실현된 상태라고 말한다. 인간의 곤경은 우리 자신이 광대한 여행의 시작과 끝 사이에서 어정쩡한 상태에 빠져 있다고 느낀다는 것이다. 아담과 이브는 금단의 열매를 먹었을 때 개체화를 향한 첫 걸음을 내디뎠고 자신들의 최초의 단일성을 상실하였다. 우리는 여전히 그들의 힘든 여행을 계속 이어가고 있다. 우리는 되돌아갈 수 없다. 우리가 있는 곳은 안락하지 않다. 그러므로 계속 나아가야만 한다. 가는 도중에 개체화의 달콤한 열매뿐 아니라 쓴 열매도 맛볼 것이며, 그 열매들은 완전한 의식을 향한 우리의 여행 경험에 포함되고 통합될 것이다. 그러나 어느 것도 우리가 단일성, 되찾은 낙원, 최초가 아닌 최후의 통합이라는 목표에 도달할 수 없다고 말하지 않는다. 이토록 긴 여행을 하기 위해 우리는 힘을, 실제에 있어 세 가지의 힘(sakti 삭티)을 필요로 한다.

힘과 지혜 - 삭티 Sakti

이제 내면을 향한 여행이 더 잘 이루어지도록 요가 수련에서 우리 자신의 근원으로 돌아갈 시간이다. 우리는 수련을 통해 건강한 몸의 힘 sarira sakti을 형성하였으며, 그 힘을 무시해서는 안 된다. 에너지와 의식이 없는 육체는 반쯤 죽은 것이나 마찬가지이다. 프라나야마에 관한 제3장에서 우리는 프라나 에너지 prana sakti의 힘이 지닌 결정적인 중요성을 입증하였다. 이제 또 하나의 힘, 즉 의식(prajna 프라즈나)의 힘을 소개하겠다. 프라즈나는 의식의 의식이다. 나는 이것을 바로 몇 단락 앞에서 자기 의식적인 의식이라고 언급하였지만 산스크리트어의 번역은 하지 않았다. 자기 의식의 힘은 프라즈나 삭티이다. 프라즈나는 지혜의 지식이라고도 번역된다.

이 세 종류의 힘은 영혼의 힘 atma sakti과 융합될 수 있도록 먼저 이 영혼의 힘과의 조정을 위해 정렬되어야 한다. 에너지가 더해진 육체의 힘은 제3장에서 경고하였듯 부적합한 회로를 통해 지나치게 높은 전압을 가하여 몸의 계에 과도한 부담을 줄 수 있다. 우리 내부의 이러한 엄청난 힘들의 균형을 맞출 수 있는 것은 바로 의식을 의식하는 힘을 더함에 의해서이다. 이것은 모든 수준 kosa에서 확장이 가능하도록 하지만 위험이나 긴장, 혹은 과부하는 일어나지 않는다. 각성하는 의식의 역할은 우리가 아사나를 수련할 때 몸의 육체적인 층(뼈, 근육 등등)과 장기의 층(즉 기관들) 사이에 필연적으로 존재하는 틈을 메우는 것이다. 우리가 몸의 여러 겹들을 통합하고 있을 때조차도 각성과 에너지로 채우지 못하는 틈이 존재한다.

요가의 모든 꽃잎들을 지속적으로 수련한다면 마침내 인간의 몸에 본래 내재된 모든 결점들을 교정할 것이다. 요가 수련을 통해 우리가 생성하는 힘은 응집력 있으며 파괴될 수 없는 완전체가 될 것이 분명하다. 요가 실수행sadhana이란 섬유 조직들을 피부에 이르기까지 결합시키고, 또한 피부를 섬유 조직들에 이르기까지 결합시켜 이들이 바깥쪽의 코사를 나선형으로 감고 함께 섞어 짜서 아트마 코사atma kosa안에까지 이르게 하는 것을 뜻한다. 이럴 때에만 우리 내부에서 만들어 낸 통일된 힘이 우리를 에워싼 우주의 힘과 통합될 수 있다. 만일 그렇지 않으면 필연적으로 분열이 남게 될 것이다.

나는 이 장에서 우리들의 타고난 기질에 우주적인 원천으로 존재하는 마하트(우주 지성)에 대해 이야기하였다. 각성의 힘인 프라즈나 삭티는 바로 의식으로 우리 존재의 어두운 곳을 밝히기 위해 그곳으로 서서히 침투하고 스며드는 우주 지성이다. 의식은 명료성, 밝음, 평온과 더불어 편안히 제자리를 잡아야 한다. 이것은 에고가 없으며 영혼과 매우 가까운 양심에 즐거운 만족을 준다.

현실적으로 말해서 이것은 어떻게 작용하는가? 우리는 이미 우주 에너지(프라나)가 호흡이라는 탈것에 실려 우리에게 운반된다는 것을 알고 있다. 그렇다면 우주적 각성은 어떻게 우리 안으로 유입되는가? 무엇이 그것에 연료를 공급하는가? 그 연료는 의지력, 즉 주의를 집중한 지속적인 의도이다. 우리가 어떻게 요가의 여섯 번째 꽃잎인 집중(다라나)에 더 가까이 다가가고 있는지 보이는가? 여러분은 그러나 여전히 "나의 의지력이라는 연료에 어떻게 불을 붙일 것인가? 나는 그것이 머리가 아니라 심장에서 나온다는 것을 알고 있지만 희박한 공기에서 그것을 불러낼 수가 없을 따름이다!"라고 묻고 있음에 틀림없다. 아니, 여러분은 할 수 있다. 왜냐하면 의지라는 연료에 불을 붙이고 각성이 우리 몸 전체를 통해 퍼져서 스며들게 하는 것은 공기, 아니 프라나이기 때문이다. 에너지와 각성(둘 다 우주의 본질이다.)은 친구처럼 작용한다. 하나가 가면 다른 하나도 따라간다. 지성이 우리 존재의 가장 어둡고 깊은 곳으로 들어가 그것을 정복할 수 있는 것은 침투하는 각성의 의지에 의해서이다. 이 지성은 어둠을 밝히는 명료성이다. 이것은 지혜의 시작으로, 보기 때문에 보고, 알기 때문에 알며, 육체 및 에너지와 각성의 세 힘이 영혼으로부터 발해지는 빛과 동화하고 함께 보조를 맞추는 까닭에 즉각적이고 자연스럽게 활동하는 직관적인 통찰력이다. 우리는 지성이 통찰력을 가졌다고 말한다. 그러나 우리는 영혼이 '외계 사물을 지각하는 능력'을 가졌으며, 빛을 발하는 햇불이라고 말함으로써 이 말을 보완해야 한다. 이 책의 서두에서 말하였듯 내면을 향한 여정에서 우리의 의지가 내면으로 나아감에 따라 우리의 영혼은 우리를 만나기 위해 바깥을 향해 나온다.

나는 자유에 관해 다양한 각도에서 이야기하였다. 우리 모두가 자유와 관련하여 연상하는 것은 공간이다. 미국인들은 향수에 젖어 옛 서부의 공간과 자유에 대해 말한다. 공간은 자유이며, 우리는 아사나와 프라나야마의 수련에 의해 빅뱅처럼 내부에 공간을 창조한다. 어두운 공간은 알려져 있지 않으며, 아는 능력도 없다avidya. 그러나 에너지의 힘과 각성의 힘이 결합할 때 어둠을 몰아내는 번개가 일어난다. 의식을 향해 나아가는 추진력을 발휘함으로써 이것을 목격할 수 있다. 자신 이외의 다른 사람은 아무도 이것을 목격할 수 없거나 입증할 수 없는 까닭에 이것은 주관적인 발견이다. 그러나 다른 사람이 느낄 수 없어도 여러분이 치통을 느낀다면, 어떤 권위자라 할지라도 여러분의 치아가 상하지 않았다는 것을 확신시킬 수 없다는 것 또한 사실이 아닐까?

우리는 이 책 전반에 걸쳐 '내면을 향한 여행'이라는 구절을 많이 사용했다. 이제 우리는 자신이 내면에 존재하는 것이 두드러지게 밖으로 나오려고 하는, 즉 자신을 드러내려고 하는 곳에 있음을 깨닫는다. 우리가 창조하는 공간은 근원적인 몸, 가장 내밀한 것이 밖을 향해 빛을 내뿜기 시작하는 그런 곳이다. 여러분의 수련이 육체적인 차원에만 머문다면 내면을 해방시키는 데 반드시 필요한 공간을 잃어버리게 될 것이다. 모든 세포가 자신이 짧은 시간 동안의 존재라는 사실을 깨닫게 하는 자신의 지성을 가진다는 자각은 결코 생기지 않는다. 여러분이 추구하는 것이 저 내면의 빛이 공간을 밝히는 것이라 해도, 여러분은 물질의 어두운 밀도 속에 갇혀 있을 것이다. 요가를 이런 차원에서 그토록 많이 수련하는데도 여전히 에고로 인해 방해를 받는다는 것은 부끄러운 일이다. 우리는 행복하고 자신감 넘치는 아이처럼 자연스러워야 한다. 영혼은 그저 우리 존재 전체를 가득 채우기 위해 확장을 추구하는 것이다. 그러나 아직 우리는 내면적으로 위축되고 무가치하다는 느낌을 계속 가지고 있는데, 우리는 종종 거만하고 거짓된 성품을 투사함으로써 이것을 위장한다. 이것은 지성에도 마찬가지로 존재하는 타고난 결함들 중 하나에 불과하다.

지성의 불순물

요가의 전반적인 교육 목적은 우리 삶에서 일이 제대로 진행되게 하는 것이다. 그러나 우리 모두는 바깥에서 완벽하게 보이는 사과가 안쪽에서 보이지 않는 벌레에 의해 다 먹혀 버렸을 수 있다는 것을 알고 있다. 요가는 겉모습에 관한 것이 아니다. 요가는 껍질에서 속까지 사과 전체가 완전하고 건강하도록 벌레를 찾아서 없애는 것에 관련된 것이다. 이것이 요가, 그리고 실로 모든 영적인 철학이 부정적인 것 – 욕망, 허약함, 결점, 불균형 등 – 에 되풀이하여 매달리는 것처럼 보이는 이유이다. 이들은 벌레가 사과 전체를 안에서부터 먹어 치워 썩게 만들기 전에 벌레를 잡으려 애쓴다. 이것은 선과 악 사이의 투쟁이 아니다. 벌레들이 사과를 먹는 것은 자연스런 일이다. 요가에서 우리는 단순히 안에서부터 썩은 사과가 되기를 원하지 않을 뿐이다. 그러므로 요가는 가치 판단 없이, 과학적으로 무엇이 잘못 될 수 있고, 그 이유는 무엇이며, 그것을 어떻게 멈추게 할 수 있는가를 점검할 것을 요구한다. 요가는 자아를 – 참된 자아를 위해 – 유기농법으로 경작하는 것이라 할 수 있다.

멀리 네 번째 겹에 이르러 그것을 꿰뚫고 들어가는 것은 상당한 성취이긴 하지만, 또한 각성에 있어 상당한 위험을 불러올 수 있다는 것을 지적하지 않는다면 나는 독자들에게 몹쓸 짓을 하는 것이리라. 명백한 위험 하나는 자만, 즉 잘 행한 일에 대한 만족이 아니라 우월하고 차이가 난다는 의식, 구별되고 뛰어나다는 의식이다.

외모, 드러내 보임, 포장하는 것 등에 관심을 집중하는 것은 우리 현대 사회에 있어서의 강박 관념이다. 우리는 스스로에게 "나의 상태는 실로 어떠한가?"라고 묻지 않고, "내가 어떻게 보이는가, 남들은 나를 어떻게 보는가?"에 대해 묻는다. 이것은 "내가 무엇을 말하고 있는가?"라는 물음이 아니라 "내 말이 어떻게 들리는가?"의 물음이다.

예를 들면 우아하고 잘 표현되어지며 극히 매력적인 요가 아사나를 행하는 사람들이 있다. 그들은 이러한 아사나와 자기 자신에 대해 만족하며 아마도 이러한 드러나는 탁월함으로 인해 좋은 보수를 받을 것이다. 생계를 해결하고, 요가에 대한 대중의 평가를 높이며, 요가의 기예와 미학적인 아름다움을 눈에 보이는 몸으로 보여 주고자 노력하였던 시절에 나는 늘 가능한 방식 중 가장 훌륭하게, 균형을 맞추고 정확하게, 그리고 동기를 자극하며 일관성 있는 순서로 아사나를 시현하는 것을 추구했다. 필요하면 나는 요가를 실제로 행해 보이는 사람이자 기예가였다. 이것은 기예로서의 요가에 대한 나의 이바지였다. 그러나 내 자신의 개인적인 수련에서는 이런 종류의 관념을 가지지 않았다. 나는 오직 탐구하고 배우며 도전하고 내면적으로 변화하기만을 바랐을 뿐이다. 무엇보다 침투해 들어가기를 원했다. 요가는 존재, 감각, 호흡, 마음, 지성, 의식, 그리고 참된 자아의 통합에 이르는 내적인 침투이다. 이것은 명확히 내면을 향한 여행, 안으로 들어가는 것을 통해 이루어지는 영혼을 향한 진화이며, 이제 이 영혼은 거꾸로 밖으로 출현하여 여러분을 그의 광휘 속에 껴안기를 갈망한다.

여러분은 안내자로 훌륭한 스승이 필요하다. 스승의 가르침에 따르면 몸이나 안쪽의 섬유 조직, 힘줄, 인대, 마음, 감정을 지나치게 신장시킨다든지 삐게 하거나 다치게 하지 않을 것이다. 이것은 부적절하게, 혹은 잘못 수련되는 요가이다. 내가 그렇게 하였기 때문에 그것을 알고 있다. 요가가 단지 바깥쪽만을 향하고 과시적이며 자기만족적이라면 이것은 전혀 요가가 아니다. 그러한 태도는 여러분이 요가를 시작할 때 지니고 있던 성격마저도 손상시키고 변형시킨다. 수업 중 다른 사람들을 둘러보며 자만심, 혹은 불안감이 생기면 그것을 있는 그대로 인정하고 자연스럽게 사라지게 해야 한다.

삶에서 많은 즐거움과 만족을 얻을 수 있는 것은 분명하다. 파탄잘리는 즐거움의 올바른 충족이 삶뿐만 아니라 해탈의 필수적인 구성 요소라고 했다. 그러나 또한 자연과의 그릇된 상호 작용(고통이나 번뇌가 아직 우리를 지배하는)은 우리에게 혼란과 자기 파괴를 가져올 수 있음을 경고하였다. 겉모습을 통한 즐거움의 추구는, 나는 여기에서 이것을 목적의 천박성과 연결시키는데, 단지 일을 추구하는 그릇된 방식에 지나지 않는다. 즐거움을 추구하는 것은 똑같은 정도로 고통을 추구하는 것이다. 우리에게 내용보다 외양이 더 중요할 때, 우리는 길을 잘못 들었다고 확신해도 좋다.

그러므로 지성의 성취 또한 그 나름의 함정을 가지고 있으며, 감각의 유혹보다 알아차리기가 훨씬 더 어렵다. 우리는 그저 너무도 기꺼이 "오, 나는 초콜릿을 절대로 거부할 수 없어."라고 받아들인다. 그러나 우리 중 몇 사람이나 승진하기 위해 우리가 동료의 등을 거리낌 없이 찌를 것이라는 사실을 받아들일 것인가? 우리는 그 추악함이 영혼에 더 가까이 존재한다는 것을 본능적으로 느끼기 때문에 이러한 자기 이해를 겁낸다.

우리들 대부분, 적어도 성인은 요가를 수련하든 안 하든 의무에 충실한 의례적인 일, 즉 '선하게' 되고자 노력하고 그렇지 않을 경우의 결과를 두려워하는 포괄적인 처신을 하게 된다. 이것은 해결책도, 결의도 아니지만 삶을 보장하는 휴전, 혹은 절제에 의한 품위이다. 욕망을 조절하는 것은 물결이 일어나는 것과 같은 변화가 아니라 끊임없이 가지를 치는 과정이다.

야마와 니야마(윤리적인 규범)는 우리 행동에 대한 방화선防火線으로 기능하여 우리가 이러한 이성에 의거하여 자제하는 것을 도와준다. 아사나는 정화제이며 프라나야마는 의식citta을 욕망으로부터 끌어당겨 사려 깊은 각성prajna을 향하게 하기 시작한다. 프라티아하라는 마음이 그 에너지를 내면에 쏟을 수 있도록 마음으로부터 감각을 향해 흐르는 흐름을 역으로 되돌리게 하는 법을 배우는 단계이다. 다라나(집중)는 지성buddhi에 순수함을 가져다주며, 디아나(명상)는 에고의 얼룩을 지운다.

집중은 지성에 '순수함'을 가져다준다. 여러분은 틀림없이 지성이 이 책 전체에 걸쳐 진정한 선으로 제시되어 왔다는 것을 주장하고 있을 것이다. 그것은 전혀 나쁜 평을 받지 않았었다. 여러분이 요가의 산의 보다 낮은 경사면을 힘들게 올라가고 있을 때 이것은 충분히 공정하다. 높은 지성을 향한 상승은 열렬한 갈망의 대상이 될 수 있다. 그러나 지금 우리는 지성 그 자체의 층인 비즈냐나마야 코사에 있으며 다섯 가지의 번뇌가 순수한 영혼 자체를 제외한 우리 존재의 모든 차원을 더럽히고 있다는 것을 상기해야만 한다.

우리는 지성을 갈고, 다듬고, 정련시켜 왔다. 또한 판별하고 선택하는 지성의 힘과 우리로 하여금 자유를 향해 점점 더 가까이 다가갈 수 있게 하는 지성의 능력을 깨닫게 되었다. 지성은 성찰적이어서 우리는 스스로를 관찰할 수 있다. 고귀하고 절대적이며 순수한 지성은 영혼의 가깝고 친밀한 이웃이다. 그런데 나는 왜 여기에서조차 지성의 결함을 가려내고 오직 다이아몬드만 남겨 두어야 한다고 제안하면서, "뜨거운 석탄이 연기로 덮이고, 거울이 먼지로 덮이며, 태아가

양막에 의해 싸여 있는 것처럼 중독된 지성은 참된 자아를 덮어서 가린다.(『바가바드 기타』, 3.38』)"라는 경고를 하고 있는 것일까?

고도의 지성은 힘을 선사하며, 우리 모두는 권력이 인간을 타락시킨다는 것을 안다. 지성이 타락하면 우리 자신과 세상에 재앙을 불러온다. 지성의 오염은 기본적인 욕구나 복합적인 욕구, 이기적인 목적, 자만심과 권력의 추구, 자기 본위의 야심, 적의, 계산과 조작, 위선, 속임수, 교활함, 오만함, 부정직과 다른 사람들의 실패에서 느끼는 은밀한 기쁨 등등에서 그 모습이 드러난다. 이러한 오염들은 지성의 능동적인 면(의지, 결단력, 의도)에서 비롯되는 경우가 더 많으며, 인지적이며 성찰적인 면에서 비롯되는 경우는 더 적다. 이 오염들에는 본능적이며 생물학적인 뒤틀림이 포함되는데, 그것은 "나와 내 것을 위한 것으로 무엇이 있지?"라는 물음, 그리고 "나는 옳고 너는 틀리다."라는 태도 안에 들어 있는 타인에 대한 멸시로서 나타난다.

지성에는 기억의 도움을 받아 결과를 고려하는 능력이 있다 했다. 지성이 잘 하지 못하는 것은 에고로부터 조용히 스며들고 있는 자신의 욕구들을 알아차리는 것이다. 지성의 오염을 보려면 바로 같은 날 여섯 종류의 다른 신문을 사든지, 아니면 서로 다른 텔레비전 뉴스 몇 가지를 시청해 보라. 동일한 사건이 어떻게 그렇게 다르게 보도되는지 주의해서 보아야 한다. 이것은 단순한 오해일 수도 있으나 해석에 있어 신문 소유주의 이념을 돕는 편향이나 왜곡이 있을 가능성이 더 높다. 이것은 소유주가 여당과 연결되어 있어 국수주의적일 수도 있고, 숨겨진 경제적인 이해관계일 수도 있다. 결국 대부분의 신문 소유주들은 당연히 부유한 사람들이고, 더 부유해지는 쪽으로 마음을 쏟는다. 또한 무엇이 빠뜨려졌으며 무엇이 포함되어 있는지 주의해서 살펴보라. 우리는 과도하게 칭찬받는 미디어의 객관성이 너무도 빈번히 피상적이고 위선적이라는 결론을 내리지 않을 수 없다. 이는 언론인들의 마음이 제대로 기능을 하지 않아서가 아니다. 그들은 제대로 기능을 한다. 그것은 그들의 지성이 파괴되었기 때문이다. 이것들을 오염이라 부르며, 우리들이 자신 속에서 이 오염을 탐지하는 것은 아주 어려운 일이다. 우리가 외면적으로 덕스러운 삶을 산다면 우리에게 잘못된 일은 없다고 자신하기가 쉽다. 이것은 청교도 혹은 종교적인 광신도가 빠지기 쉬운 유혹이 된다. 사생활에서 종종 우리는 진실을 억압하고 거짓을 제안한다. 에고는 지성의 모든 결함을 돕고 부추긴다.

지성의 이러한 오염은 인간성에 대한 중대한 죄악이며, 우리는 이것을 부인할 수 없다. 그러나 우리는 우리 영혼과 가장 가까운 부분인 의식consciousness의 도움으로 이것을 없앨 수 있다.

양심

지성은 행동을 개시하고 그 결과를 고려할 수 있는 능력을 가진 까닭에 충분히 자기 규율적일 수 있다. 이 결함들(타인들보다는 우리 자신에게 있는)을 관찰하고 확인하는 의식적인 노력은 뒤에 보답을 받는다. 그러한 자기 검증은 니야마의 윤리 규범의 네 번째 항목인 자신에 대한 학습과 교육svadhyaya에 있어 절대적으로 필요한 부분을 형성한다. 그러나 아직 우리에게는 요가의 기법과 독립적인 중재자 둘 다가 필요하다. 나는 두 번째 것을 먼저 다룰 것이다. 독립적인 중재자, 즉 목격자를 목격하는 자의 기능은 말하자면 양심antahkarana에 의해 수행된다. 이것은 영혼 쪽을 향해 있는 의식의 렌즈 면이다. 이는 감각을 통해 우리 주변의 세계와 접촉하는 렌즈의 바깥쪽의 면보다 외부 세계와의 접촉에 의해 오염될 가능성이 더 적다. 영어로 양심이라고 부르는 의식의 이쪽 면이 흠 없이 영혼의 빛만을 반사할 때 산스크리트어에서는 이를 미덕의 기관dharmendriya이라 한다.

우주 의식은 어떤 점에서는 우주처럼 무한하고, 모든 것을 포용하는 자연의 영혼으로 간주될 수 있다. 우리 속에 존재하는 우주 의식의 이러한 부분이 개개인의 양심이다. 양심은 우주 영혼Purusa과 가장 가까운 곳에 있으므로 영혼과 아주 특별한 관계를 가진다. 또 이것은 우리가 자연 세계와 정신세계 사이에서 경험하는 가장 가까운 접촉점이라 할 수 있다. 이런 이유로 양심은 가장 깊은 차원, 통합의 차원에서 인지되는 결과의 인식이라 말해도 좋을 것이다. 양심은 영혼이 물질과 섞이는 곳, 우주 영혼과 자연 사이에 놓인 다리이다. 이것이 왜 양심이 언제나 여러분에게 한 가지만을 말하고, 한 가지의 행위 과정만을 제안하는가에 대한 이유로, 그것은 바로 양심이 단일성으로부터 비롯되기 때문이다. 양심은 개별 영혼 atma의 암시에 귀를 기울일 수 있는 의식이다.

좋은 조언은 여러 근거에서 나올 수 있으며 모두가 그 나름대로 유익할 수 있지만, 그러나 그것은 단지 두뇌의 활동인 분석과 종합을 통해서 해결에 이를 뿐이다. 직관은 종종 날카롭고 예민한 지성에서 울려 나오는 내면의 목소리로 나타난다. 이것은 특정한 일이 매력적으로 보임에도 불구하고 그것을 하지 말라고 말할 수도 있고, 상상하지 않았던 여행을 떠나라고 말할 수도 있다. 이것은 신중하게 다루어져야 하지만 적어도 지성이 순수한 지혜의 단계에 도달할 때까지 존중되어야 한다. 직관은 합리성을 초월하며 심장에서 나오는 것이다.

그렇다면 양심이 직관과 다른 것은 무엇일까? 차이점은 양심은 아프게 한다는 것이다. 즉 양심은 우리에게 고통을 준다. 우리는 양심의 가책을 받는다는 말을 한다. 직관은 우리를 자극하고, 아마 어느 정도의 혼란을 일으킬 수도 있는데, 이는 우리가 그것이 어디에서 비롯되는지를 알지 못하기 때문이다. 그러나 양심은 아프게 한다. 이것은 양심이 물리적인 신체, 물질세계에 살고 있는 정신적인 존재라는 것이 의미하는 바의 모순의 한복판에 놓여 있기 때문이다. 양심은 언제나 우리를 통합, 곧 전체성 쪽으로 이끌고 있으므로 우리더러 더 힘든 것을 행하라 한다. 우리의 욕망, 이기주의, 지성적인 결함은 늘 우리를 사안에 판단을 내리고 그럭저럭 일을 처리하며 좀 더 작은 악을 선택하려고 노력하는 차별의 세계로 이끈다. 흠이 없을 때 양심은 우리 귀에서 속삭이는 영혼의 목소리이다. 그런 의미에서 비록 고통을 주는 양심일지라도 그것은 신성이 우리에게 아직 말을 걸고 있다는 증거로 하나의 특권이다.

양심과 영혼의 이런 밀접한 병렬 관계는 몇 년 전 로마 방문의 기억을 떠올리게 한다. 당시 교황이었던 바오로는 건강이 좋지 않아서 나에게 요가 수업을 해 달라며 나를 초청하였다. 나는 수락하였다. 그러나 갑자기 그는 추기경들의 요청으로 조건을 강요하였다. 마치 가톨릭의 교황이 힌두교와 관련된 수련을 따르는 것처럼 왜곡되게 보일 수 있기에 수업을 완전히 비밀에 붙여야 한다는 것이었다. 물론 그에게 요가는 보편적이고 어떤 신조나 종파도 초월한다는 것을 다짐하고, 일어나는 일을 소문내지 않겠다고 말할 수 있었다. 그럼에도 불구하고 나는 만약 그 점에 관해 질문을 받는다면 거짓말을 할 준비가 되어 있지 않다고 말하였다. 나의 정직함이 비밀 유지에 위험하다 보였던지 수업은 결코 이루어지지 않았다.

어쨌거나 나는 시스틴 성당을 방문하여 미켈란젤로가 그린 위대한 천정화, 즉 신이 구름으로부터 나와 아담에게로 손가락을 뻗고, 아담 또한 그에 화답하여 자신의 손을 신에게로 뻗는 그림을 보았다. 그들의 손가락은 거의 닿을 듯하다. 이것이야말로 내가 영혼과 양심의 관계로써 말하고자 하는 바이다. 그들은 거의 닿아 있으며, 뻗쳐진 거룩한 손으로부터 인간의 손으로 가끔 신성한 섬광이 전해진다.

다라나 - 집중

나는 지성을 정화하는 요가의 기법을 건너뛰었는데, 이 기법은 에고를 정화하는 기법인 명상에 직접적으로 이어지므로 여기에서 제시하고자 한다. 여행의 끝이 이제 정말 멀지 않았기에, 요가는 '계속 하라, 계속 하라, 노력을 배가하고, 발전의 결과물, 즉 지금까지 쌓아 왔던 힘과 명예를 포기하라.'고 다그친다. 목표에 아주 가까워진 지금 실패해서는 안 된다. 요가는 심지어 천사들까지도 깨달음에 거의 도달한 사람들을 길에서 벗어나라고 유혹할 것이라고 말함으로써 이러한 긴박함과 위험성에 대해 경고한다. 이것은 기독교의 전통에도 역시 존재한다. 예수가 그의 목표에 아주 가까워졌을 때 어둠의 천사가 그를 높은 곳으로 데려가서 지상의 모든 나라들을 보여 주며 그들에 대한 권력과 지배권을 제안했던 것을 기억해 보라. 그 또한 한 사람의 박탄bhaktan, 즉 완전한 포기자였던 것이다.

제1장에서 말했듯, 다라나(집중), 디아나(명상), 그리고 사마디(완전한 몰입 혹은 지극한 행복)는 점점 강해지는 크레센도로서, 마지막에 통합을 이루는 삼야마 요가 samyama yoga이다. 다라나는 번역하기에 아주 쉬우므로 우리는 종종 그것의 중요성을 간과하거나 잊어버릴 때가 있다. 요가 용어에서 집중은 주의를 기울이는 것이 아니다. 진정한 집중은 깨어 있음이 끊어지지 않는 실처럼 이어지는 것이다. 요가는 지성과 자기 성찰적인 의식과 함께 작용하는 '의지'가 어떻게 우리를 흔들리는 마음과 밖으로 향하는 감각의 불가피성에서 자유롭게 할 수 있는가에 관한 것이다.

일찍이 우리는 수다스러운 마음이란 정신을 산란하게 하는 수많은 잔물결과 같다고 말했다. 집중은 하나의 큰 물결이다. 다수를 하나로 모으는 것이다. 하나 속에 다수를 포함시킨 다음 그 하나를 고요히 가라앉혀 명상에 든다. 여러분은 많은 물결을 가라앉힐 수 없다. 나는 아사나에서 우리의 주의를 오른쪽 무릎, 왼쪽 무릎, 양쪽 팔, 오른쪽 무릎 안, 왼쪽 무릎 안 등등에 보낸다고 설명하였다. 서서히 깨어 있음이 온 몸으로 퍼져 나간다. 이 순간 우리의 깨어 있음은 통일된다. 우리는 이질적인 모든 요소들이 지성의 단일한 흐름의 통제를 받게 한다. 이것이 집중, 혹은 하나의 강력한 상념의 물결이다. 이것은 많은 작은 것들을 배움으로써 배우게 되는 큰 것이다. 마음은 이런 식으로 집중하는 것, 다양성으로부터 통일성을 끌어내는 것을 배울 수 있고, 이제 집중이라는 큰 물결조차 고요한 상태로 만드는 명상적 상태인 평온함을 향한 동경을 품을 수 있다. 이러한 과정을 회피할 길은 없다. 1(집중)을 지나지 않고 99(다양성, 복잡성)에서 0(고요한 명상의 상태)까지 숫자를 거꾸로 헤아릴 수 없다.

각각의 새로운 지점이 연구되고 조정되며 지속되었을 때 우리의 깨어 있음과 집중은 필연적으로 동시에 무수한 지점으로 향해질 것이며, 그 결과 실제로 의식 그 자체가 온 몸에 고르게 분산된다. 이때의 의식은 방향이 조정된 지성의 흐름(주체)에 의해 밝아지고, 인식하고 변화하는 몸과 마음(객체)의 목격자의 역할을 하는, 침투해 가면서 에워싸는 의식이다. 이것이 다라나, 즉 고귀한 깨어 있음으로 이어지는 지속적인 집중의 흐름이다. 항상 방심하지 않음으로써 완전한 자기 교정의 메커니즘은 끊임없이 조정되고 창조될 것이다. 존재의 모든 요소들이 참여하여 이루어지는 아사나의 수련은 지성이 감각, 마음, 기억, 그리고 자아와 통합될 때까지 이런 방식으로 지성을 일깨우고 예리하게 벼리며 계발한다. 그러나 자아는 비대해지거나 위축되지 않고 자신의 본래의 형태를 지닌다. 명상 속에서 집중이 끊어지지 않고 흐르는 가운데 이루어지는 완벽한 아사나에서 자아는 자신의 완벽한 형태, 나무랄 데 없이 훌륭한 자신의 완결성을 지닌다. 이것은 환한 빛이 자세 전체에 스며드는 사트바의 차원에서 행해지는 아사나이다. 그러므로 이것은 명상의 아사나이기도 하다. 나는 "나는 명상을 하는 중이다."라고 말하지 않는다. 나는 명상을 하지 않는다. 나는 아사나를 수련하고 있지만 수련이 명상적인 특질을 지니는 차원에서 그렇게 한다. 중심에서 피부에 이르기까지 존재 전체가 경험된다. 마음은 고요하고, 지성은 머리에서보다는 심장에서 깨어 있으며, 자아는 움직임을 멈추고, 몸의 모든 세포마다 의식을 지닌 생명이 깃들어 있다. 이것이 내가 아사나는 요가가 가진 가능성의 모든 스펙트럼을 열어젖힌다고 말할 때의 의미이다.

명상(디아나)

　나는 자주 요가가 명상이며, 명상이 요가라고 말하였다. 명상이란 의식의 동요를 고요히 가라앉게 하는 것, 거칠게 파도치는 바다를 잔잔하고 고요한 상태로 만드는 것이다. 이 고요는 무기력하거나 활기가 없는 상태가 아니다. 이것은 창조의 모든 가능성을 품은 깊은 고요이다. 창세기의 성경 구절 – "그리고 하나님의 숨이 물 위를 떠돌았다." – 을 기억해 보라. 여러분이 수면에 물결을 일으킬 때, 여러분은 창조를 하는 것이다. 여러분은 명백히 드러나 있는 세계에서 핵전쟁부터 모차르트의 교향곡에 이르기까지 모든 것을 창조한다. 요가 수행자는 이토록 즐겁고 고통스러우며 불가해하고 끝이 없는 일과 사건의 세계에서 물결이 일어나기 전의 고요한 지점으로 되돌아가는, 그와 반대되는 방향으로 여행을 한다. 이것은 그가 "나는 누구인가?"라는 물음에 대답하기를 원하기 때문이다. 그는 만일 자신이 그것을 찾아낼 수 있다면 "내 존재의 근원은 무엇인가?", 그리고 "내가 알 수 있는 신은 존재하는가?"라는 질문에 대답할 수 있기를 희망한다.

　이 장의 최고 지점은 개별 영혼의 존재와 그것의 완전함의 경험이다. 그러나 명상의 수련은 사마디(완전한 몰입과 존재의 바다 혹은 보편적인 신성 속으로 잠기는 것)에 관한 다음 장까지 계속된다. 설명을 위해 우리가 만드는 경계들은 인위적이다. 요가는 우리가 타고 올라가는 사다리이기는 하지만, 진짜 사다리라면 일곱 번째(디아나) 단에 섰을 때 모든 몸무게가 그 단에 실리는 반면 요가에서 몸무게는 올라가는 것을 도와주었던 이전의 단들에 여전히 동일하게 실린다. 그 단들 중 어느 하나라도 부러진다면 우리는 떨어진다. 우리는 그러한 사실을 특히 제7장에서, 기초이며 그것이 실현될 때 영어에서 말하듯 '백문이 불여일견'의 증거이기도 한 윤리 규범을 검토할 때 보게 될 것이다.

　명상에 관해서라면 나는 순수주의자이다. 그렇게 되어야만 하는 것이, 나는 요가 수행자이기 때문이다. 그렇다고 스트레스를 진정시키고 휴식을 얻기 위해 명상 수업에 참석하는 것이 잘못되었다는 말은 아니다. 다만 요가 수행자로서 나는 진실을 표명해야 한다는 것이다. 즉 여러분은 스트레스의 출발점에서부터, 혹은 신체적으로 허약한 상태로는 명상을 할 수 없다. 명상은 요가에 있어 올림픽 경기의 결승전과 같다. 여러분은 불완전한 건강 상태로는 나서지 못한다. 요가의 모든 이전 단계들은 최상의 컨디션에 이르도록 여러분을 훈련시키기 위해 그 역할을 다해 왔다.

요가의 명상은 부드러운 졸음이나 무기력이 아니다. 그것은 평온함도 아니다. 암소는 요가를 수련하지 않고도 평온하다. 명상은 사트바의 성격을 가지고 있으므로 환히 빛나며 각성을 수반한다. 명상이 평온함이나 무기력에 물들면 타마스(무기력)가 명상을 오염시킨 것이다.

동조적인 파동 형태나 진동은 마음을 조절하는 기계적인 자극으로 작용한다. 나는 바다의 파도의 진정 효과에 대해 말한 적이 있는데, 낙엽들을 바스락거리게 하는 바람도 덧붙일 수 있을 것이다. 만일 추가 달린 많은 시계들을 같은 방에 둔다면 비록 흔들리는 시간은 다를지라도 그 추들이 모두 조화를 이루어 흔들리는 것처럼, 자연에 근원을 둔 규칙적인 파동 형태는 인간 뇌의 진동에 진정 효과를 가진다. 그러나 요가는 여러분에게 동조적인 뒷받침이 없이 스스로 조화를 얻는 법을 가르친다. 그러한 장치들이 유도하는 편안한 졸음은 치과에 갈 때 생기는 것과 같은 스트레스를 줄이는 데 유용하기 때문에 사람들은 산 속의 시냇물 흐르는 소리, 염소의 방울 소리, 해변의 파도 소리로 이루어진 배경음악을 연주하는 것이다. 이들은 유쾌하고, 최면 효과가 있으나 명상은 아니다. 대부분의 사람들이 명상이라 부르는 것은 스트레스 줄이기나 주의력 훈련으로서 실제로 위의 것들보다 더 나은 것이라 여겨지고 있다.

요가의 교본들은 명상을 도울 수 있는 것으로 아름다운 꽃이나 신성한 이미지와 같은 대상을 권한다. 요가는 또 내면의 집중 대상이 영혼을 향하여 주의를 기울이게 하므로 더 우수하다는 것을 강조한다. 우리 몸에는 이것을 위해 추천

되는 곳이 코끝에서부터 내부 쪽으로 여러 군데 있다.

내가 권하는 것은 호흡에의 집중이다. 어느 것도 호흡보다 더 깊이 침투하지 못하며, 더 널리 스며들지 못한다. 여러분은 움직이는 호흡은 끝없이 출렁이는 바다의 물결과 같아서 다라나에 대한 완전한 도전이 될 수 없다고 곧바로 반대 의견을 펼 것이다. 여러분이 옳다. 그러나 호흡의 보유는 어떤가? 호흡의 멈춤, 생명을 부여하는 힘인 호흡의 흐름이 정지됨은 상상할 수 있는 최고 경지의 고요함이 아닐까? 호흡은 움직임을 가진다. 그러나 호흡의 보유는 그렇지 않다.

요가의 명상은 무리를 떠나 홀로 하는 수행이다. 그것은 외로운 행위가 아니라 궁극적이며 초월적인 홀로 있음으로 이어질 수 있는, 밝게 빛나는 달처럼 홀로 있음이다. 홀로 있음을 외로움과 혼동해서는 안 된다. 외로움은 우주로부터의 분리이다. 홀로 있음은 '전체 우주'의 공통분모가 되는 것이다. 확고한 다라나의 눈으로 인지되는 억제된 호흡은 그것의 핵심에 대한 의식을 포함하며, 생각의 흐름을 중단시킨다. 파탄잘리가 썼듯, '요가는 마음의 동요를 멈추는 것이다(Yoga citta vrtti nirodah요가 치타 브르티 니로다.).' 나는 다라나가 지성을 정화한다고 말했다. 고요한 마음은 당연히 순수하다.

이것이 끝인가? 우리는 벌써 그곳에 도달해 있는가? 에고, 자아, 알려진 자아, 참된 영혼을 흉내 내는 자가 남아 있다. 그는 마지막으로 무대를 떠나는 배우이다. 그는 심지어 마지막 박수갈채 속에서도 떠나기를 망설인다. 어떤 힘이 그를 무대에서 내려가게 할 것인가? 그것은 침묵과 호흡의 보유이다.

제3장에서 보았듯 호흡의 보유와 실현에는 근본적으로 두 가지 유형이 있다. 숨을 들이마신 뒤 가득 찼을 때의 호흡 보유와 숨을 내쉰 뒤 비워졌을 때의 호흡 보유이다. 들숨의 과정에서 숨이 안으로 들어올 때 참된 자아가 나타난다. 호흡을 보유할 때 참된 자아는 자신과 결합하고 있는 신체의 경계를 에워싼다. 이 상태에서 에고가 없는 참된 자아가 완전히 경험된다. 그러나 이 참된 자아 속에 휴면

중인 에고는 기꺼이 자신을 다시 드러내고자 한다. 숨을 내쉰 뒤 자아의 겹들은 참된 자아를 향해 나아간다. 공기가 밖으로 나갈 때 이 겹들은 안으로 들어온다. 여기에서 에고가 사라지고 이기적인 행위를 할 가능성도 없어진 참된 자아와의 결합이 완전하게 경험된다. 들숨은 중심에서 주변을 향해 부푸는 존재 전체의 실현이다. 들숨은 이 지상에서 육신을 갖춘다는 것, 즉 영혼에 의해 육체가 만들어진다는 것의 의미를 가장 완벽하게 실현한다. 들숨은 개별 영혼을 발견하게 하고, 우리 존재 속에 있는 모든 세포의 각성을 불러온다. 우리는 태어나도록 선택되었다는 것이 의미하는 바를 존재의 중심인 개별 영혼jivatman으로부터 충족시켰다. 들숨은 가장 내밀한 것에서 가장 바깥의 것까지, 또 가장 미묘한 것에서 가장 거친 것까지 우리 자신의 모든 것에의 경험이다. 만일 우리가 수백 개의 방과 복도가 있는 대저택이라고 가정한다면 보통 우리는 이 방이든 저 방이든 하나의 방에 늘 머문다고 할 수 있다. 우리는 우리의 마음, 기억, 감각, 미래에 머물며, 먹음으로써 위 속에, 생각함으로써 머릿속에 머문다. 우리는 언제나 작은 한 부분에 머물지 결코 우리들이 물려받은 모든 것을 차지하지 않는다. 존재 전체를 경험하는 것은 모든 창에서 흘러나오는 빛으로 가득 찬 대저택의 모든 방에 동시에 존재하는 것이다.

날숨을 쉰 뒤 호흡을 보유할 때 무슨 일이 생기는가? 이때 지속 시간에 대한 생각은 존재하지 않는다. 우리는 그것을 30초, 혹은 40초 동안 지속해야겠다고 말하지 않는다. 아무 생각도 존재하지 않는다. 생각은 중단되어 버렸다. 그러므로 호흡의 보유는 자연스럽게 발생한다.

그러나 문제가 하나 남아 있다. 애초에 어디에서 호흡을 보유하는 추진력이 나온 것일까? 우리가 조금이라도 호흡을 억제한다는 사실 속에는 실제로 의지나 결단의 행위가 포함되어 있는 것이다. 이런 추진력prerana은 결국 자아 – 참된 영혼이 아닌 자아 – 의 지성의 근원에 존재하는 자연nature에서만 나올 수 있다. 따라서 아무리 희미한 형태로라도 에고가 여전히 존재함이 틀림없다. 우리는 디아나가 비록 에고의 실질적인 존재를 없애지는 않더라도 그것의 오염물들을 없앤다고 말한다. 그것은 이런 식으로 일어난다. 생각의 흐름이 멈추면 지성이 순수해지듯 동기 없는 호흡 보유는 에고를 지워 없앤다. 궁극적으로 수행자가 경험하는 것은 어떤 시점에 그가 호흡을 중지한다는 것이 아니다. 그는 더 이상 주체, 행위자가 아니다. 호흡이 그를 호흡한다. 이것의 의미는 명상의 가장 높은 단계에서는 우주가 여러분을 호흡한다는 것이다. 여러분은 수동적이다. 개인적, 혹은 사적인 의지는 존재하지 않게 된다. 그러므로 에고도 없고 자아도 없다. 힌두교의 용어로 그것은 마치 창조주인 브라만이 여러분을 통해 자신을 표현하는 것과 같다. 마치 완성된 캔버스가 창조적 예술가의 표현인 것처럼, 여러분은 '그'의 의지와 설계의 표현이다. 숨을 내쉰 뒤의, 의도하지 않은 호흡의 보유는 시간의 장막 속에 틈을 낸다. 과거도 없고 미래도 없으며 흘러가는 현재에 대한 의식도 없다. 오직 현재 존재함만이 있다. 개별 영혼과 관련하여 만일 우리가 예전에 빛과 존재로 가득 찬 컵에 대해 이야기하였다면 이것은 그것을 보완하는 반대의 경우이다. 컵은 비었으며, 자아나 에고도 없고 의도도 없으며 욕망도 없다. 그것은 시간을 초월하는 신성한 비어 있음이다. 그리고 이것은 다음 장에서 살펴볼 사마디라 불리는 무한성과의 융합이다. 사마디는 다 마쳐 버리는 경험이다. 그것은 감당할 수 있거나 살기에 알맞은 상태가 아니다. 우리는 홀로 있는 상태인 사마디에 뒤따라오는 절대적인 자유의 상태에 대해 카이발리아kaivalya라는 말을 사용하는데, 이것은 우리가 무한성과 융합되었다는 것, 그리하여 결코 다시는 이원성의 세계의 겉모습에 속을 수 없다는 것을 의미한다.

 우리는 여러분이 우주를 호흡한다기보다 우주가 여러분을 호흡할 때, 즉 이원성의 끝이라 할 수 있는 상태에서 대상이 어떻게 주체를 통합하고 빨아들이는지를 살펴볼 것이다. 명상에서 비롯되는 이원성의 끝은 분리의 끝이고 모든 갈등의 종식이다. 요가 수행자는 오롯하게 홀로 선다.

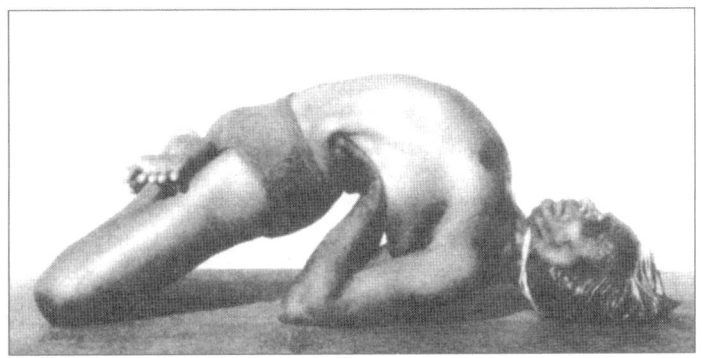

파드마 마유라아사라

제 6 장
기 쁨

신성의 몸(아난다Ananda)

우리의 내면을 향한 여정은 이제 우리를 우리 모두의 내면에 있으며 우리 영혼이 사는 곳, 우리 모두를 감싸 안은 우주적 단일성을 볼 수 있는 곳인 존재의 가장 안쪽에 자리한 중심 자리, 즉 지극한 기쁨의 몸 혹은 신성한 몸anandamaya kosa으로 데려왔다. 신성에 대한 이러한 시각은 우리를 다시 한 번 본래의 인간성으로 되돌아오게 한다. '우주적인 영혼'을 이해할 수 있기 전에 우리는 우리 자신의 영혼을 이해해야 하고, 우리의 영혼을 이해하기 전에 우리의 참된 자아를 숨기는 모든 것, 그 중에서도 특히 우리의 정신을 산만하게 하기 위해 수많은 위장을 하는 교활한 '나'를 탐구해야 한다.

"나는 누구인가?"라는 물음은 사람들의 마음에 늘 존재해 왔던 근본적인 질문이다. 전통적으로 이 질문은 사회에서 그가 맡은 역할이나 기본적인 기능 – 성직자, 군인, 상인, 하인, 목수, 아내, 어머니 등등 – 을 고려하여 어느 정도 대답이 주어져 왔을 것이나 이 질문의 더 깊은 함의는 늘 있었다. 어떤 경우라도 한 사람이 전 생애에 걸쳐, 내내 어머니이거나 사업가, 혹은 교사이지는 않다. 이것은 임시적인 상황이다. 여러분이 "나는 남자야.", 혹은 "나는 여자야."라고 말한다 하더라도, 이는 완전하지 않다. 예전에 여러분은 아이였고, 더욱이 잠을 자고 있는 동안 성적인 정체성이 뭐 그리 중요하겠는가?

우리가 진짜로 말하고 있는 것은 "나는 나다."이지만, 이것은 그다지 도움이 되지 않는다. '나'라는 말로 우리는 우리의 지각, 행위, 감정, 생각, 그리고 기억의 중심에 있는 것처럼 보이는 우리의 작은 한 부분을 언급하고 있다. 그것은 종종 에고에 기반을 둔 자아, 혹은 이기적인 자아라고 불린다. 그러나 우리가 말할 수 있는 모든 것이 "나는 나다."라면 그리고 다른 모든 사람들도 같은 말을 하고 있다면 논리적으로 우리 모두가 같아야만 하는데, 명명백백하게 우리는 그러하지 않다. 그러므로 우리의 차이점을 설명하고, 이 '나' 자신에 대해 더 깊이 규정하기 위해 우리는 어떤 방식으로든 '나'에게 자격을 부여하고, '나'를 구현하는 속성과 특징을 덧붙인다. 부유한 사람은 '나와 내 재산'이 훌륭한 증거가 된다고 느낄 것이다. 정치가는 '나와 나의 권력'이, 만성병 환자는 '나와 나의 병'이, 운동선수는 '나와 나의 몸'이, 영화배우는 '나와 나의 아름다움'이, 교수는 '나와 나의 두뇌'가, 그리고 심술궂고 불만을 품은 사람은 '나와 나의 분노'가 그 증거가 된다고 느낄 수 있다. '나' 자신에 대해 속성 보따리를 더한다는 것은 우리가 자신을 보는 방식뿐 아니라 다른 사람들을 보고 묘사하는 방식과 관계가 있다.

중요한 점은 우리가 목록에 올린 이 모든 특질들이 '나'에게는 외면적인 것이라는 사실이다. 달리 표현하면 '나'는 자기 자신을 둘러싼 것과 자기 자신을 결합시킴으로써 스스로를 확인한다.

나는 분명히 "나는 누구인가?"라는 질문에 대한 대답 하나를 건너뛰었다. 그 대답은 "나는 인간이다."라는 것이다. 이 대답이 타당성 있게 하려면 우리는 다음의 질문, 즉 "그러면 인간은 무엇인가?"라는 질문을 해야만 한다. 이것이야말로 정확히 요가가 하는 것이다. 요가적 탐구의 출발점, 요가의 모든 수행을 지탱하는 근본 질문은 그저 "우리는 누구인가?" 하는 것이다. 심지어 아사나조차도 각각의 아사나마다 "나는 누구인가?"라는 물음을 던지는 탐구이다. 아사나를 통해 수행자는 오직 참된 영혼만 남겨질 때까지 모든 비본질적인 부분들을 내던진다. 완성된 정확한 아사나는 "나는 '그것'이며, '그것'은 곧 신이다."에 대한 참된 표현이다. 이 표현은 우리가 각각의 아사나를 행할 때 신체의 뛰어난 능력sakti, 숙련된 지성yukti, 헌신과 경배bhakti의 틀 안에서 아사나에 접근하여 그것을 수행할 때에만 느낄 수 있다.

그러므로 우리가 찾아서 확인할 수 있는 인간을 구성하는 모든 요소들, 즉 몸, 호흡, 에너지, 병과 건강, 뇌와 분노, 우리의 힘과 소유에 대한 자부심 등 모든 것을 엄밀히 조사해 보자고 요가는 말한다. 또 요가는 무엇보다도 언제나 존재하고 자신을 의식하고 있지만 거울로는 비추어 볼 수 없는, 혹은 어떤 사진에도 찍히지 않는 이 신비한 '나'를 조사하자고 말한다.

이 '나'라는 것은 너무도 자주 근심의 근원이 된다. '나'는 몸속에 존재하는데, 우리는 몸이 죽고 뇌도 죽는다는 것, 심장이 뛰는 것을 멈추고, 허파가 숨쉬기를 그만두며, 감각이 더 이상 느끼는 일을 하지 않는다는 사실을 알고 있다. 그러면 아마 '나'도 또한 죽는다는 사실이 가능하지 않은가? 이것은 혼란을 불러일으킨다. 바로 나의 이 정체성이 무상하고 덧없다면 어떤 영원성이 존재한단 말인가?

어떤 확고한 토대도 없는 것일까? 요가에 따르면, 우리의 확실성의 결여는 본래, 그리고 필연적으로 유독한 것이다. 요가는 모든 병의 가장 깊은 뿌리는 우리들이 푸루샤(보편 영혼)에 대한 무지 속에 살기 때문에 겪는 슬픔과 고통이라고 밝힌다. 진정한 자아에 대한 무지로 우리는 끊임없이 변하는 자연 세계의 여러 측면과 일체감을 갖는다. 자신을 확인하기 위해 우리는 안쪽의 몸에 거처를 두고 있는 에고라 불리는 의식의 측면에 쏠린다. 에고를 세상에서 역할을 다하는 데 필요한 가명으로 받아들이는 것과 그 가명을 우리의 '참된 자아'로 오인하는 것 사이에는 엄청난 간극이 있다. 만일 우리가 에고의 영혼 흉내 내기에 속는다면 우리를 둘러싼 세계의 혼란, 욕망, 감정의 동요, 고통, 소위 죄라고 하는 것, 질병이나 장애에 휘말리게 되는 것을 피할 수 없다. 내가 피할 수 없다고 말하는 것은 우리의 에고 의식이 저 굶주리고 추구하며 탐욕스럽고 미친 듯한 세계의 부분이기 때문이다. 달리 말하면 우리에게는 확고한 토대가 없다. 우리는 불멸을 원한다. 우리는 가슴 속에서 우리가 불멸의 존재임을 알고 있다. 그러나 사멸하기 쉽고 무상한 모든 것과 잘못된 일체감을 느낌으로써 그것을 모두 내던져 버린다.

  처음 "나는 누구인가?"라는 질문을 하였을 때, 우리가 정말 희망하였던 것은 역할이나 기능, 혹은 속성을 초월한 영속적인 자기 정체성, '실제의' 자아 – 육체의 죽을 운명에 의해 위협받지 않고, 영원하며 변하지 않는다는 의미에서의 실제의 자아 – 를 발견하는 것이었다. 이것이 요가가 인간에 대한 완전한 청사진이 만들어질 때까지 존재 전체, 즉 육체에서 출발하여 내면 쪽으로 존재의 모든 층을 검토하고 구분, 시험, 관찰, 실험, 분석, 분류하는 이유이다. 고대의 요가 수행자와 철학의 성자들은 자신들이 찾고 있었던 빛, 즉 "나는 누구인가?"라는 본래의 피할 수 없는 질문에 완전하게 대답하는, 우리의 일부분인 영원하고 변하지 않는 참된 자아를 발견할 때까지 체계적으로 이 일을 수행하였다. 그들이 우리에게 준 선물은 우리에게 남긴 지식, 기법, 탐구의 지도 안에 들어 있으므로 우리 또한 각자 자기 자신의 질문 – 다른 누구도 우리 대신 그 질문에 대답해 줄 수 없음이 분명하므로 – 에 대답할 수 있다. 이 장에서 우리는 이 영원하고 불변하는 자아의 본질을 탐구하게 될 것이나, 그 일을 할 수 있기 전에 우리의 이해를 가로막고 그토록 많은 고통의 원인이 되는 다섯 가지의 번뇌를 찾아내야 한다.

고대의 요가 수행자들은 개인적이든 집단적이든 인간의 진화가 진행될 수 있는 계획안을 만들어 내고자 노력하였다. 그렇게 하는 중에 고대의 성자들은 자연스럽게 "무엇이 사태를 그릇되게 만들고 있는가? 최선의 의도에도 불구하고 왜 무엇인가가 언제나 사태를 잘못되게 만드는 것일까? 우리는 영원히 우리의 열망을 방해하도록 예정되어 있는가?"라는 질문을 자문하게 되었다. 그들의 물음에 의해 그들은 우리 모두가 경험하는 다섯 가지의 번뇌로 나아갔다.

다섯 가지의 번뇌 Klesa

번뇌는 인간 의식의 특수한 형태의 혼란으로 건강한 사과에 꼬이는 초파리만큼이나 보편적이고 만연해 있다. 어떠한 순간에서도 우리 마음의 상태는 파동의 형태로 나타난다. 그것은 믿을 수 없을 만큼 복잡하며 광고, 불친절한 말, 친구의 미소 등 바깥의 자극에 의해 끊임없이 변화한다. 소망이나 후회 등 무의식과 기억에서 비롯되는 생각들은 그것을 더 혼란스럽게 만든다. 그러나 이제 곧 설명하게 될 더욱 지속적인 간섭 파동의 형태들이 있다. 이것들은 초파리가 사과의 생애 주기 안에 존재하는 것만큼 우리들 속에 본래부터 존재한다. 이것들은 의식을 더럽히는 동요, 혹은 번뇌 klesa라고 불리며, 우리의 삶을 타락시키고 한 인간으로서 성숙하고자 하는 최선의 의도를 손상시킨다.

번뇌의 종류는 다섯 가지이다. 이들은 자연적이며 본래부터 타고난 것으로 우리 모두에게 고통을 준다. 첫 번째는 실제로 다른 네 가지의 아버지 격으로 그것을 극복할 수 있다면 여러분은 밤을 낮으로 변화시켜 놓은 셈이 될 것이다. 어떤 유파의 사상은, 특히 서양에서, 모든 것의 혼합물을 악의 세력으로 만들어서 악마라고 부르지만, 유감스럽게도 요가의 사상은 다르다. 이것 역시 모든 것의 혼합물을 사람들을 악과 부당한 행위로 이끄는 세력으로 간주한다. 차이는 서양의 사상이 지성의 속성을 악의 탓으로 돌린다는 것이다. 악마는 교묘한 방법으로 사람들을 타락시키고 인간과 신의 목적과 동떨어지고 그것에 맞서는 독립적인 의식을 가진 영리한 악마이다. 이것은 지성을 갖추고 지각력이 있는, 선과 악이라는 두 개의 세력 간의 끝나지 않는 갈등의 상황이다.

요가의 악마는 지성적인 존재가 아니다. 그는 무지하다. 사실 무지 그 자체이다. 우리는 무지가 이를테면 알바니아의 수도를 모른다는 것을 의미한다고 생각할 때가 많다. 요가에서 말하는 무지는 아마 단순히 알지 못함을 의미하는 '지식의 결핍'이라고 번역하는 것이 가장 좋을 듯하다. 그러므로 힌두교도들에게 악마는 알지 못하는 상태라 할 수 있다. 우리가 무지하다면, 우리는 무엇을 알지 못하는 것일까?

그 대답은 이렇다. 여러분은 어떤 것이 실제이고 어떤 것이 실제가 아닌지 알지 못한다. 또 어떤 것이 영원하고 어떤 것이 소멸하는지 알지 못하며, 자신이 어떤 사람이며 어떤 사람이 아닌지 알지 못한다. 거실에 있는 인공물을 우리 모두를 연결하는 통일성이나 우리 모두를 하나로 묶는 관계와 책임보다 더 실제적인 것으로 간주하는 까닭에, 여러분의 세계 전부는 거꾸로 뒤집혀 있다. 우주를 이음새 없는 완전한 전체가 되도록 묶어 주는 연결 고리와 결합 관계를 깨닫는 것이 요가의 발견 여정의 목적이다.

우리가 완전히 거꾸로 된 세계에 살고 있다는 이런 생각에 의해 평범한 사람의 낮이 거꾸로 현명한 사람에겐 밤이라는 속담이 생겼다. 어느 형이상학적인 시인이 말한 유명한 구절이 있으니, 그것은 "어리석음을 고집하는 바보는 장차 현명하게 되리로다."이다. 유럽의 중세 인문주의자인 에라스무스는 '우신 예찬'이라는 책을 썼다. 전통적으로 유럽에서 극동에 이르기까지, 인간의 지각 능력은 전적으로 결함투성이이므로 분별 있어 보이는 모든 이웃보다 '바보 성자'가 더욱 현명한 경우가 많다. 이 사실이 의미하는 것은 우리가 단순히 미래에 대한 우리의 꿈의 조정이 아닌 바깥쪽과 안쪽의 전환, 즉 완전한 뒤집기를 요구받는다는 것이다. 그것은 곧 궁극의 진리란 일상적인 의식으로는 상상할 수 없음을 뜻한다.

무지(산스크리트어에서는 아비디아avidya라 불린다.)에 대한 이러한 명시는 도전적이다. 이들을 설명하는 데에는 여러 가지 방식이 있다. 이들 대부분은 매우 혁명적이어서 설명을 위해 역설을 이용할 필요가 있다. 예수는 그것을 잘 설명하였다. 그는 만일 여러분이 모래 위에 집을 짓는다면 그 집은 무너질 것이라는 말을 하였다. 여러분이 그것을 바위 위에 짓는다면 그것은 확고히 서 있을 것이다. 이것은 삶이 확고한 실재의 토대 위에 세워져야 한다는 것을 의미한다. 불행히도 확고하게 보이는 것, 다시 말해 부, 재산, 편견, 신앙, 특권, 지위와 같이 우리에게 안전을 보장하는 삶의 여러 가지 것들은 전혀 견고하지 않다. 이것은 불확실성과 더불어 살아가는 법을 배우는 것이 삶의 위대한 기술이라고 내가 말했던 때를 다시 가리킨다. 예수 역시 영적인 가치dharma 위에 이루어진 삶만이 진리 안에 확고히 세워지며 삶의 충격들을 견딜 것이라는 뜻의 말을 하였다.

여러분들은 그것을 이런 방식으로 표현할 수도 있다. 모든 인간은 자신도 모르게 요가의 진리 안에 산다. 요가는 하나이다. 어느 누구도 "뿌린 대로 거두리라."의 메커니즘으로부터 달아날 수 없다. 그런데도 우리는 우리 통찰력의 전체성을 부정한다. 우리는 그것을 나누고, 구분하며, 우리에게 적합한 것은 선택하고 적합하지 않는 것은 거부해야만 하는 처지에 놓여 있음을 발견한다. 무엇 때문인가? 그것은 우리 모두가 실재를 단지 부분적으로만이 아니라 완전하게 오해하기 때문이다. 비할 데 없는 포기, 즉 내면의 우주를 바깥쪽으로 돌리고 밖의 우주를 안쪽으로 돌리는 몸짓을 동반한 완전한 포기bhaktan만이 수용될 수 있다. 이것은 서양에서는 한센병 환자의 영혼도 자신의 영혼과 똑같음을 깨달았기에 그를 껴안는 아시시의 성 프란시스코에 의해 예증된다. 타인들인 우리는 도저히 그렇게 할 수 없다. 우리는 셔츠 안쪽을 바깥으로 뒤집어 입은 사람과 같다. 그가 잘못을 바로잡을 수 있는 유일한 길은 셔츠를 벗어서 제대로 하여 다시 입는 것이다. 요가를 통해 우리는 무지의 셔츠를 벗고 잘 살펴보아 지식의 셔츠로서의 그것을 다시 바르게 입는다. 이렇게 하기 위해 우리는 (셔츠의 몸통과 각 소매를 따로따로 뒤집는 사람처럼) 마치 요가의 꽃잎들이 각각 분리되어 있는 것처럼 그것을 각각 검토한다. 사람들이 셔츠는 하나이지만 다양한 디자인이 있는 것을 알듯 우리도 요가는 단지 하나라는 것을 잊어서는 안 된다.

영적인 가치는 물질적인 삶의 접시 위에 놓인, 아마도 일요일에만 탐닉의 대상이 되는 소스가 아니다. 그것은 주 메뉴로 우리에게 자양분을 주고 생명을 유지시킨다. 물질적인 가치는 소스로 삶을 아주 즐거운 것으로 만드는 것을 도울 수 있다. 우리가 그것을 절제하면서 집착하지 않고 맛본다면 그것은 이 세상을 낙원으로 만들 것이다. 그러나 그것은 지속되지 않는다. 무지avidya는 우리가 진실 – 지속되지 않는 것은 에고의 자아, 즉 '나'라는 사실 – 을 보는 것을 방해한다. 아직 발견되지 않은 영혼은 내가 에고의 '나'라는 오해를 계속 감내한다. 죽기를 원하지 않는 것은 바로 이 에고의 '나'이다. 모든 인간적 비애의 밑바탕에 깔려 있는 것은 에고에 의한 영혼의 인격화이며, 이것이 아비디아(avidya무지 혹은 지식의 결핍)의 뿌리이다.

무지는 그 본질에 있어 우리가 알고 있는 그날그날의 자아를 불멸의 자아, 참된 자아 혹은 영혼으로 간주하는 것이다. 만일 여러분이 무지를 다섯 번째의 번뇌인 죽음의 공포와 삶에의 집착과 결합시킨다면, 그것은 모든 연령의 사람들을 통해 행해지는 아주 많은 인간 활동들이 다름 아닌 명성, 명예, 부, 영예, 혹은 업적을 통해 에고 자체의 존재를 영속시키고자 하는 시도라는 것을 의미한다. 그러나 영혼은 지속되고, 우리가 알고 있는 에고는 그것의 바깥쪽의 겹인 육체가 그러하듯 소멸할 것이다. 자신이 그러하다고 믿는 것처럼 그의 에고와 속성들은 사멸하기 쉬운 반면, 어렴풋하게 느낌으로만 알고 있듯 초월적인 의식과 영혼이 영속할 것이라는 사실, 이것이 인간의 무서운 곤경이다. 우리는 우리가 알고 있는 에고의 상실을 견딜 수 없다. 알지 못하는 것의 존속에 신뢰를 가지기에는 우리의 믿음이 불충분하다. 요가의 대답은 "알지 못하는 것을 발견하라, 그러면 그대 자신의 불멸성을 만나리라."라는 것이다.

다섯 가지의 번뇌들이 우리 모든 존재들의 본질에 뒤섞여 들어와 있다는 사실은 아무리 강조해도 충분하지 않다. 이들은 사람에 따라 가질 수도 있고 가지지 않을 수도 있는 게으름이나 탐욕과 같은 결함들과는 다르며, 우리들의 영광스러운 생물학적, 심리적, 영적인 개성에서 유래하는 간섭 파동 형태로 존재한다. 이들은 부분(우리의 개별 자아들)이 전체(자연과 신성)와 관계를 맺고 있는 방식으로서의 관계에 대한 근본적인 오해이다. 우리가 전체로부터 받는 것과 거꾸로 우리가 전체에 공헌하는 것에 대해 분명하게 인정하지 않는다면 우리는 황야에 쓸쓸히 남게 된다. 애인, 하인, 부, 자동차, 집, 혹은 대중의 갈채로는 우리의 근원과의 문제 있는 관계에서 오는 상처를 치유할 수 없다. "너의 아버지를 알라."라고 예수는 말했다. 이 말로 그는 알지 못하는 것avidya의 문제를 직접적으로 언급하였다.

다른 네 종류의 번뇌들은 뿌리인 아비디아로부터 싹튼 것이다. 아비디아에서 나온 첫 번째 번뇌는 자존심asmita이라 불린다. 자존심은 자만으로 이어지고, 자만은 그리스인들이 '후브리스hubris'라 부르는 것, 즉 신들과 우위를 다투는 상황으로 이어진다. 파멸은 분명한 결과이다. 요가의 입장에서 그것이 의미하는 모든 것은 우리들 각자 속에 존재하는, 기원과 의도에 있어 순수한 연약하고 아름다운 개성의 줄기가 자라면서 외부 세계의 현상들 - 옷, 소녀들, 소년들, 자동차, 지위, 직함, 돈, 권력, 영향력 등 - 과 마주치고 그 결과 그들에 의해 물든다는 것이다.

아스미타('나'라는 것)가 순수하고 색에 물들지 않는 것은 처음과 지혜의 지식이 완성되었을 때이다. 그것은 속성의 규정을 배제하는 순수와 단일성이다. 그러나 세계를 만날 때 그것은 접촉에 의해 오염되고 색에 물들어 자존심이 된다. 그것은 자기 주위에 무리를 짓는 것처럼 보이는 속성들을 떠맡아 원래의 아름다움을 잃어버린다. 이것은 우리들이 세계가 그 순결을 더럽히기 이전의 어린 아이에게서 볼 수 있는 아름다움이다.

그러므로 우리의 독특하고 때 묻지 않은 개성인 아스미타는 삶을 거무튀튀하고 칙칙하게 만드는 세월을 거치면서 이기주의, 나, 자존심의 배타적인 껍질로 굳어질 수 있다. 이러한 자존심은 차이에 존재하지 동일성에 존재하지 않는다. 너는 예쁘지만 나는 못생겼다. 나는 사납지만 너는 연약하다. 나는 집을 소유하였으나, 너는 거지이다. 나는 옳지만 너는 틀렸다. 사실 이것은 정치적인 연단platform의 차원으로 올려진 무지(알지 못함)이다. 이것이 독특함에서 오는 즐거움이 되어야 한다면, 이는 개인주의의 광기이다. 자존심은 우리가 다른 사람들의 특질을 보지 못하게 한다. 우리는 외형과 무가치한 비교에 의해 판단한다. 우리는 타인들의 존재로 얻을 수 있는 즐거움의 가능성을 상실하며, 타인들이 우리의 욕망과 기대에 맞추어 행동하기를 기대한다. 우리는 끊임없이 불만을 품는다. 골프의 비유를 빈다면 우리는 공이 있는 곳에서 공을 칠 능력을 잃어버렸다.

처음의 두 번뇌인 무지(알지 못함)와 자존심은 지성의 차원에서 작용하는 간섭 파동의 형태로 여겨진다. 다음의 두 번뇌인 집착raga과 혐오dvesa는 감정적인 차원에서 우리에게 더 많은 영향을 미친다. 여기에서 우리는 언어에 주의를 기울여야 한다. 우리가 "나는 내 아내에 굉장한 애착을 갖고 있다."라고 말할 때, 우리가 의미하는 것은 "나는 아내를 깊이 사랑한다."이다. 그러므로 그것은 단지 말하는 태도에 지나지 않는다. 집착raga이 정말로 의미하는 것은 강박적이거나 변태적인 사랑으로, 이것은 이기적인 자아와 우리가 집착하는 대상의 결합이다. 우리 모두는 자기 차의 몸체가 살짝 긁힌 것을 보고 전투에서 부상을 당한 난폭한 전사처럼 펄쩍 뛰는 자동차 주인을 본 적이 있다. 여기에서 우리가 보는 것은 에고(영속하지 않는)와 그것이 소유하고 있는 대상(역시 영속하지 않는)의 융합과 철저한 동일시이다. 우리 모두는 또 '그대는 그것을 가지고 갈 수 없다.' 라는 죽음에 관한 구절을 알고 있다. 이것은 진실이다. 나는 무덤 저쪽으로 나의 에고를 데리고 갈 수 없으며, 나의 차, 나의 땅, 혹은 나의 은행 계좌도 분명히 가지고 갈 수 없다. 여기에서 주요한 단어는 '나의' 라는 말이다. 우리는 이것이 어떻게 무지의 소산인지 쉽게 알 수 있다. — 한 덧없는 존재가 또 다른 덧없는 존재와의 영속적인 연결 고리를 찾는다. 논리적인 관점에서 볼 때 이것은 아주 정신이 나간 일이며, 이것이 내가 앞에서 무지의 셔츠를 벗어서 뒤집어야 한다고 말했던 이유이다. 여러분이 그것을 계속 입고 있을 때에는 그것을 바로잡을 방법이 없다. 그러므로 집착raga이라는 말은 에고와 그것을 둘러싼 유쾌한 대상들 사이의 자석 같은 매력에 들어맞는 말이다.

우리의 '소유물'에 대한 올바른 태도는 소유 의식이 아니라 감사하는 마음이다. 우리의 차에 대해 우리는 그것이 우리를 안전하게 이동시켜 주고 그것이 없었으면 보지 못했을 여러 장소를 보게 해 준 것에 대해 감사해야만 한다. 나는 내가 글을 쓰고 있는 탁자에 감사한다. 탁자 덕분에 이 책이 나올 수 있다. 그것이 '나'의 탁자이든 아니든 상관없다. 인도에서는 해마다 우리가 사용하는 가재도구를 화환으로 장식하고 우리에게 베풀어 준 수고에 감사하는 의식을 갖는다. 우리는 그들의 도움을 일정 기간 동안 빌리는 것이며 거기에 감사하는 것이다. 그러나 탁자는 탁자이고 그것은 내가 죽은 뒤에도 아마 오래 자신의 직무를 행할 것이겠지만 무한정은 아닐 것이다.

여러분은 자신이 사랑하는 누군가가 죽는 경우는 어떠하냐고 틀림없이 묻고 있을 것이다. 여러분은 분리된다. 이별의 찢어지는 듯한 고통이 있다. 당연히 그렇다.

그러나 이것은 집착이 아니다. 나는 갑자기, 잔인하게, 예기치 않게 아내를 잃었다. 나는 심지어 거기에 있었던 것이 아니라 수업 때문에 주말에 뭄바이에 있었다. 제 시간에 돌아갈 수도 없었다. 나는 그녀의 장례식에서 울지 않았다. 나의 영혼은 그녀의 영혼을 사랑했다. 이것이 사랑이다. 사랑은 초월적이며 죽음으로 인한 이별을 초월한다. 만일 나의 에고, 나의 작은 자아가 그녀에 대한 내 감정의 근원이었다면 나는 울부짖었을 터이고, 그것도 주로 나 자신을 위해 울부짖고 있었을 것이다. 우리가 사랑하는 사람들을 위해 눈물을 흘리는 것에는 아무런 잘못이 없지만 누구를 위해 눈물을 흘리는지는 알아야 한다.(아마도 떠나간 사람들을 위한 것이 아니라 남아 있는 사람들의 상실에 대한 눈물이리라.) 그러나 시인이 말하듯, '죽음은 지배력을 얻지 못할 것이다.'

혐오dvesa는 집착의 반대쪽에 있다. 이것은 서로서로 밀어내는 두 개의 자석의 동일한 극과 같이 적대감과 증오로 연결되는 거부이다. 이것 역시 피상성에 기반을 두고 있다. 서로 동일하기 때문에, 나의 본질은 여러분의 본질을 미워할 수 없다. 여러분의 행위를 비난할 수는 있겠지만, 그 때문에 내가 여러분을 미워한다고 추론하는 것은 터무니없는 짓이다. 만일 내가 이따금 나 자신의 행동을 비난하였다 하더라도 그것이 내가 나 자신의 영혼, 나의 내면의 신성을 미워해야 함을 의미하는가? 당연히 아니다. 나는 내 행위를 바로잡아야 한다. 다시 말하지만 꼭두각시를 놀리는 사람의 역할을 하며 혼란의 씨를 뿌리는 것은 무지이다. 만일 사람들이 행하는 바를 가장 깊은 근원에서의 그들 존재 자체와 결합시킨다면 우리는 자신을 적대적이고 공격적인 웅크림, 끝나지 않는 갈등 속으로 가두게 될 것이다. 그렇게 함으로써 우리는 결코 이길 수 없는 선과 악의 영원한 전쟁에 참가한다. 우리 모두가 추구해야 하는 것은 악을 행하는 사람들이 그들의 행위를 개선하는 것이다. 그들을 돕는 가장 좋은 방법은 우리 자신의 행위를 개선하는 것이다. 그렇게 할 때 우리는 모든 인간이 엇비슷하여 모두 하나의 본질을 공유하고, 우리의 모든 비애는 무지라는 근본적인 오해로부터 비롯한다는 것을 발견할 것이다. 여기에서 무지는 본래의 단일성 혹은 보편적인 공동체를 부정하는 것을 의미한다.

우리의 삶에 영향을 미치는 마지막 파동 형태 혹은 번뇌는 본능적인 차원에서 경험된다. 우리 모두 살아남으려 애쓰는 동물이므로 본능적인 차원에서 그것은 아주 타당하다. 문제가 생기는 것은 바로 자연의 생존 메커니즘을 부적절한 차원으로 전환시킬 때이다. 그것을 우리는 죽음의 공포, 혹은 삶에 대한 집착 abhinivesa이라 부른다. 우리가 아플 때 생물학적인 육체가 삶에 집착하는 것은 당연하며, 그것은 육체의 의무이기도 하다. 이것은 생존을 위한 분투이며 영혼의 수레인 육체의 생명을 연장하고자 하는 합리적인 욕구이다. 결국 그것은 자동차와 같은 것은 아니다. 여러분은 다른 육체를 살 수 없다. 영적인 길 위에서 여러분은 가능한 한 육체를 건강하게 유지해야 한다.

우리 모두는 우리의 육체와 일체감을 갖는다. 이것은 피할 수가 없다. 길을 건널 때 코끼리 한 마리가 우리를 향해 돌진한다면 우리는 "저런, 나의 에고가 으스러지겠구나!"라고 외치지 않는다. 그 순간에 우리는 우리의 육체가 되어 펄쩍 뛰어 길을 벗어난다. 이것은 우리가 아플 때에도 대부분 진실이다. 건강은 다른 어떤 것도 할 수 없는 정도로 육체와의 동일시를 떨쳐낸다.

결국 우리는 우리가 육체가 아니라는 것을 인정한다. 육체는 소멸하지만, 우리는 그렇지 않기를 희망한다. 그러나 여러분은 고통스럽게도 그것을 말할 수 없다. 우리는 육체가 영속하는 우리의 동일체가 아니라는 것을 알고 있지만, 지식은 이론적이라는 사실 또한 알고 있다. 건강할 때 우리는 몸을 잊으나, 병이 들었을 때는 그럴 수 없다. 만일 이것이 반대로 된다면 삶이 얼마나 더 단순할 것인가? 육체와 관련하여 이것이 의미하는 것은 우리가 어떤 항구적인 의미에서도 육체가 아니라는 것, 그러나 모든 실제적인 목적을 위해 우리는 우리의 몸이라는 것이다. 왜냐하면 육체는 우리가 그것을 통해 우리의 불멸성을 인식하고 발견할 수 있는 도구이기 때문이다. 이것이 바로 요가가 육체로 시작하는 이유이다.

그럼에도 불구하고 우리는 슬프지만 육체가 소멸할 것이라는 것을 받아들인다. 그러나 우리가 참을 수 없는 것은 '내'가 죽을 것이라는 것, 나의 에고가 나의 육체와 마찬가지로 소멸될 수 있다는 사실이다. 이것으로 우리는 다시 무지로 되돌아간다. 우리의 에고는 우리 대부분이 알고 있는 우리 자신 중 가장 내밀하고 안쪽에 있는 부분이다. 만일 에고가 소멸한다면 우리는 어둠 속, 영원한 공허 속으로 빨려 들어갈 것이라고 두려워한다. 그러므로 우리는 왕조, 명예, 큰 건물, 그리고 죽음의 신을 속일 목적의 모든 불멸 프로젝트를 통해 무슨 수를 써서라도 에고를 영원히 존재하도록 만들어야 한다고 결론짓는다. 요가는 이것을 부질없는 짓이라고 말한다. 에고는 육체가 살아 있는 동안 육체를 작동시키기 위해 필요로 하는 의식의 중요한 구성 요소이다. 그 이상의 목적은 없다.

그러나 의식은 우리의 에고보다 훨씬 더 중요하다. 요가에 의하면 그것은 심지어 우리 마음보다 더 중요하다. 과학자들은 "마음이 어떻게 의식을 낳는가?"라고 질문하기 시작했다. 요가라면 "의식이 어떻게 마음을 낳는가?"라고 물을 것이다. 의식은 마음의 선행물이며 그것의 물질성에 의해 제한을 받지 않는다. 의식은 소우주적인 차원에 존재한다. 다시 말해 원자보다 더 작다. 일부 과학자들에 따르면 우주의 지성은 양자의 차원에 존재한다. 마음manas은 의식의 가장 바깥에 있는, 가장 물질적인 부분이다. 가장 물질적이거나 분명한 까닭에 마음의 운명은 좋든 나쁘든 육체의 운명으로 연결되며, 이것이 자동차 사고가 여러분을 '뇌사' 상태로 만들 수 있지만 의식을 죽게 만들지는 않는 이유이다. 임사 체험을 하는 사람들은 의식을 구성하는 성분은 없는 상태이지만 어떤 형태의 의식을 지니고 있다. 기억을 포함한 모든 신경계의 작용이 완전히 중지되었을 때조차도 의식은, 비록 아직까지는 과학적으로 인지될 수 없는 차원에 있더라도, '보는 자'로서 계속 존재한다. 지성buddhi은 우리들 속에 극소의 우주 현상으로 존재하기 때문에 우리가 신체에 손상을 입었을 때조차 완전히 그 빛을 잃어버릴 수 없다. 그와 마찬가지로 영혼도 죽임을 당할 수 없다. 다만 영혼을 실어 나르는 도구만이 죽을 수 있다.

빛을 찾아야 한다. 에고는 빛의 근원이 아니다. 의식은 근원과 영혼의 신성한 빛을 전한다. 그러나 그것은 달과 같다. 달은 태양의 빛을 반사한다. 의식에는 자기 자신의 빛이 없다. 요가는 태양을 찾고, 영혼을 발견하라고 말한다. 이것이 하타 요가Hatha Yoga가 의미하는 것이다. '하Ha'는 태양, 즉 참된 자아이다. '타Tha'는 의식이라는 달이다. 의식의 렌즈가 완전하고 깨끗하면, 그것이 비추는 빛은 분명 가장 내밀한 영혼일 것이다. 영혼은 신성하고 비물질적이며 완전하고 영원하다. 다시 말해 그것은 죽지 않는다. 죽지 않는 것을 발견하라, 그러면 죽음의 환영은 가면이 벗겨질 것이다. 이것이 죽음의 정복이다. 이것이 엄청난 고통에도 불구하고 내가 아내 때문에 울부짖지 않았던 이유이다. 나는 환영을 위해 울지는 않을 것이기에.

모든 것이 끝나는 죽음에 관한 이 번뇌가 필연적이면서도 유용하게 교훈을 주는 까닭에, 여러분이 그렇게 하리라고 확신하고 있는 것처럼 우리가 그것을 지성적으로 파악하고 있다 하더라도 이 번뇌를 깨뜨리는 것은 가장 힘이 든다. 우리에게 요구되는 것은 번뇌를 그것의 고유한 생물학적 영역에서 근절하는 것이 아니라 그것이 '비생물학적인' 영역에로 침범하는 것을 거부하는 것이다. 육체의 생존에 대한 본능적인 충동은 별개의 문제이며 매우 필요하기도 하다. 그러나 우리는 더 나아가기를 원한다. 우리는 우리의 유전자가 자손들에게 계속 살아남기를 원한다. 또 우리의 아이들이 우리 가족이 수 세대 동안 살아 왔던 시골집에 살기를 원한다. 우리는 우리가 은퇴하거나 죽은 뒤에조차 우리의 사업이 존속하고 번창하기를 원하며, 우리가 예술가나 과학자라면 후대에 소중히 모셔지기를 원한다. 생존하고자 하는 그러한 본능이 에고의 영속화와 같은 미묘한 영역으로 확장되면 그것은 심리학적으로 볼 때 파괴적으로 작용할 수 있다.

다섯 가지의 번뇌들은 우리의 삶과 요가 여정의 능력에 너무도 중요한 영향을 미치므로 그것들을 다시 개괄하겠다. 아비디아(avidya무지, 지식의 결핍, 이해의 결핍)란 물질적인 실재가 영적인 실재보다 더 중요하다고 믿는 근본적인 오해이다. 그것은 물질적인 모든 것이 무상하고, 영원하지 않으며, 영고성쇠의 형태 안에서의 끊임없는 변화에 민감하게 영향을 받기 때문만은 아니다. 문제는 영속하지 않는 것에 대한 우리의 의존이다. 아스미타가 자존심을 드러낼 때 그것은 혼란에 빠지게 된다. 그러나 그것은 개인들이 자신의 삶의 과정 속에 마주치는 경험들과 물질적인 대상들과 더불어 개성의 특별한 선물이다.

라가(raga집착 혹은 욕망)는 즐거움의 근원에 대한 감정적인 속박으로, 아무 것도 놓아 버리지 못하는 극단적인 형태로 나타나며 삶의 즐거움에 대한 찬사라기보다 삶의 부속품에 대한 일종의 중독이다. 혐오dvesa는 감정적인 배척과 고통으로부터의 회피인데, 편견과 증오로 나타나며 우리가 삶의 곤경과 자신의 실수에서 배우는 것을 불가능하게 만든다. 죽음의 공포abhinivesa는 삶에 대한 본능적인 집착으로, 비록 생물학적인 차원에서는 적절하다 해도 그것이 적합하지 않은 삶의 측면으로 옮겨질 때에는 도착된 태도를 불러일으킨다. 죽음의 공포는 날숨이 끝났을 때 호흡 보유를 지나치게 길게 하면 쉽게 경험할 수 있다. 이때 공황 상태가 찾아온다. 다른 모든 번뇌들의 토대가 되고 그것들을 부추기는 것은 바로 무지, 혹은 실재에 대한 근본적인 오해이다. 여러분이 우리의 삶과 일반적인 인간 역사에 대해 가지는 그것의 힘을 보기를 원한다면 TV의 저녁 뉴스를 보고 이 다섯 가지의 파괴적인 영향력의 작용을 확인하기만 하면 된다. 그것은 쉽다. 그런 다음에 그것들을 여러분 자신에게 적용해 보라.

목적은 달성될 수 있다

명상은 이 다섯 가지 번뇌를 끝내기 위한 수단이다. 명상은 복잡한 마음을 무지한 상태가 아닌 단순하고 순수한 상태로 이끈다. 명상은 에고가 극복될 때 찾아온다. 요가의 일곱 번째 꽃잎인 이것에 이를 수 있기 위해서는 다른 모든 단계의 요가 수련을 통한 발전을 거쳐야 한다. 그러나 여덟 번째 꽃잎인 사마디는 명상의 결실로 나타난다. 그것은 신성의 축복에 의해 이루어지며 강요로 이룰 수 없다. 사마디는 열망하는 사람이 명상의 대상, 우주에 가득 찬 지고의 영혼과 하나가 되는 상태로, 이때 그는 형언할 수 없는 기쁨과 평화를 느낀다.

앞 장에서 우리는 존재의 중심에서 주변에 이르기까지 존재 전체가 경험되는 지점을 탐구하였는데, 이것은 개별 영혼jivatman을 드러내는 광대하고 창조적인 움직임이다. 이 장의 초점인 더 없는 행복의 겹(아난다마야 코샤)은 존재의 대양 속에서의 개별 영혼의 포기와 그 대양 속으로의 융합이다. 이것은 단지 에고의 초월일 뿐 아니라 우리가 알고 있듯 자아의 해체, 즉 계속 진행되는 자아의 경험의 중단이기도 하다. 그것은 우리를 창조자와 피조물 간의 분리라는 최초의 환영 avidya으로 이끈다. 이것은 진리의 화현이자 영혼의 진리이며 자연과 우주 영혼의 신성한 결합이다. 또한 이것은 존재의, 그리고 존재를 초월한 지극한 기쁨이며 처음과 끝으로의 완전한 동화이다. 이것은 영원 속으로 들어가는 탄생이다.

우리들 대부분에게 지금과 과거사를 통틀어, 사마디는 이론적으로 남아 있다. 그러나 요가는 이 우뚝 솟은 정상으로 가는 길을 보여 준다. 독자들 대다수에게 이것은 상상vikalpa을 통해서만 떠올릴 수 있는 지극한 행복이 넘치는 천국의 광경으로서만 그려질 수 있다. 그러나 잠깐 동안이라도 내가 그것이 현실이 아니라거나 여러분이 그곳에 이르지 못할 것이라 말한다고 생각해서는 안 된다. 궁극적인 자유는 여러분의 손이 미치지 못하는 곳에 있지 않다. 여러분의 상상력을 점검해 보라. 여러분은 미래에 대해 백일몽을 꾸고 있는 것인가, 아니면 시간의 안개

속에 그 모습이 사라져 버린 오랫동안 소식이 없는 사랑하는 사람의 얼굴을 기억하려고 애쓰는 것인가? 그것은 후자이다. 그런데 여러분이 느끼는 갈망은 여러분 존재의 근본 자리로부터 솟아나지 않는가? 그것은 이원성을 끝내고자 하는 갈망, 상호보완적인 존재를 통해 성취할 수 있는 것이 아니라 '다른 것'이 없기 때문에 존재하는 '단일성'을 향한 갈망이 아닌가?

 개별 영혼을 발견하기 위해서는 영감, 즉 들숨의 창조적인 힘을 필요로 한다. 우주 영혼을 발견하기 위해서는 놓아 버리는 용기, 숨을 내쉬는 용기, 궁극적인 포기를 할 수 있는 용기가 필요하다. 낙담해서는 안 된다. 신의 의지가 인간을 이러한 목표 쪽으로 나아가게 한다. 호흡만을 보유하지 말고 영혼atman도 함께 보유하라. 귀의와 수용 사이에는 공간이 있다. 여러분이 신에게 자신을 내맡기면 신은 여러분의 귀의를 수용한다. 그리고 수용하기 위해서는 시간과 공간이 필요하다. 그것이 호흡의 보유kumbhaka이다.

최후의 상승

 나는 탐구의 강도를 웅장하게 점점 더 높여 나가는 방식으로 여러분에게 전체적인 개요를 제시하였다. 이것은 배워야 할 많은 것과 글자 그대로 영혼을 탐색하는 많은 작업이 남아 있기 때문이다. 앞에서 나는 번뇌와 관련하여 우리 자신을 관찰해야 한다고 말했다. 그러므로 우리에게는 거울이 필요하다. 따라서 요가의 수련을 계속해야 하며 지금까지 배웠던 수련의 모든 측면을 계속 이어나가야 한다. 우리는 신비의 마지막 중심부 속으로 침투하기 위해 이미 성취할 수 있는 것을 정련하고 새로운 깊이를 더하고 미묘한 부분들을 덧붙여 나간다. 여러분은 스스로에게 질문하는 일을 계속해야 한다. 그렇지 않으면 변화는 일어나지 않는다. 신념을 가지고 전진해야 한다. 그렇다, 그러나 언제나 여러분 자신이 의문을 품도록 만들어야 한다. 자만이 있는 곳에 항상 무지가 있다.

우리의 의식이 마침내 참된 자아를 향해 움직이고 우리의 자아가 무한자 속으로 융해되기 전에 그곳에는 수련의 아른거리는 옷감 속에 함께 짜여 들어간 수많은 섬세한 실들이 있다. 우리는 흉내 내는 에고의 가면을 벗기기 위해 언제나 이기심 없는 순수한 명상 속에서 옷감을 짜야 한다. 에고가 지워질 때 그에 따르는 번뇌도 사라질 것이다. 우리가 짜 넣어야 할 또 다른 실은 흙, 물, 불, 공기의 요소들이 어떻게 우리의 수련을 특징짓는가에 대한 이해이다. 이미 앞서의 여러 장에서 나는 흙, 물, 불, 공기의 요소들에 대해, 그리고 그들이 육체, 에너지, 마음, 지성이라는 처음 4가지의 겹들에 어떻게 상응하는지 논하였다. 가장 마지막의 지극한 행복의 겹에 상응하는 마지막 요소는 '공간'이라 불리며 나머지 다른 요소들 속에 운동성과 자유를 부여한다. 공간은 가장 미묘하고 널리 퍼진 요소로서, 우리는 그것을 길들이는 법을 배워야 한다.

 때때로 에테르라고 번역되기도 하는 공간은 현대 화학에서의 에테르가 아니다. 이것은 옛날의 의미대로 물질의 입자들 사이의 비어 있는 틈에 두루 스며 있는 공간으로 여겨진다. 원자 안의 물질의 양은 대성당 안에 있는 테니스공과 같으므로 우리의 원자들, 즉 우리는 거의 완전히 공간이다. 우리 위에 있는 공간, 하늘은 마하트 아카샤(mahat-akasha공간 속의 우주적 지성)이며, 반면 우리 내면의 자아는 치트 아카샤(cit-akasha우리 내부의 우주적 지성)이다. 전자는 외부의 공간이고 후자는 내면의 공간이지만 요가 수행자들의 경우 그들에게 느껴지는 참된 자아의 공간은 그들을 둘러싼 외부 공간에서 느껴지는 공간보다 실제로 더 크다.

 공간은 자유를 상징하는데, 이 자유는 움직임을 위해 오직 공간만이 허용할 수 있는 것이다. 그런데 변화 자체가 움직임 아닌가? 우주 비행사들은 지구 바깥에서 본 광경에 의해 종종 지구 행성에 대한 통합되고 공정하며 경계 없는 인식을 얻었다. 그 인식은 그들의 삶을 바꾸었고, 그들로 하여금 평화로운 협력에 의해 성취될 수 있는, 함께 공유한 인간의 목적을 추구하는 과정을 통해 그들의 경험을 나누어 주고자 노력하도록 이끌었다. 앞에서 말했듯 우리 모두가 천체의 궤도로 진입할 수 없지만 우주, 즉 우리 내면의 우주에 접근할 수 있는 방법은 가지고 있다. 역설적으로 들리겠지만 내면의 주시는 우주 탐험을 통해 우주 비행사들이 얻은 것과 비견할 만한 통합적인 효과를 가진다. 개인의 소우주 안에 우주의 대우주가 존재한다는 사실을 반복해서 말하는 것을 변명하지 않겠다. 여러분이 믿든 안 믿든 이 자명한 이치가 유효하지 않다면 모든 요가는 영지주의자의 신비주의, 수피즘, 불교, 기독교의 가르침과 더불어 헛된 일이 되고 만다.

 요가 수행이 나에게 선사하였던 지혜는 내가 읽었던 성스러운 요가의 교본을 통해 확인되었다. 나는 실수행을 통해, 그리고 성스러운 교본을 읽음으로써 지식을 얻었을 뿐 아니라 여행과 내가 만났던 사람들을 통해서도 지식을 얻을 수 있었다. 이 모든 것들이 우리의 요가라는 옷감의 마지막 실들을 함께 짠다.

 베다의 저자들은 보는 자들이었으며, 또한 모든 곳과 모든 것 속에서, 또 생명체나 무생물, 유기체와 무기물에서 신성을 보았던 시인과 신비가이기도 하였다. 아무튼 우리는 그 기술을 잃었다. 정체가 무감각을 가져왔지만 지혜의 메아리는 살아남았다. 예를 들면, 카탈로니아의 위대한 건축가인 가우디는 건축은 자연의 심미적인 감각성과 기하학의 준엄함 사이의 창조적인 관계라고 말했다. 이것은 요가 수련을 관통하는 주제이다. 체계적으로 아사나 자세에 균형성을 부여하고자 하는 나의 시도가 이러한 관계를 드러내 준다. 그리고 건축에서와 마찬가지로 공간의 개념이 중요하다. 꽃병은 건물, 혹은 육체와 마찬가지로 두 개의 공간을 가진다. 하나는 그것이 함유하는 공간이고, 다른 하나는 그것을 둘러싸는 공간이다. 아사나를 시작할 때 우리는 자세의 모습, 즉 거울 속에서 우리가 어떻게 보이는가에 대해, 다시 말해 우리가 배제하는 공간에 대해 걱정한다. 지금쯤 우리는 우리가 포함하는 공간, 우리 내부의 공간에 대해 걱정했어야 했다. 왜냐하면 그것이 주로 아사나에 참된 생명과 아름다움을 주기 때문이다. 이것을 요가 스바

루파yoga svarupa – 요가를 통해 자신의 완전한 형태를 갖추는 자아 – 라 한다. 이것은 공간의 내적인 분할을 통해 이루어진다. 본질적으로 이것은 요가 아사나가 용광로에서 부어진 용해된 황금처럼 본래의 아름다움을 가지면서 어떻게 노력이 필요 없게 되는가 하는 문제이다.

무한성에 이르기 위해 우리는 건축가가 비록 대성당이나 사원을 건축할 때라도 그러하듯 유한한 수단을 이용해야 한다. 그리고 건축가처럼 요가의 과학은 우리 내면의 몸과 외부의 몸을 정렬하여 그들이 일치를 이루고 서로 소통할 수 있게 해야 한다고 말한다. 설계도에 따라 올바른 정렬이 이루어지지 않으면 건물은 붕괴한다. 가우디는 물질을 통해 숭고함을 표현하는 것을 추구하였다. 이것은 요가 수행자에게도 마찬가지이다. 정렬은 대성당처럼 신에 대한 봉헌인 상호 소통의 구조를 창조한다. 이것이 왜 나에게 있어 정렬이 형이상학적인 말인지에 대한 이유이다. 정확한 정렬은 잘 건축된 건물에서와 같이 정확한 공간을 창조한다. 넓은 내부가 없는 건물은 돌덩어리, 즉 거석에 지나지 않는다. 이것과 같은 육체를 상상할 수 있겠는가? 이것은 활기 없고 사람이 거주할 수 없을 것이다.

인도 철학에 의하면 예술에는 두 가지의 유형이 있다. 하나는 보가칼라bhogakala라 불리는데, 이것은 육체와 마음의 쾌락을 만족시키는 예술이다. 다른 하나는 요가칼라yogakala로 영혼의 영적인 심장을 기쁘게 해 주는 상서로운 공연의 예술이다. 모든 예술에는 과학(sastra사스트라)과 기예(kala칼라)가 포함된다. 그 목적이 혼돈에서 질서를, 무지에서 지혜를, 미학에서 신성을 가져오는 것이 될 때 지극한 행복ananda이 경험되고 표현된다. 나의 수련생들이 신이 부여한 그들의 재능을 보가 요가bhoga yoga에 던져 버리고, 기량이 뛰어나고 만족감을 느끼지만 좋은 요가는 수행하지 않을 때 내가 화를 내는 이유가 여러분은 궁금하지 않은가?

자연에 내재된 충동은 진화를 통해 그 자신을 표현하는 것이다. 이것은 특히 인도처럼 열대 국가에 살고 있는 사람 누구에게나 명백하다. 자연은 모든 공간을 점령하기를 원한다. 이것은 '자연은 진공 상태를 싫어한다.'고 할 때 우리의 말에 반영되어 있다. 자연은 점점 더 다양하게, 그리고 우리가 볼 때 점점 더 아름답게 자신을 표현하는 것을 그 역할이라고 여길 때가 많지만, 늘 아름답지만은 않다. 자연은 우리를 압도할 수 있다. 요가 수행자들이 왜 히말라야 산맥으로 갔을까? 그것은 공간, 내면의 공간을 반영할 외부의 공간을 찾기 위해서였을까?

예전에 나는 공기를 촉각 및 지성과 연관시켰다. 또 우리는 공기를 들이마시며 공기에 몸을 담그고 있다고도 말했다. 공간은 모든 우리의 원자들이 대부분 공간으로 구성되었기 때문에 그보다 훨씬 더 친밀하며 널리 퍼져 있다. 소리와 진동은 공간에 상응하며, 어느 날엔가 지적인 존재와 완전히 소통할 수 있으리라는 기대 속에 우리가 공간을 통해 쏘아 보내는 무선 파장처럼 공간을 통과할 수 있다. 소리는 공기보다 훨씬 더 강력하고 친밀하지 않은가? 고래가 내는 노래 소리의 진동은 수백 마일의 대양을 뚫고 나아갈 수 있다. 신의 소리 AUM(옴)은 어떤 우상보다 더 성스럽지 않은가? 음악이 최고의 예술이 아닐까? 진동은 파동이다. 그것은 3개의 점 – 사인 곡선 sine curve을 만들기 위해 필요한 모든 것 – 에서 나오며 발현의 첫 걸음이다. 그것은 자연의 근원과 매우 가깝기 때문에 아주 강력하다. 내가 말했듯, "자세를 무너뜨리면 여러분은 자신의 영혼을 무너뜨리게 된다." 공간을 무너뜨리면 여러분은 자신의 영혼을 무너뜨리게 된다.

눈은 뇌의 지표이고, 귀는 의식의 지표이다. 눈은 마음과 불에 속해 있고, 귀는 의식과 공간에 속한다. 우리가 명상 상태에 있을 때 뇌의 앞부분은 휴식을 취하고 방해를 받지 않는다. 어떤 문제에 대해 생각할 때 언제나 우리는 머리를 앞으로 숙인다. 만일 명상 상태에서 머리를 앞으로 떨어뜨리면 뇌의 앞부분은 피로를 느낄 것이다. 그러나 눈과 귀가 조화를 이룬다면 의식의 초점을 맞추는 것이 쉬워진다. 눈은 뇌의 창이고 귀는 영혼의 창이다. 이것은 널리 알려져 있는 것과 상반

되지만, 감각이 뒤로 물러날 때(프라티아하라) 이것이 진실임을 경험할 수 있다. 귀는 진동을 판별할 수 있다. 우리 내면의 공간은 우리가 흔히 천국이라 부르는 것에 상응한다. 이것이 우리 내면에 존재하는 천국의 신성을 보기 전에 들을 수 있는 방법이다. 귀는 또한 침묵을 본다. 침묵은 사마디의 음악이다.

좀 더 산문적으로 말해 보겠다. 우리는 육체의 몸(안나마야 코샤)의 겹에서 흙의 요소를 분리할 수 없는 것처럼 기쁨의 겹(아난다마야 코샤)에서 공간을 분리할 수 없다. 아사나에서 우리는 이들 요소들을 가지고 작업한다. 예를 들어 몸을 비틀 때 우리는 신장의 공간을 강하게 압박하고 자세를 풀면 공간이 회복되지만 이때 공간은 새로워진다. 이와 비슷하게, 몸을 비틀거나 수축시킬 때 우리는 내부 장기에서 어느 정도 흙은 물론 물, 불, 공기를 압박하고 있는 것이다. 자세를 풀 때 순환이 다시 시작되고 생기를 얻은 요소들이 회복된다. 우리는 이것을 내부 장기의 정화라고 생각한다. 이것은 사실이기는 하나 요소들의 차원에서 우리가 하고 있는 것은 각각의 요소들이 우리에게 어떤 감각을 가져다주는가를 경험하면서 각 요소의 균형을 맞추는 작업이다.

비틀기에서는 내부 장기만 비틀리는 것이 아니라 뼈, 근육, 섬유 조직, 신경도 비틀린다. 체액을 운반하는 관들 역시 수축될 것이다. 마음은 평상시와 다른 몸의 형태에 상응하는 다른 형태를 취할 것이다. 지성은 다른 식으로 몸과 접촉할 것이고, 몸이 발하는 진동도 변할 것이다. 이를테면 나는 각각의 신장의 진동을 느끼고 그들 사이의 차이를 비교할 수 있다. 이 비틀기는 또한 각각의 요소와 결합된 미묘한 특질이나 그 대응되는 짝들을 분명하게 드러낼 것이다. 예를 들면 그것은 우리가 우리 몸의 살의 밀도, 강도, 냄새와 체액의 유연성과 맛, 마음의 불의 활기와 모습, 주변 공기의 지성의 명료성과 접촉, 그리고 몸 안에 있는 에테르적 공간의 자유와 내면의 진동을 의식하게 만들 것이다.

이것이 우리들을 구성하고 있는 자연의 미묘한 요소들을 구별하고 감지하는 것을 배우는 방식이다. 그것은 우주의 유희를 지칭하는 산스크리트어 용어인 릴라lila와 같다. 그러나 그것은 아주 높은 차원에서 이루어진다. 동물들이 새끼일 때 유희를 통하여 생존의 기술을 배우듯 우리에게도 자연의 미묘한 본질 속에 생존하는 것을 배우는 데 있어 이러한 놀이는 필수적인 단계이다. 이것은 놀이와 시행착오를 통한 탐구이다. 우리 자신의 몸속의 요소들과 그것들의 쇄신, 불균형, 균형의 회복과 더불어 놀이를 할 수 있을 때 우리는 통상적인 방식으로는 이해할 수 없는 차원에서 자연을 의식한다. 그것은 통상의 의식으로는 볼 수 없기에 초자연적이다. 알을 낳기 위해 태어난 격류를 다시 거슬러 헤엄치는 연어처럼 우리는 내면을 향하는 여행을 통해 진화를 발견하고 있다. 요가 수행자가 히말라야 산맥의 셰르파처럼 그의 마지막 등정을 이룰 수 있도록 이제 우리는 자연 그 자체의 발전을 살펴보아야 한다. 요가 수행자는 자연의 정상에 섰을 때에만 그의 영혼Purusa과 우주 영혼Purusa-visesa을 만날 것이다. 그 위에 선다는 것은 실제로는 그것을 이해한다는 것이다.

자연의 진화

다윈의 진화 개념과 요가의 이론 사이에 본래부터 반감이 존재하는 것은 아니라는 사실을 지적하는 것은 가치 있는 일이다. 요가는 신의 존재를 믿는다. 그러나 신을 무수한 꼭두각시들에게 달린 끈을 동시에 잡아당기는 꼭두각시 조종자로 보지는 않는다. 세계는 우리가 그것을 경험하듯 실재하는 우주 영혼과 연결되어 있으며 그것으로 물들어 있다. 그러나 그것에 의해 직접적으로 조종되지는 않는다. 사물을 바라보는 이러한 방식은 요가의 태도와 완전히 일치한다.

요가는 한편으로는 자연을 인정하고, 다른 한편으로는 영혼을 인정하는데, 이것이 요가가 이원론적 철학으로 여겨지는 이유라 하겠다. 요가에 있어서 자연은 자연이고 영혼은 영혼이다. 그들은 상호 소통한다. 영혼은 지고의 것이며 영속하는 실재이지만, 우리들은 자연에 속하며 그 속에 살고 있으므로 자연을 진지하게 받아들여야 한다. 철학의 교묘한 간계에 의해 자연을 환영이라 제쳐놓는 것은 요가를 수행하는 우리의 마음으로는 고지식하게 여겨진다. 눈에 보이는 자연을 유일한 실재로 받아들이는 것은 무지의 화신 그 자체이다. 요가 수행자에게 자연은 올라야 할 산이다.

요가는 자연의 기원을 뿌리로 본다. 산스크리트어에서는 그것을 뿌리 자연mula prakrti이라 부른다. 우리가 앞에서 보았듯 그 뿌리 안에 자연의 특질이라 불리는 불안정하지만 창조적인 성질, 즉 세 가지 구나가 존재한다. 그 세 가지는 각각 덩어리나 불활성인 타마스, 활동성이나 진동인 라자스, 빛 혹은 평정인 사트바이다. 이들은 잠재성으로만 존재하지만 자연의 영속적인 특징에 각각 그 몫을 하고 있다. 이들은 불안정하며 변화한다. 안절부절못하면서 형태를 취하는 것이 이들의 운명이다.

구나는 형태를 이루지만, 그것은 서서히 일어난다. 미묘한 것은 거친 것에 선행한다. 혹은 눈에 보이지 않는 것이 보이는 것보다 앞서 온다고도 말할 수 있겠다. 우리 모두에게 존재하는 우주 지성mahat은 눈에 보이지 않는 것의 최초의 발현이다. 우주 지성에서 우주 에너지prana와 의식citta이 싹트고, 여기에서 에고 ahamkara 혹은 자아의식이 형성된다. 하나의 뿌리에서 이원성(분리하는 능력)이 생겨나고, 이원성에서 진동(생명이 시작하는 파동)이 시작되며, 진동에서 눈에 보이지 않는 발현이 이루어지고, 눈에 보이지 않는 것에서 눈으로 볼 수 있는 것이 찬란하고도 끔찍하게 온갖 종류로 무수히 출현한다. 이 마지막 생성물은 세계가 그러하다고 우리가 생각하는 것, 즉 운동장, 천국, 혹은 지옥과 감옥이다. 만일 우리가 자연을 잘못 이해한다면, 즉 무지에 의해 그것을 보이는 그대로 받아들인다면 그것은 우리의 감옥이다.

현대 과학이 이 감옥에서 탈출하기 위해 선택한 길은 분석의 길이다. 과학은 개구리나 인간의 육체, 혹은 원자를 불문하고 이것들을 상세히 분석한다. 과학은 본래의 세밀함으로 진리를 추구한다. 시계를 작은 조각들로 나눈다면 그것이 어떻게 작동하는지에 대해 이해할 수 있을 것이다. 그러나 우리는 더 이상 시간을 알 수 없게 될 것이다. 요가 역시 상세히 분석하지만 – 예를 들면 에고, 마음, 지성을 – 단지 분석하는 것에만 그치지 않는다. 그것은 또한 종합적이거나, 혹은 차별을 없애고자 하는 입장을 취한다. 과학처럼 요가도 지식을 얻기 위해 검증을 하지만 요가는 침투하고 통합하며 수행과 집착의 초월을 통해 자연의 원래 의도의 완전함을 재현하기 위해 지식을 얻기를 원한다. 다시 말해 뿌리까지 도달하여 외부로부터의 혼란을 제거하기를 원한다. 요가는 자연의 겉모습에 의해 속기를 원하는 것이 아니라 자연의 원래의 동기를 고수하기를 원한다.

요가와 다윈의 차이는 우연을 바탕으로 생존에 유리함을 제공하는 종의 무작위적인 돌연변이에 의한 자연 도태의 이론에 있다. 비록 이 이론이 거친 모양의 옷을 입은 미묘한 것이라 하더라도, 이것은 가능하지가 않다. 2세기 전에 아이작 뉴턴은 요가의 노선을 따랐다. 그는 "물질세계를 지배하는 질서는 물질세계가 지성으로 가득 찬 어떤 의지에 의해 창조되었음을 충분히 암시한다."라고 말했다. 이 의지는 명백히 꼭두각시 조종자로서의 창조주가 아니라 자기 자신을 표현하는 것을 추구하는 본래의 자연의 지성이다. 그러나 질서와 혼돈은 뜻밖의 결과물들을 파생시키며, 그 결과는 예측할 수 없다는 것을 잊어서는 안 된다.

요가는 이 예측할 수 없는 다양성이 지성적인 의지와 마치 가능하면 많은 다양한 배역을 맡기를 원하는 배우처럼 점점 더 많은 방법으로 자신을 표현하고자 애쓰는 자연의 생명력prerana으로부터 기인한다고 말할 것이다. 요가에 있어 DNA에 새겨진 암호는 변경할 수 없는 결정적인 힘이 아니다. 이 힘은 DNA가 과거의 카르마의 암호를 수록하는 정도만큼만 결정적이다. 그러나 이것은 개별화를 통해 자유를 추구하는 자연의 의지이기도 하다. 예를 들면, 머리 한쪽에 두 눈이 붙어 있고 해저 바닥에 누워 한쪽에서만 변장을 위하여 빛을 피하는 가자미의 특수성은 기형적인 돌연변이의 결과가 아니라 위험한 세계에서 존재의 도전에 대응하는 가자미의 반응으로, 이것은 내부에서 활기를 얻으며 무의식적인 세포의 지성에 의해 유발된다.

우리가 자연의 요소들과 그 상대가 되는 미묘한 것들을 탐구하는 이유는 진화하는 자연의 심장부로 침투하여 그것이 나무나 식탁, 호텔, 인도 여성의 사리, 자동차 등과 같이 명백한 대상물로 나타나기 전에 파악하는 것이다. 여기에서 더 나아가 우리의 소망은 구나들, 자연에 창조적이면서 무상한 성격을 부여하는 불안정한 자연의 특질들을 조정하는 것이다. 물질의 차원에서는 불활성이나 덩어리(타마스)가 우위를 점하는데, 이 때문에 탁자 다리에 발가락을 부딪치면 아픔을 느낀다. 심리-감각의 차원에서는 활동성(라자스)과 빛(사트바)이 지배적이다. 시험 공부를 하는 것이 유쾌한 경험이 될 수 있거나 비열한 행위에 대한 수치심이 불의 고문이 될 수 있는 것, 또 잘 행한 일이 사트바의 성격을 띤 평온의 근원이 될 수 있는 것은 바로 이러한 이유 때문이다. 요가 수행자는 구나티탄gunatitan, 즉 구나를 그들의 원래의 비율로 복원시켜서 모두를 안정된 형태로 자연의 뿌리 속으로 완전히 되돌려 놓아 그들의 영고성쇠를 초월할 수 있는 사람이 되는 것을 목표로 한다. 이제부터 그는 자연의 동요에 의해 흔들리지 않는다.

이것은 여러분이 무감각하다는 것을 뜻하지 않는다. 이전에 나는 내 아내를 잃었고 내가 울지 않았던 사실에 대해 언급하였다. 내가 여느 다른 사람들만큼 아내의 상실에 대해 느끼는 것이 없었고 여전히 무감각하다고는 생각하지 말라. 요가 수행자도 인간이다. 사실 요가 수행자는 그가 얻는 연민을 통해 인간 가운데 가장 인간적이다. 그럼에도 불구하고 명상의 초월적이지만 날카롭게 깨어 있는 평화로움 속에 그는 자연이라는 산의 정상에서 삶을 바라본다.

지금까지 자연의 특질들(구나)은 비밀스런 지식 중 일반 대중에게는 적합하지 않은 가장 심원한 것으로 다루어져 왔다. 나는 그러한 태도를 인정하지 않는다. 나의 스승이 내가 프라나야마에 적합하지 않다고 말했을 때 그것 때문에 나는 고통을 받았다. 그러나 이 주제는 어렵기에 일반 독자를 위해 결정적인 비유를 하나 들어 보겠다.

모든 현상에는 세 가지 구나가 존재하지만 언제나 그 비율은 가변적이다. 비율이 변함에 따라 자연 현상이 출현하고(탄생), 성장하고 쇠퇴하며(존재 혹은 삶), 다시 사라진다(죽음). 내가 여러분에게 제시하는 기이하고 충격적인 비유는 내 입장에서 과학적인 지식으로 증명되지 않는다. 그것은 아인쉬타인의 유명한 방정식인 $E=MC^2$으로, 이때 E는 에너지(라자스)이고, M은 질량(타마스), 그리고 C는 빛(사트바)의 속도이다. 에너지와 질량과 빛은 우주 안에서 끝없이 서로 결합되어 있다. 이것에 대한 비유는 빛 자체(사트바)가 물리학에서 이중의 속성을 나타내 보인다는 사실일 수도 있겠다. 그것은 파동도 아니고 입자도 아니지만 이용되는 관찰 방법에 따라 특정한 위치를 지닌 독립된 광자(타마스)로도 인식될 수 있고 파동(라자스)으로도 인식될 수 있다. 우리의 좀 더 평범한 차원에서조차 우리는 이 세 가지 특성의 변화하는 상호 작용을 관찰하는 것을 배울 수 있다.

이것에 대하여 실제적으로 생각해 볼 점이 있다. 일단 자연의 원리가 그것의 뿌리 속으로 물러나면 그것의 잠재력은 활성화되지 않은 채로 남는데, 이것이 사마디의 상태에 든 사람이 '존재'는 하지만 '활동'은 하지 못하는 이유이다. 자연의 외부 형태는 새의 날개처럼 완전히 접혔다. 만일 수행자가 충분한 열의를 지니고 수련을 추구하지 않고 자신이 얻는 영예에 멈추어 쉰다면 이 지점에서조차도 자연의 원리는 다시 되살아나 나쁜 결과를 가져올 것이다. 추락해 버린 반신반인은 많다.

요가, 내면으로 들어가기

 우리 모두는 자기 자신을 개발하고 개선하기를 원한다. 우리는 이것을 개인적인 발전, 그리고 우리의 날개를 펴는 것이라고 생각한다. 진정한 요가의 여행은 내면으로 들어가는 것, 혹은 앞 단락을 인용하자면, 우리의 날개를 접는 것이다. 발전이 요가를 위한 준비(영혼과 결합하기 위한 계획)라면, 내면으로 들어가기는 실제적인 요가(결합 그 자체)이다. 우리는 마치 죽음과 재생을 위해 자신들의 근원으로 되돌아가는 연어들처럼 거친 물질세계에서 자연의 미묘한 심장부로 들어가기 위해 노력한다. 자신을 드러내고 있는 힘은 비록 우리 여행을 방해하는 것처럼 보일지라도 그 여행을 환영한다. 그러므로 우리는 아사나 수련과 자신을 파괴하는 흡연이나 과식 같은 습관을 버리는 등 우리의 발전을 고취시키기 위해 할 수 있는 모든 것을 행해야 한다. 우리는 또 그 노력을 돕기 위해 우리의 의지를(에고가 아니라 자연이 부여한 생명의 본질) 사용하며, 귀의와 겸손한 행위 속에서 신의 도움을 간청한다. 이 세 가지의 결합은 이 여행을 가능하게 한다.

 방금 말한 것과 관련하여 우리가 삶의 변화를 위해 어떤 시도를 할 수 있을지 두 가지 예를 들겠다. 돈도 모자라고 아무 가능성이 없는 직업을 가진 한 사람이 있다고 상상해 보자. 그는 근심에 빠져 있고, 초조하며, 좌절감을 느끼고, 아내와 자식들에게 짜증을 낸다. 금요일 밤마다 그는 과음을 함으로써 자신의 곤경에서 달아나려 한다. 그가 무엇을 할 수 있을까? 그는 무엇을 하고 있는가? 그는 술을 마시러 나가지 않으려고 노력한다. 이것은 이미 작은 승리이다. 그러나 그가 절약한 돈으로 그 다음에 무엇을 할 수 있을까?

 그는 복권을 한 장, 혹은 몇 장 사러 갈 수 있다. 우선 그가 유약하게 – 신에게 자신이 당첨될 것을 간청하는 것은 바로 그의 에고이다. – 처신하고, 자기 의지의 노력을 위해 아무런 역할도 하지 못하므로, 그는 당첨될 가능성이 없다. 복권을 사는 데에는 노력이 거의 들지 않으며, 복권이 당첨될 수 있도록 실제적으로 그가 할 수 있는 것도 없다. 그가 할 수 있는 유일한 것은 복권을 잃어버리지 않는 일이다. 신과의 관계, 타고난 생명력, 실제적인 행동 등, 모든 부분이 취약하다. 이것은 공상과 약한 관계에서 오는 취약함이다.

  그가 일련의 다른 행동을 한다고 하자. 그는 자신이 저축한 적은 돈을 기술을 높이기 위해 저녁 수업을 듣는 데 쓴다. 윤리적으로 그는 아내와 자식들과의 관계를 개선하기 위해 노력하고, 자신의 잘못이든 아니든 해결책이 자신의 손에 달렸다는 것을 인정한다. 이것은 정화하는 과정이며 여기에는 지속적인 개인의 노력과 희생이 포함된다. 그는 겸손한 마음으로 신에게 자신이 더 나은 일자리를 찾고, 현재의 일을 더 잘 견딜 수 있게 도와 줄 것을 간청한다. 아무 일도 일어나지 않는다. 시간은 흐르고, 경제 사정은 호전된다. 그의 새로운 기술은 원숙한 직무 능력과 마찬가지로 주목을 받는다. 그는 승진을 하고 발전의 가능성을 가진다. 가정에서의 긴장은 모든 차원에서 줄어들었다. 이것은 동화 같은 이야기가 아니다. 우리가 보는 이 사람은 선택한 길에서 유효한 관계를 만들었고, 인내와 불굴의 노력tapas, 신체적인 용기sakti, 학습svadhyaya, 지적인 기술yukti, 그리고 헌신bhakti을 보여 주었다. 그의 운명의 외적인 변화는 강력한 내적인 변화를 나타내 보인다. 그는 자연과 영혼이 더욱 긴밀한 조화를 이루게 하였고, 그 결과는 이른바 성공과 행복이다.

  여러분은 내가 사마디의 장에서 이러한 속세의 보기를 들어 놀랐을 수도 있겠으나, 잊지 말아야 할 것은 꽃 모양을 이루는 것은 요가의 여덟 개의 꽃잎 모두라는 사실이다. 아마도 위의 사람에게 사마디는 보람 있는 경력과 행복한 가정생활일 것이다. 마찬가지로 최고의 수행자라도 윤리적인 기초로 된 두 개의 꽃잎을 버린다면 추락하고 말 것이다. 그러므로 많은 사람들은 영적인 성장에 접근할 때 마치 그것이 복권인 양 한다. 그들은 어떤 새로운 책이나 새로운 방법, 또 새로운 통찰이나 스승이 깨달음을 경험하게 해 줄 복권이 되리라 희망한다. 요가는 그것이 아니라고, 지식과 노력은 모두 여러분 안에 있다고 말한다. 그것은 우리 자신의 마음과 심장, 우리의 몸과 호흡을 단련하는 것을 배우는 것만큼 간단하면서도 어렵다.

사마디는 궁극적으로 신성의 선물이지만, 우리는 어떻게 자신을 이 선물을 받을 만한 가치가 있게 만들 것인가? 우리는 미묘한 것으로 되돌아가야 하지만 또한 모든 곳에 가득 퍼져 있는 우주 에너지, 즉 호흡(프라나)으로도 돌아가야 한다. 나는 이것이 우주 지성에서 전개된 최초의 형태라고 말하였다. 호흡이라는 용어는 신들의 말씀을 전하는 사자의 역할을 수행하는 이것의 범위와 능력을 표현하기에 부적합하다. 우파니샤드에 의하면 이것은 생명과 의식의 원리이며, 심지어 영혼과 동등한 것으로 나타나기도 한다. 이것은 우주의 모든 발현된 것들이 물리적으로 호흡을 하든 않든, 안에서 이루어지는 생명의 호흡이다. 생명이 있는 것들은 이것을 통해 태어나고, 이것에 의해 살며, 그들이 죽을 때는 그들 개개의 호흡은 다시 우주의 호흡 속으로 녹아 들어간다. 앞 문장을 다시 읽어 보라. 그것은 깜짝 놀랄 만하다. 이것은 생존이지만 우리의 에고가 갈망하는 개별적인 생존은 아니다. 그럼에도 불구하고 이것은 생존이며 영속화이다. 우리의 호흡은 우주의 바람으로 돌아간다. 성경을 기록한 유대인들은 이와 동일한 통찰을 전하는데, 그것은 개개의 숨, 혹은 영ruach이 창세기에서의 '바다 위를 떠도는' 우주의 바람, 혹은 영ruach과 같은 말이기 때문이다.

프라나는 우주 지성에서 직접 전개되기 때문에, 결코 중단되지 않고 파괴될 수 없는 늘 진행되는 기록을 실어 나른다. 나는 자신의 근원으로 돌아가기 위해 격류를 거슬러 헤엄치는 연어의 비유를 들었다. 우리 또한 근원을 향해 나아가려고 애쓰기 때문이다. 그리고 물살이 우리를 방해하고 저항하는 것처럼 보인다고 말했다. 프라나는 우리에게 거친 물살을 뛰어넘을 수 있는 지느러미와 번쩍이는 꼬리를 마련해 준다. 프라나는 무엇보다 그 본성에 있어, 자신의 우주적 기원과의 일치를 위한 개별 영혼의 갈망과 유사한 의미에서, 근원을 향해 이끌린다.

최근에 나는 중요한 논점에 대해 자신의 마음을 바꾸었다는 케임브리지 대학의 위대한 천문학자인 스티븐 호킹의 겸손한 고백에 감동하고 흥미를 느꼈다. 지금까지 그는 우주에서 블랙홀 안으로 들어가는 어떤 것이든, 설령 그것이 빛이라 할지라도, 중력이 끄는 힘이 너무 강하기 때문에 결코 다시 빠져나올 수 없다고 주장해 왔다. 이제 그는 그가 '정보'라고 부르는 것이 블랙홀에서 빠져나올 수 있다는 것을 입증하는 증거를 발견했다고 말한다. 프라나는 다른 사람들이 정보라 부르는 우주 지성을 실어 나르는 도구이며, 요가의 입장에서 호킹 교수의 새로운 견해는 옳은 것으로 여겨질 수밖에 없다. 프라나는 존재sat이면서 비존재asat이다. 이것은 지식의 원천이며, 우주의 어떤 부분에서도 없을 수 없으며, 혹은 끝끝내 가두어질 수 없다. 지식은 시작은 있어도 끝이 없다는 것을 기억하라. 블랙홀은 비존재이지만, 그것조차도 존재로 다시 변화할 것이다. 프라나는 우리에게 이러한 모순을 제시한다. 이것은 우리 삶의 매 순간에서 가장 본질적이고, 실재적이며, 현실적인 부분이긴 하지만, 그럼에도 불구하고 가장 신비한 부분으로 남아 있다. 어떻게 하면 우리가 우리의 수련 속에서 이 사실을 융화시킬 수 있을까? 우리는 어떻게 호킹 교수의 대우주에 관한 이론을 소우주에서의 우리의 수련과 연관시키는가?

우리가 아주 깊은 명상에 들어 호흡을 중지하고 있을 때, 즉 신의 의지에 의해 저절로 일어나는 호흡 보유를 행할 때, 우리는 무의 소용돌이, 진공의 블랙홀로 들어간다. 그러나 어떻든 우리는 살아남는다. 가차 없이 죽음을 불러오는 시간의 장막이 찢어진다. 이것은 비존재의, 그러나 살아 있는 비존재의 상태이며, 과거나 미래가 전혀 없는 현재이다. 자아도 없고, 명상하는 자도 없으며, 더 이상 호흡하는 자조차도 없다. 그러한 블랙홀에서, 그러한 무의 상태에서 무엇이 생겨나는가? 정보이다. 정보는 무엇인가? 진리이다. 진리는 무엇인가? 그것은 곧 사마디이다.

사마디 Samadhi

　요컨대 내가 방금 말한 것은 마음은 블랙홀처럼 바닥없는 나락이라는 사실이다. 마음은 채워질 수 없으니 채우려 노력하는 것을 그만두라. 영혼을 깨닫기 위해서는 저 바닥없는 나락을 넘어가야 한다. 초보자에게 사마디는 황홀한 주제이다. 그러나 그것에 집착하면 안 되는 이유들이 있다. 초보자는 사마디를 그가 알고 있는 자아의 찬미로만 생각할 수 있다. 이처럼 테니스 라켓을 잡는 모든 초보자들은 윔블던 대회나 전미 오픈 테니스 선수권에서의 승리를 꿈꾼다. 요가의 초보자들은 종종 쉬운 사마디의 환상에 빠지며, 그들의 이러한 속기 쉬운 성향을 이용하려고만 하는 사람들이 있다.

　사마디는 그 자신의 힘으로 와야 한다. 그것은 표현할 수 없는 것이다. 여러분은 명상에 들었던 누군가에게 "당신은 2시간 동안 명상을 하셨나요?"라고 묻는 것조차 해서는 안 된다. 그가 어떻게 알 수 있었겠는가? 그것은 시간의 바깥에 존재하는 상태이다. 명상이란 알고 있는 것에서 알지 못하는 것으로 나아간 다음, 다시 알고 있는 것으로 돌아오는 것이다. 내가 2시간 동안 명상을 할 예정인지, 또는 명상을 하였는지를 말한다는 것은 불가능하다. 우리가 만일 명상이 2시간 동안 지속되었다는 것을 안다면 우리는 자아 속에 머물렀던 것이지 시간이 더 이상 선형적線形的 의미로 존재하는 것이 아닌 무한성 속에 머물렀던 것은 아니다. 이것은 사마디에 있어 훨씬 더 타당성을 가진다. 어느 누구라도 "나는 사마디에 들어 있다."라고 말할 수 없다. 그는 이야기하거나 의사소통을 할 수 없다. 사마디는 '나'의 존재가 사라지는 경험이다. 설명은 '나'의 현존을 통해서만 이루어질 수 있으므로 사마디는 설명되어질 수 없다.

　우리는 지금 가장 안쪽의 겹, 혹은 인과체causal body를 다루고 있다. 이곳은 우리 자신이 신성한 존재라는 것, 그리고 소문자 's'로 시작하는 자아the self가 대문자 'S'로 시작하는 참된 자아the Self로 대치된다는 것을 알 수 있는 곳으로,

그것은 우리가 우리의 개별 영혼이 우주 영혼의 부분이라는 것을 우리 존재의 근본 자리에서 진정으로 이해하는 때문이다. 죽음에 직면하고서야 삶의 의미가 분명해진다는 말이 있다. 수련의 이 시점에서 에고는 해체되거나, 혹은 참된 자아를 흉내 내는 것을 포기한다. 이것이 요가의 정점, 즉 사마디(더없이 행복한 몰입)이며 개별 영혼이 존재의 바다 속에 녹아드는 궁극의 자유이다. 지금까지 줄곧 우리는 자신을 육체, 내부 장기, 감각, 지성, 에고와 동일시해 왔지만 이제 여기에서 우리는 완전히 영혼과 함께 한다. 명상에 들었을 때 의식은 영혼 그 자체와 대면한다. 사마디는 정면으로 맞서서 영혼을 보는 것이다. 그것은 수동적인 상태가 아니다. 그것은 의식이 어떤 환경 속에서도 평형 상태를 유지하는 역동적인 상태이다. 마음과 감정의 동요는 사라지고, 우리는 참된 실재를 볼 수 있다. 상념과 감정에서 벗어난 우리의 의식은 투명하게 된다. 기억과 지성이 정화됨으로써 그것은 수정처럼 맑아진다. 흠이 없는 수정이 아무런 더러움이나 뒤섞임 없이 모든 색을 비추는 것과 같이, 우리의 의식도 순수하고 동요로 오염되지 않을 때 사유의 대상을 명료하게 비춘다. 일이나 결혼에 대해 생각하든 아이들에 대해 생각하든 우리는 그것을 명료하게 할 수 있고, 오염으로 뒤죽박죽되지 않고 진실을 볼 수 있다. 태양을 가린 구름이 물러가면 태양은 밝게 빛난다. 이와 같이 번뇌, 동요, 장애의 형태로 자아를 가리고 있는 것이 제거되면 참된 자아가 자신의 빛 속에서 밝게 빛난다. 의미 깊은 노력을 기울인 뒤 요가 수행자는 아사나 자세들이 노력할 필요 없이 자연스러워지는 상태에 이른다. 우리가 여기에서 외면적으로 성취하는 것이 내면적으로는 사마디를 통해 이루어진다. 그것은 노력이 필요 없는 자연스런 상태로 이때 우리는 참된 자아의 은총을 경험한다. 이것은 엄청난 지복과 충만의 상태이다. 사마디는 머리로 설명되어질 수 있지만, 그렇게 한다고 해서 실재의 진리를 구현하지는 못한다. 사마디는 심장에 의해서만 경험될 수 있을 뿐이기 때문이다. 우리들 중 사마디에 줄곧 이를 수 있는 사람은 거의 없을 테지만 우리는 여기에서 발전, 점진적인 성장, 변화에 관심을 가진다. 그리고 우리가 점점 더 자유로운 삶을 살 수 있게 하는 것은 바로 이러한 성장과 변화, 진리를 볼 수 있는 훨씬 더 큰 능력인 것이다.

요가의 다른 모든 꽃잎들과 마찬가지로 사마디에는 몇 가지 문제가 따른다. 예를 들어, 만일 누군가가 성자에게 "당신은 성자입니까?"라고 묻는다면, 그에 대한 진실한 대답은 존재하지 않는다. 그것은 시간과 공간 바깥에서의 경험이므로, 시간의 흐름을 따른 기록이 없다면 그 대답은 무엇이 될 것인가? 만일 성자가 "그렇다, 나는 성자이다."라고 말한다면 그는 그 순간 성자가 아니라 거짓말을 하는 자가 된다. 그가 대답할 때 그는 사마디에 들어 있지 않기 때문이다. 그는 현존하는 그의 자아로부터만 대답할 수 있다. 그가 만일 "아니, 나는 성자가 아니다."라고 대답한다 해도 그는 역시 거짓말을 하는 자가 된다. 그것은 그가 사마디의 상태에 접하였고 궁극적인 실재를 보았기 때문이다. 이것은 묻거나 대답할 수 있는 질문이 아니다.

내 경우, 내가 요가 수행자라고 마지못해 언명할 때가 종종 있다. 나는 사마디에 이르는 길을 가고 있으며, 그에 아주 가까이 와 있다고만 말할 수 있다. 또한 의심할 바 없이 내가 선구자라고 말할 수 있다. 나는 목표 가까이에 와 있으며 그 목표가 저절로 다가오게 한다. 나에게는 아무런 목표가 없다. 옛날에는 나에게도 수많은 목표가 있었지만, 지금은 아무런 목표가 없다. 나의 목표는 오직 길을 벗어나지 않기 위해 내가 배운 것을 계속 해 나가는 것뿐이다. 이것은 욕망이 아니지만, 나는 추락하는 것anavathitatva을 원하지 않는다. 또 나의 체계 안에 타마스의 특성이 발현되기를 원하지 않는 것, 그것이 전부이다. 그러면 당신은 왜 수련을 하느냐고 물을지도 모르겠다. 타마스의 본성이 나의 사트바의 본성을 지배하지 않게 하기 위해 나는 수련한다. '수련 속에서의 포기', 이것이 내가 원하는 것을 성취한 이후에도 내가 수련을 계속하는 이유를 궁금해 하던 많은 사람들에게 내가 들려주었던 대답이다. 그러나 '포기'라는 말로 내가 의미하는 것은 에고의 자아로부터의 자유이다. 우리가 '결과', 곧 결실에 대해 생각하기를 멈추면, 그것은 심오한 내면적 경험이 된다. 이것은 오늘날 사용되는 용어로서의 명상, 영적으로 완전한 성장을 이루는 것을 허용하지 않는 일종의 진정제이자 마약과 같은 것이 아니다. 요가의 명상인 디아나는 에너지를 충전해 준다. 그것을 통해 우리는 주변부에서 중심부로 물러난다. 주변부에서 중심부로 들어가는 바로 이 여행이 초연함vairagya이다. 결과에 대한 초연함이 있으며, 참된 영혼에 대한 애착이 있다. 수련에 임해 우리는 세 가지의 구나, 즉 사트바, 라자스, 타마스를 초월해야 한다. 이들의 구성 비율을 각각 1/3로 하여 균형을 맞추어야만 이들을 초월할 수 있다. 그렇게 되는 순간 이들은 창조의 뿌리로 다시 흡수되며, 이때 본래의 불안정성은 배제된다. 가장 부족한 것은 사트바로, 이 때문에 우리는 사트바의 계발을 일차적으로 중시한다.

  사마디는 '나'의 존재조차도 사라지는 경험 상태이다. '나'의 부재는 경험되는 상태이지 설명될 수 있는 상태가 아니다. 그러나 살아가는 방법에 대한 지침을 제시함으로써 수행자를 올바른 길로 인도할 수 있다. 여러분은 훈련과 기교를 통해 윤리(야마와 니야마)를 배울 수 없다. 야마와 니야마의 보편적인 윤리적 기초는 단지 따라야 할 원리들이기 때문에 설명되어질 수 있다. 초보자로서 우리는 할 수 있는 최선의 것을 하지만, 필경에는 어떤 환경이나 어떤 상황에서도 순간순간 완전한 각성과 더불어 이들을 적용해야만 한다. 야마와 니야마는 본보기에 의해 고취되고, 수련을 통해 성숙되어야 한다. 아사나, 프라나야마, 그리고 감각 철회인 프라티아하라는 설명되어질 수 있는 기법들에 기반을 두고 있고 전문가 앞에서 실행해 보일 수 있으므로 교정이 가능하다. 그러나 다라나, 디아나, 사마디는 상태를 경험하는 것이므로 설명에 의해 교육할 수 없다. 결국 여러분은 다라나, 디아나, 사마디에 도달하거나, 하지 않거나 할 것이다. 만일 누군가가 "나는 명상을 가르치고 있습니다."라고 말한다면, 요가의 수련생으로서 나는 "그것은 쓸데없는 말이오."라고 말하겠다. 명상은 가르침의 대상이 아니며 단지 경험될 수만 있기 때문이다. 이완은 가르쳐질 수 있고, 또 엄청난 가치를 지닌다. 그것이 평온과 안녕으로 이어진다면 명상의 예비 형태가 되지만 그것을 실제적인 명상과 혼동해서는 안 된다.

  사마디에는 문제가 수반된다고 말한 적이 있다. 첫 번째 문제는 그것이 알려지지 않은 까닭에 그것을 어떤 식으로 상상하는가 하는 것과 어떻게 탐욕 없이 그것을 열망할 것인가 하는 것이다. 두 번째는 만일 여러분이 그것을 경험할지라도 명확히 표현할 수 없는 것이기에 설명할 수 없다는 것이다. 만일 사마디 자체의 상태를 설명하고자 하는 사람이 있다면 그는 부정직함이나 자기기만의 덫에 빠진 것이 아닐까 의심해야 한다. 세 번째는 사마디 안에서조차 갇혀 버릴 수 있다는 것이다. 전통적으로 사마디에는 서로 다른 등급이나 질에 대한 구별이 있다. 나는 이를 두 범주로만 나누겠다. 첫 번째 그룹, 즉 더 낮은 경험들은 사비자 사마디sabija samadhi로 알려져 있다. '사비자'는 '씨앗을 가지고 있음'을 의미한다. 이것이 의미하는 것은 비록 지복의 경험을 하였다 하더라도 욕망의 씨앗이 에고 안에 미래의 가능성으로 남아 있다는 것이다. 사마디를 경험한 뒤에라도 이 씨앗들은 다시 싹이 터서 퇴보의 원인이 될 수 있다. 에고는 경험의 불에 의해 완전히 정화되지 않았다. 요가의 여정에 있어 이 특별한 지점은, 그렇게 높이 올라갔음에도 불구하고, 수행자가 갇혀 버릴 수 있는 황무지가 될 수 있기에 하나의 위험이다. 이러한 상태를 마놀라야manolaya라 부르는데, 이것은 깨어 있으며 수동적인 마음의 상태를 뜻한다. 그러나 이러한 맥락에서 그것은 성취된 것에 대한 만족과 마지막 걸음을 내딛어 여행을 완성하고자 하는 노력을 늦추는 경향을 내포한다. 요가 수행자는 이미 얻은 성취에 만족하는 것이 아니라 욕망의 씨앗들조차 에고에서 영원히 불타 사라져 다시는 싹을 틔울 수 없거나 그를 괴롭힐 수 없는 더욱 높은 사마디 상태로 강력히 나아가야 한다. 이것은 흔적으로만 남은 에고에게조차 전혀 의존하지 않고 지복을 느낄 수 있는 (씨앗이 없는) 니르비자 사마디 nirbija samadhi라고 알려져 있다. 이것은 절대적인 공허에서 오는 더 없는 행복이요, 존재의 빛으로 변화된 비존재의 지극한 기쁨이다.

19세기 벵갈의 위대한 성자인 스리 라마크리쉬나와 관련된 이에 대한 이야기가 하나 있다. 그는 영적인 천재였고 초년 시절부터 자신도 모르게 쉽게 (씨앗이 있는) 사비자 사마디의 상태로 빠져 들었다. 그의 특별한 헌신은 칼리 여신에게 바쳐졌고, 지복의 상태에 있을 때 그는 칼리 여신이 현현한 가운데 친숙하고 신적인 사랑 안에 있었다. 어느 날 만행 중인 베다의 수행승이 라마크리쉬나가 살고 있는 사원에 들러 그의 경험에 대해 물었다. 그는 라마크리쉬나가 더 나아갈 수 있는 가능성을 가졌다고 말하면서 그에게 명상을 할 것을 권했다. 라마크리쉬나는 그렇게 하였고, 지금까지 그에게 아주 자연스러운 상태인 사마디에 들었다. 그때 그 수행승은 깨진 유리 조각을 집어 들어 그것을 라마크리쉬나의 두 눈썹 사이에 대고 그었다. 이에 대한 라마크리쉬나의 반응은 끔찍하면서도 초월적인 것이었다. 영적인 황홀경(내면의 지복 상태) 속에 그는 자신의 배우자였던 여신, 무엇보다 사랑하고 숭배하였던 존재를 칼로 죽이는 것을 느꼈다. 그리고 그렇게 그는 니르비자(씨앗 없는) 사마디, 텅 빔, 홀로 있음의 궁극적 상태, 수학자에게는 최초의 수의 순수한 아름다움과 같은 아무런 다른 것이 없는 단일성, 즉 분할할 수 없는 상태 속으로 들어갔다. 이것은 잔혹하게 들리기는 하지만 마침내 그는 진정으로, 그리고 영원히 자유로워졌다. 그는 요가의 궁극적인 목적을 성취하였던 것이다.

여러분에게 우리가 그저 일화와 비유에만 그친다는 생각이 들지 않도록 나는 우리가 말하는 지복에 대한 육체적이며 신경학적인 근거를 나타내 보여 주고 싶다. 우리를 아난다, 즉 지복의 상태로 인도하는 것은 뇌의 뒤쪽에서 일어나는 반사 과정이다. 뇌간은 개별성의 씨앗인 아스미타의 자리이다. 뇌간 바로 위에 시상하부가 있는데, 이것은 몸 전체의 신경의 중심이다. 파탄잘리는 이것을 달이 있는 곳(chandrasthana찬드라스타나 혹은 anandasthana아난다스타나), 즉 지복의 자리라고 불렀다. 이것은 태양의 자리(suryasthana수리아스타나)인 배꼽에 상응한다. 에너지가 방해 받지 않고 고르게 흐르기 위해서는 이들 사이에 완전한 조정이 이루어져야 하고, 뇌의 4영역이 균형을 유지해야 한다. 이렇게 되었을 때 인간의 몸은 지구와 하늘 사이의 축 혹은 완전한 전도체로 작용하면서 이 둘의 신성한 결합을 통해 우리를 형성시키는 두 개의 힘을 연결한다. 달의 신경총은 우리 몸을 서늘하게 유지시키며 뇌가 서늘해지도록 한다. 모든 고통과 즐거움이 여기에 저장된다. 우리가 존재의 근본 자리를 경험하면서 아난다마야 코사의 순수하고 평정한 상태에서 이해하고 살아가는 것은 바로 이 원천에서이다.

라마크리쉬나가 경험하였던 것은 의식의 마지막 변형이었다. 파탄잘리는 니르비자 사마디(씨앗 없는 지복)에 이르는 이러한 상승을 이렇게 묘사하였다. "새로운 삶이 시작된다… 예전의 각인들은 뒤에 남겨졌다… 저 새로운 지혜의 빛 또한 놓아 버릴 때 씨앗 없는 사마디가 싹트기 시작한다."

요가는 의식의 일곱 가지 내적 변형에 대해 서술한다. 이들은 순수하게 주관적이다. 바꿔 말하면 외부의 어떤 방식으로도 볼 수 없다. 이들은 수행자에게만 알려지기 때문에 이들을 설명하는 것은 차라리 장님에게 무지개의 색깔을 설명하는 것과 같다. 그러나 이들을 알려 주기 위해 나는 여러분의 주의를 다시 올바른 인식과 그릇된 인식, 상상, 잠, 기억 등 의식의 다섯 가지 상태로 되돌리고자 한다. 우리는 우리가 언제 이런 의식 상태 속에 있는지를 알며, 다른 사람들 역시 대부분 그러하다. 우리는 이들을 규정하고 정련시키며 계발함으로써 이들로부터 배울 것이 많다는 것을 알게 되었다. 파탄잘리가 우리를 돕기 위해 치유하는 마음 상태들을 권하였던 것을 기억하라. 이들 또한 외면적이거나 객관적인 것으로, 친절, 타인의 성공에 대해 기뻐하는 것, 고통에 대한 연민, 타인의 악함에 대한 무관심 등 모두가 우리의 행위에 의해 외적으로 계발될 수 있는 아주 강력한 도구들이었다.

일곱 가지 마음의 내적 상태는 1) 떠오르는 상념들의 관찰, 2) 그 상념들이 우리 마음을 점령하고 지배하기 전 그들을 봉오리 상태에서 잘라내는 능력, 3) 떠오르는 상념을 억제한 결과로 얻는 고요하고 평온한 상태, 4) 주어진 대상을 향한 큰 흐름의 집중, 즉 한 점에 집중된 주의, 5) 억제와 집중된 힘의 결합 결과인 다듬어지고 정련된 의식, 6) 분열된 의식, 그리고 7) 수행자가 홀로 존재하면서 하나 속에 모든 것과 함께 하는 순수하고 신성한 의식 등이다.

이성적인 사람이라면 누구나 "어떻게 가장 높은 단계에 거의 이른 여섯 번째의 상태가 부정적이고 경멸적인 설명이 분명한 분열된 의식으로 정의되는가?"라고 물을 것이 틀림없다. 한 점에 집중된 의식은 칼의 양날과 같다. 만일 우리가 자신의 성취에 자만한다면 우리는 성공에 중독될 수 있고, 의식에 틈이 벌어지고 아스미타가 오염된다. 그러나 우리가 다른 편으로 건너가면 의식은 순수한 상태를 유지하며 신성의 상태에 이를 수 있게 된다. 이것은 의식이 소생하여 원기를 되찾는 에고의 잠재력을 통해 본래의 결함과 분열을 보존하는 마놀라야의 위험한 갈림길에 지나지 않는다. 이 결함과 분열은 외부에서는 볼 수 없을 것이나 에고의 존재가 마지막으로 해체될 때까지는 잠복하여 스트레스나 유혹이 있을 때 기꺼이 활동을 시작한다. 바로 이것이 씨앗 없는 사마디만이 자아의 궁극적인 분해, 참된 자아의 마지막 실현, 죽을 수밖에 없는 육체화의 유혹에서 궁극적인 해방으로 이끄는 이유이다.

때때로 일어나는 일이지만 내가 인도와 실로 전 세계에서 온 성자들과 함께 회의에 초청받는 경우 우리 모두가 한 호텔에 머물 때가 있는데, 이것이 아직 얼마쯤 불완전한 의식 chidra citta에 대한 작은 예가 될 수도 있을 것이다. 나는 이 성자들 중 많은 사람들이 누가 어느 방을 배정받았는지, 누가 가장 좋은 전망을 가진 가장 호화로운 방에 묵는지 아는 데 지나치게 많은 관심을 갖는 것을 보지 않을 수 없다. 이것은 높은 지위를 얻기 위한 일종의 계급 조직의 경쟁이다. 우리는 여기에 지나치게 의미를 두어서는 안 되겠지만, 내 생각에 그것은 무엇인가 완전함과 겸손함이 부족한 듯했다.

이 때문에 나는 수련을 줄일 수가 없다. 우리를 꿈에서 깨어 현실로 돌아오게 하는 비유를 들어보자. 젊은 시절 탁월한 능력으로 명성이 높은 테니스 스타를 상상해 보라. 요가는 카르마(행위), 즈나나(지식), 박티(헌신)에 대해 이야기한다. 이것들은 서로 얽혀 있는 요가의 세 개의 가지 limbs이다. 젊은 테니스 스타는 행위에 몰두하여 토너먼트 경기에서 우승하고, 젊은 요가 수행자로서 나 자신도 행할 것이라고 여겨졌던 것과 같은 경이로운 위업을 달성한다. 나는 무대 위의 스타, 경이로운 체조를 할 수 있는 능력자였다. 내가 지금도 그러한가? 내 나이는 여든 여섯 살이다. 나에게 있어서의 카르마와 행위는 역시 언제나 가르치는 일, 내가 알고 있을 때 내가 아는 것을 가르치고 알리는 일이었다. 그러나 육체는 자신의 힘을 잃어버린다. 1979년 나는 팔이나 등에 부상을 입은 선수처럼 나에게서 탁월한 능력을 빼앗아 간 사고를 당하였다. 따라서 나는 곤경을 통해 지혜를 배워야만 했다. 다시 돌아온 것은 마치 코트에서 속도가 반 야드 모자라지만 미묘한 기술을 배워 익힌 테니스 스타와 같은 원숙함, 행위를 가득 채우는 지성이었다. 본능적이었던 것이 의식적인 것으로 되었다. 그것은 마치 대단하든 대단하지 않든 시들어가는 때의 스포츠 스타와 같았다. 그러나 위대한 테니스의 우승자라도 은퇴해야 할 때가 오기 마련이다. 그가 언제까지나 젊은 선수들을 이길 수는 없다. 그는 자신에게 삶을 주는 게임을 사랑한다. 아마도 몇 년 간 연장자들의 토너먼트에서 경기를 할 것이다. 더욱이 그가 아는 것을 후배들에게 알려 주기 위해 그들이 자신을 능가하리라는 희망 속에 코치로 일할 수도 있다. 그는 게임과 게임의 전통 및 끝없는 번영에 여전히 충실하다. 이것이 박티, 즉 봉사와 헌신이다.

요가 수행자에게 은퇴란 없다. 그러나 테니스 선수라면 사정이 바뀌어 더 보잘것없는 역할과 더 고상한 역할 모두를 맡게 된다. 아마 테니스 선수는 언젠가는 활동을 그만둘 것이다. 요가 수행자는 그럴 수 없다. 나이가 들면서 받아들일 수밖에 없는 육체적인 한계 내에서 평생에 걸친 수련을 뒤로 하고 점점 커지는 사랑과 연민으로 그는 계속 나아가야 한다. 그는 결함 있는 의식을 원하지 않는다. 그는 분열되지 않은 순수한 자아, 결코 후퇴하지 않고 배반하지 않으며 모질게 행동하지 않고 거짓을 말하거나 비열하게, 혹은 이기적으로 행동하지 않는 그런 자아를 목표로 열망한다. 요가 수행자는 목적 없이 게임에 몰두한다. 왜냐하면 그 게임이 단지 그 자신의 참된 영혼이 비추어진 광경에 지나지 않기 때문이다.

최근 여러 해 동안 척주의 기저에 놓여 있으며 일깨워져서 머리 쪽으로 보내지면 깨달음의 돌파구를 열 수 있는 요가의 생명력인 쿤달리니에 관한 논의가 많이 있었다. 이것은 종종 미국 독립 기념일 축하 행사나 인도의 디왈리Diwali 축제에 비교할 수 있을 만큼 극적인 효과와 더불어 터지는 불꽃인 것처럼 묘사된다. 모든 불꽃들은 위험하므로 엄격한 경고와 함께 터뜨려진다는 것을 잊어서는 안 된다. 여러분은 중상을 입거나 그보다 더 나쁜 결과를 얻을 수 있다. 파탄잘리는 요가 수행자 속에 흐르는 풍부한 에너지에 대해 말한다. 예전에 그것은 불agni로 알려졌으나 나중에는 쿤달리니라고 불리게 되었는데, 그것은 세 번 반 감겨진 척주 중앙의 신경이 쿤달라카라kundalakara이기 때문이다. 쿤달리니는 육체와 영혼의 신성한 결합이 이루어질 때 일깨워진다. 사마디와 같이 그것은 억지로 이루어질 수 없다. 그것은 우주 영혼의 힘purusa sakti과 결합된 자연의 힘prakrti sakti이다. 이것은 비축될 수 있는 내부의 저장고를 필요로 하는 거대한 힘을 생성한다. 이 저장고들은 차크라cakra라고 알려져 있으며, 이 차크라 안에 육체적, 정신적, 지적인 에너지 및 영적이며 우주적인 신성한 에너지의 합류 지점이 형성된다. 요가의 수련을 통해 이러한 형태의 에너지 흐름은 눈으로 볼 수 있는 몸과 볼 수 없는 몸에서, 그리고 우리의 몸 전체를 관통하고 있으며 나디nadi라는 명칭의 이미 알려지거나 알려지지 않은 통로에서 그 존재를 확인할 수 있다. 쿤달리니는 사마디의 경험과 유사하다. 즉 그것은 지름길, 곧 몸의 다섯 개의 겹을 영혼으로 통합하기 위한 오랜 노력을 회피하기 위해 작동시킬 수 있는 기계적인 장치가 아니다.

나는 모든 사람이 사마디를 추구하며, 대부분은 그곳에 이르기 위한 지름길을 찾는다는 것을 확실히 말할 수 있다. 두 손을 등 뒤에서 맞잡기 위해(그 뿐만 아니라 무릎을 에워싸고 두 손을 등 뒤에서 맞잡기 위해!) 조심스럽게 노력해 온 여러분들이 몇 년 동안의 비틀기 동작을 수련하고서, "도대체 사마디가 나하고 무슨 관계가 있을까요?"라고 큰 소리로 항의할지도 모르겠다. 글쎄, 시작할 때 처음의 몇몇 장에서 여러분은 적당히 능숙하게 수행할 수 있는 어떤 아사나에서도 침투가 가능하다는 것을 이해하였을 것이다. 수업 중 눈에 띌 정도로 쉽게 40개의 아사나 동작을 할 수 있는 옆 사람보다 오히려 몇 개의 아사나만을 잘 수행할 수 있는 여러분이 더 깊이 자신의 내면으로 들어가고 있는지도 모르겠다. 이것은 우리가 우리의 한계를 확장하고자 끊임없이 노력할 필요가 없다는 뜻은 아니다. 작곡가가 오케스트라의 모든 악기를 완벽하게 연주하지 못할 수도 있지만, 교향곡을 쓰기를 원한다면 그는 각 악기들의 가능성을 이해해야만 한다. 다시 말해 프렌치 호른에서 보잘것없는 트라이앵글에 이르기까지 그 악기가 전체에 기여할 수 있는 것을 발견해야 한다. 요가에도 삼각형 자세Trikonasana가 있다. 여러분에게 단언하건대 내가 1979년 심각한 사고로 육체적인 수련에 있어 모든 것을 잃어버렸을 때 나는 두 발바닥에서 몸을 쭉 뻗는 트리코나아사나를 다시 배움으로 그 전에는 결코 하지 못했던 방식으로 이 아사나를 가르치는 대가가 되었다.

'누구나 사마디를 추구한다.'고 말할 때 내가 의미하고자 하는 것은 무엇일까? 단지 느리고, 확실하고, 안전하며, 입증된 방법인 요가만을 통해서가 아니라는 것이다. 사람들은 마약, 술, 극단적인 스포츠의 위험, 낭만적인 음악, 자연의 아름다움, 성의 열정 등을 통해 사마디를 추구한다. 수많은 방법이 있으며, 그 방법들 모두 우리가 자신보다 훨씬 더 위대한 존재와의 더없이 행복한 합일 속에서 고통 받는 에고를 초월할 수 있게 한다. 영화가 끝날 무렵 결합한 두 연인에 대해, 혹은 개심하여 구원을 받는 인물에 대해 우리가 눈물을 흘릴 때, 우리는 자아의 유폐로부터 벗어나고, 더 큰 자아와 결합하며, 알려진 것을 버림으로 무한하고 장대한 알려지지 않은 것의 지평선을 발견하고 싶은 우리 자신의 동경을 표현하고 있는 것이다.

달아나기 위한 방법 중 어떤 것들은 마약이나 술처럼 명백히 해롭고 옹호할 수 없는 것들이다. 위대한 미술, 위대한 음악, 혹은 위대한 문학 작품 역시 인간의 가슴 속에서 변형의 작업을 시작할 수 있다. 그러나 나는 오직 내가 아는 것만 정직하게 가르칠 수 있다. 아나사는 나의 학교이자 대학이었고, 프라나야마는 내가 박사 학위를 딴 곳이었다. 내가 지극히 행복한 합일에 이르는 길을 가기 위해 배웠던 것은 바로 이들 요가 수련이다. 변화란 지속되지 않으면 실망으로 이어지게 된다. 변형은 지속적인 변화이며, 수련을 통해 성취된다. 지극한 행복을 실어 나르는 도구, 특히 그것의 신경계는 튼튼해야만 한다. 최상의 지복은 영구히 변화한다. 신성한 결합에의 꿈이 더 적다면, 그들의 열망이 아무리 높다 해도, 거기엔 환상의 요소가 포함되어 있다. 이 꿈들은 지속될 수 없을지도 모른다. 우리는 영적인 허영이 아니라, 영적인 열망을 품어야 한다. 우리는 뽐내며 걷는 무대에 부주의한 배우처럼 추락할 수도 있는 뚜껑문이 설치되어 있다는 것을 발견할 수도 있다. 배우를 의미하는 그리스어의 어근이 '위선자 hypocrite'라는 사실을 기억하라. 요가는 견고하다. 요가는 내가 알고 있는 길이고 내가 걷는 길이며 내가 가르치는 길이다. 모든 사람은 개인적 존재의 한계와 덧없음에서 구원받기를 갈망하며, 사마디를 간절히 원한다. 인류 역사가 시작된 이래로 인간은 고상한 지름길 a shortcut뿐만 아니라 위험하고 조잡한 지름길도 추구해 왔다. 만일 그러고 싶다면 힘들고 지속적인 요가의 발전 과정을 '둘러 가는 길a long cut'이라 불러도 좋다. 그러나 만일 그것이 둘러 가는 길이라면 화살이 날아가는 것 또한 그렇게 불러야 할 것이다.

 존재의 겹들의 마지막 통합은 마침내 영혼에 대한 지식에 접근하여 심장과 몸에 대한 지식을 결합할 수 있게 한다. 사마디는 단지 몸과 마음과 영혼의 결합을 하나의 단일체로 경험하는 상태일 뿐이다. 그러나 우리는 사마디에서 카이발리아(kaivalya 영원한 해방, 혹은 행위에서의 자유)라고 불리는 더욱 높고 미묘한 상태에 도달해야 한다. 나는 사마디 상태에서 여러분이 '존재'는 하지만 '행위'를 할 수는 없다고 말하였다. 사마디 뒤에 따라오는, 우리가 다시 행위를 할 수 있으되 예전처럼 다양성과 분명한 선택에서 행하지는 않는, 그런 상황은 어떠한 것인가? 나는 분열되지 않는 참된 자아로부터 행할 수 있는가? 나의 의식의 마음은 언제나 견고하고 불변하는 마음에 자신을 내맡길 수 있는가? 사마디는, 만일 그것이 진짜였다면, 단순히 정신적 지식에서 비롯된 방식으로 사람들을 지배하는 힘과 반대되는 것으로서의 지혜에서 기인하는, 사람들 사이의 상호연결성이 참으로 실재함을 드러내는 인간의 지성을 내보여야 했다. 그러한 지혜를 갖춘 사람과 그들이 갖는 세계와의 상호 작용은 다른 이해, 즉 지각되고 인식되는 단일체의 연민과 우정 속에 만들어진 이해에 기반을 두고 있다. 카이발리아는 행위 속의 사마디이며, 다음 장의 주제는 일상 세계에서 우리가 어떻게 깨달음의 빛과 더불어 살아가는가 하는 것이다.

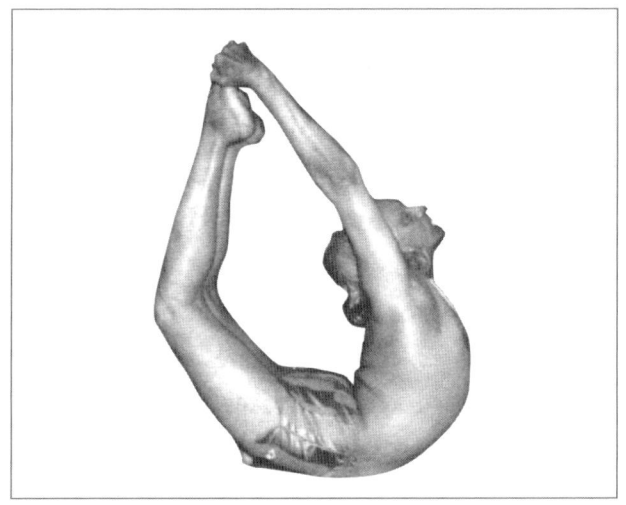

다누라아사나

제 7 장

자유롭게 살기

자유에 대해 생각할 때 많은 사람들은 그것이 행복의 추구를 의미한다고 믿는다. 간디도 알고 있었듯 우리의 삶을 자유롭게 이끌어 가는 능력은 우리가 가진 모든 가능성에 온전히 도달하는 데 필수적이기 때문에 정치적인 자유가 필요하다는 것은 명백하다. 경제적인 자유 또한 중요한데, 짓누르는 가난은 영적인 삶을 생각하는 것을 힘들게 하기 때문이다. 그러나 정치, 경제적인 자유와 마찬가지로 중요한 것은 정신적인 자유이다. 정신적인 자유는 실제로 더 엄청난 자기 통제와 자신의 삶을 올바른 방향으로 이끌어 갈 수 있는 능력을 필요로 한다. 이것이 궁극적인 자유로, 이는 곧 우리가 살아가는 동안 자신의 욕구와 소망을 절대자의 의지에서 나온 더욱 높은 목적과 지식을 위해 포기할 때 이루어지는 개별 영혼과 우주 영혼의 융합이다.

이 책의 마지막 장, '자유롭게 살기'는 파탄잘리의 위대한 저술의 마지막 네 번째 장에 상응한다. 파탄잘리는 이것을 카이발리아 파다Kaivalya Pada, 즉 자유의 장이라고 부른다. 실제로 그는 자신의 책을 사마디로 시작하고, 그 다음 두 번째 장에서 곧바로 기초 단계로 내려가 존재의 여러 겹들을 통과하는 내면을 향한 여행길에 첫 발을 어떻게 내딛는지를 보여 준다. 세 번째 장에서는 우리를 다시 요가의 정점으로 데려가지만, 도중에 우리가 점점 더 커지는 힘을 얻고자 하는 유혹에 굴복한다면 맞닥뜨리게 될 위험에 대해 경고한다. 마지막 장은 가장 아름답고, 서정적이며, 성취된 위대한 임무의 달콤함을 즐기지만, 동시에 그는 짐짓 우리가 다시 확고하게 바닥을 딛고 서 있게 한다.

파탄잘리가 분명히 밝혔듯 사마디는 얻기 위해 노력할 가치가 있는 경험이다. 이것은 변화를 가져오고 완전한 정화가 이루어지게 한다. 그러나 그 다음 어떻게 된다는 것인가? 사마디는 그 안에서는 아무 것도 할 수 없는, 존재의 상태이다. 예컨대 사마디에 들어 있다면 우리는 버스를 탈 수 없다. 단일성의 상태 속에서 어느 버스를 타야할지 어떻게 분별할 수 있겠는가? 사마디는 수행자를 변화된 상태에 영원히 머물게 하지만, 그는 여전히 아침에 옷을 입고, 식사를 하며, 편지에 답장을 써야 한다. 자연은 단순히 한 번에 완전하게 사라지지 않는다. 다만 깨달은 요가 수행자는 결코 다시는 자연과 우주 영혼 사이의 참된 관계를 알지 못하는 상태로 빠져 들지 않을 뿐이다. 일반적인 사람들은 "나는 내 인생을 산다."라고 말한다. 요가 수행자는 우리 삶을 사는 것이 바로 신성한 호흡이라는 사실을 깨닫고 있다. 또한 그는 타인들 속에서도 신성한 호흡을 볼 수 있다. 그의 통찰은 언제나 드러나는 것의 표면 아래를 꿰뚫어 본다. 본질은 표현된 것보다 더 실재적이다.

카이발리아Kaivalya는 자유이며 홀로 있음이다. 그러나 이것은 앞에서 말했듯 단일성 그 자체 이외에 다른 어떤 수로도 나누어질 수 없는, 무너지지 않는 청정함과 미덕 속에 오롯이 존재하는 소수素數의 홀로 있음이다. 요가 수행자는 삶이 육체의 형태로든 에고의 형태로든 죽을 수밖에 없는 우리 자아의 존재를 영속화시키는 것과는 아무 관계가 없다는 사실을 깨닫는 것에서 나오는 자유를 경험하였다. 뱀이 낡은 허물을 벗듯 무상한 모든 것은 사라질 것이기에 요가 수행자는 그 모든 것이 사라지기 전에 영원한 참자아를 만날 기회를 얻었다.

깨달은 요가 수행자는 세상에서 계속 자신의 역할을 수행하고 행위를 하지만 그것은 자유롭다. 그것은 동기를 부여하는 욕망에서 자유로우며 행위의 결실이나 보답을 바라는 욕망에서도 자유롭다. 요가 수행자는 모든 이해관계를 완전히 초월하였지만 역설적이게도 연민의 마음으로 세상사에 두루 간여하고 있다. 그는 세상 '속'에 있지만 세상 '의' 것은 아니다. 요가 수행자는 원인과 결과, 작용과 반작용을 초월한다. 우리는 나중에 이러한 가운데 시간이 맡은 역할을 보게 될 것이며, 우리를 과거와 미래에 묶어 두는 시간의 환상이 더 이상 존재하지 않고 완전한 현재를 왜곡시키지 않을 때 얻을 수 있는 자유가 어떤 방식으로 존재하는지 알게 될 것이다.

영적으로 자유로운 인간의 과제는 다섯 가지의 자질에 따라 사는 것이다. 그것은 즉 용기, 생명력, 올바르고 유익한 기억, 현재의 순간에 살아 있음으로 인해 얻을 수 있는 자각, 그리고 자신의 행위에의 완전한 몰입이다. 영적인 성숙은 생각 자체와 그 생각에 수반되는 행위 사이에 아무런 차이가 없을 때 이루어진다. 이 양자 사이에 불일치가 존재한다면 우리는 자기기만과 자신에 대한 그릇된 이미지 투사를 연습하고 있는 것이다. 만일 내가 관중 앞에서의 시범을 요구받았다면 나의 아사나 시연에는 틀림없이 예술적인 자부심의 요소가 존재할 것이다. 그러나 오직 나는 겸허함과 헌신으로 수련하였다. 우리가 만일 피할 수 없는 자기 중심주의가 우리 삶과 행위의 한가운데로 들어오는 것을 막을 수 있다면, 그것은 우리가 영적인 사람이라는 것을 의미한다. 마음, 지성, 의식과는 상관없이 이러한 상태에서 우리는 밝게 비추는 근본 자리의 지혜로부터 올바른 삶을 살도록 인도된다. 우리는 진리 안에서 심장으로부터의 삶을 영위하며, 그 다음 그것을 언어로 표현한다.

지식과 지혜를 갖춘 영적인 인간은 자신과 타인들 사이의 연령과 지성의 차이를 인식한다. 그러나 내면의 존재는 동일하다는 사실을 결코 잊지 않는다. 이처럼 깊고 미묘한 내면의 지식을 가졌기에 고귀한 지혜 속에 살고 있음이 역력히 드러난다 하더라도, 그가 대지 위에 발을 확고히 디딘 채 살고 있는 것 또한 분명하게 볼 수 있다. 그는 실제적이며, 사람들과 그들의 문제를 있는 그대로, 또 처해 있는 그 자리에서 다룬다.

자유로운 인간은 혁신적이고 개방되어 있으며, 내가 요가 수련에서 그랬듯 심지어 혁명적이기까지 하지만, 또한 문화와 전승을 통해 전통에 몸을 담고 있기도 하다. 요가 수행자는 그 자신의 경험과 요가 수행을 통해 얻은 발견에 기반을 둔다. 그는 실수행 중 번쩍 떠오르는 미묘한 발견물들을 얻어서 그들을 이용하여 내면의 발전을 더 심화시키기 위해 열린 마음을 계속 유지해야만 한다. 요가 수행자는 전통 윤리, 요가 과학의 교본, 성스러운 경전에 바탕을 두는 한편, 자유로운 인간으로서의 독자적인 권위를 가진다. '자유'라는 말로 내가 뜻하는 것은 궁극적으로 카이발리아의 절대적인 자유로 귀결되는 초연함과 포기의 길을 따라 수행해 온 사람이다.

일반적인 수행자라면 자유롭게 사는 법을 배운다는 것은 육체, 감정, 마음의 습관에서 벗어남과 더불어 이루어지는 발전 과정이라는 사실을 기억해야 한다. 우리의 기술이 더 훌륭해짐에 따라 우리는 점점 커지는 우리의 힘을 어떻게 윤리적으로 사용할 것인지를 항상 유념해야 한다.

힘

  권위는 힘을 가져오지만 초연함의 수련은 그 힘을 억제하고 남용을 막는다. 요가 수행자가 얻는 심리적 통찰력, 즉 사람들을 '읽는' 능력은 그들을 돕고 발전시키는 데 바쳐져야 한다. "아는 것이 힘이다."라는 경구가 있는데, 이것은 일반적으로 신문과 잡지를 팔기 위해 쓰인다. 여기에 함축된 것은 지식은 '다른 사람들을 지배하는' 힘을 가져온다는 믿음인 반면, 요가 수행자의 지식은 자기 성찰적이며 '자기 자신을 지배하는' 힘을 가져온다. 분별력과 연민이 합쳐진다면 그 힘은 이 세상의 선을 위한 힘이 될 수 있다. 정신적인 영리함 혹은 영민함에서 나오는 지식에 분별력과 연민이 결여되어 있다면 뜻밖의 고통스런 결과가 초래될 것이다. 파우스트의 경우, 그는 이러한 지식의 힘을 얻기 위해 악마에게 자신의 영혼을 팔았다. 영리한 사람은 말라리아의 치료법을 발견할 수도 있고, 세균전에 사용할 목적으로 새로운 종류의 탄저균을 발명할 수도 있다. 전자의 경우 그는 명백히 분별력을 가졌으나, 후자의 경우에는 지혜도 연민도 가지지 못하였다. 이것은 스스로에 도취된 영리함, 즉 두뇌의 힘이다. 파탄잘리는 요가 수행자에게 생기는 부수적인 힘들을 싣디siddhis라 불렀다. 그는 싣디의 남용에 대해 아주 진지하게 경고하였다. 그는 이러한 힘들을 우리가 올바른 길을 가고 있음을 알리는 신호로만 간주해야 하고, 그러고 나서 그들을 완전히 무시해야 한다고 했다. 그렇지 않으면 그 힘들은 우리를 허영과 오만 속으로 빠뜨리는 덫이 될 수 있다.

  요가 수행자는 당연히 그러한 자아도취를 초월해 있다. 요가 수행자의 행위 하나하나는 아주 사소할 수 있으나 만일 각각의 행위가 그것이 일어나는 시간과 공간 속에서 완전하다면 점점 쌓이는 그 행위들의 결과는 상당한 것이다. 요가 수행자의 행위들은 교훈이나 설교가 아니라 구체적인 예에 바탕을 두고 있으므로 그의 행위들이 다른 사람들에 의해 모방되고 다시 복리의 이자가 붙어 전해지는 눈덩이 효과가 생긴다. 순수하고 공평무사한 행위에서 발생하는 이러한 눈덩이 효과는 "남이 네게 해 주기를 바라는 것처럼 남에게 하라."라는 성경의 권고에 표현되어 있다. 각각의 행위는 완전하고 분리된 단위로 의도하지 않은 연쇄 효과에서 벗어나 있다. 선한 의도를 가지고 있다 하더라도, 영리한 사람들은 자신들이 어디로 향해 가고 있는지 전혀 알지 못한다. 페니실린의 발견으로 수십만의 사람들이 고통에서 구원받았으며, 심지어 이를테면 성병에서 비롯된 죽음에서도 구원받았다. 그러나 오늘날에도 우리 모두는 성적인 방종이 그 결과에서 자유롭지 않다는 사실을 알고 있다. 나의 논점은 도덕적인 것이 아니다. 그것은 정상적인 인과의 세계에서 이른바 '선'이라고 하는 것이 재빨리 '악'으로 변신할 수 있다는 것을 말하는 것이다. 반면에 자유로운 인간은 비록 그가 아직은 원인과 결과의 세계에 살고 있다 하더라도 아주 가볍게 발걸음을 딛고 극히 정확하게 행동하는 법을 배웠다.

그러므로 영리함이란 다만 그 작용의 면에서 보면 점점 더 빨리 회전하여 원래의 의도를 통제할 수 없게 되기 쉬운 원심력으로 보일 수 있다. 반면에 요가의 지식은 영속하는 진리가 깃든 존재의 근본 자리를 탐색하는 데 힘을 쏟기 위해 부적절한 것을 영원히 포기하는 구심력이다. 요가 수행자에게 지성은 자아의 확대가 아니라, 실재하는 영원한 것이 드러나도록 실재하지 않는 모든 것을 잘라 버리는 해부용 메스이다. 지성은 우리를 곧장 가장 어려운 아사나를 검토하게 하고 인류가 아직까지 자신의 의식 안에 통합하지 못했던 차원, 즉 시간으로 인도한다.

사바아사나와 시간

많은 사람들은 왜 내가 나의 책 『요가 디피카 Light on Yoga』에서 사바아사나(송장 자세)를 가장 어려운 자세라고 여기는지 의아해 한다. 우리들 대부분은 송장 자세를 움직임이 둔화되거나 진동이 오는, 혹은 어느 정도 빛으로 가득 찬 이완을 느끼는, 힘든 요가 수업 뒤에 오는 기분 좋은 대가로 여긴다. 여기에서 빛으로 가득 찼다는 것은 사트바의 성격을 의미하는데, 이것은 깨어 있으면서 수동적이다. 움직임이 둔화된다는 것은 타마스의 성격을 의미하는 것으로, 나의 수련생들 중 다수가 노동으로 지친 하루 일과를 끝내고 수업에 참석하러 오기 때문에 나는 이것에 결코 반대하지 않았다. 그것은 그냥 자연스러운 일로, 수많은 코 고는 소리들은 심지어 나의 최상급 수련생들로 채워진 반의 수업조차 끝내게 하는 음악을 만들었다. 여러분이 발을 딛고 서 있을 때 나는 엄격한 교관일지도 모른다. 그러나 수련생을 집으로 돌려보낼 때가 되었을 때를 제외하고는 사바아사나에서 깨운 적은 없었다고 생각한다. 그러나 사바아사나가 잠에 빠져드는 자세는 아니다. 만일 그렇다면 사바아사나가 어려운 자세라 말하기는 힘들 것이다.

사바아사나는 예전에 내가 이야기했듯 뱀이 허물을 벗고 새로워진 색깔로 반들반들 윤기 있고 화려한 모습으로 나타나는 것과 같은 방식으로 허물을 벗는 것에 관련된 것이다. 우리는 많은 피부, 겹, 생각, 편견, 선입견, 관념, 기억, 그리고 미래에 대한 계획들을 가지고 있다. 사바아사나는 우리 내면에 존재하는 아름다운 무지갯빛 뱀이 얼마나 윤기 있고 화려한지, 얼마나 평화롭고 각성으로 가득 차 있는지 알기 위해 이 모든 피부들을 떨쳐내는 것이다. 우리는 뱀처럼 우리 몸의 표면이 가능한 한 최대로 땅과 맞닿을 수 있도록 바닥 위에 눕는다.

자, 사바아사나는 이완과 관련이 있다. 그러나 무엇이 이완을 가로막는가? 긴장이다. 긴장은 삶을 단단하게 움켜쥐는 것에서 비롯되며, 또한 그와 반대로 우리가 알고 있는 세계, 알고 있는 '나', 그리고 그 '나'가 작용하는 알고 있는 환경에 우리를 묶어 두는 눈에 보이지 않는 무수한 실들에 매이는 것에서 비롯된다. 우리에게 자기 동일성의 느낌을 주며 우리 자신을 둘러싸고 있는 환경에 '나'를 묶는 것은 바로 이러한 실들이다. 고된 수업 끝에 마루 위에 누워 있을 때, 나의 수련생들은 자신들이 남편 혹은 아내라는 사실, 아마도 집으로 가는 길에 쇼핑을 할 일이 있으며, 집에서 부모가 그들을 기다리거나, 혹은 숙제를 도와

주기를 원하는 자식들이 있다는 사실을 여전히 의식하고 있다. 수련생들은 자신들이 사무실에서 힘든 하루를 보낸 사업가나 직장인이라는 것을 의식하고 있기에 피곤한 것이다. 아마 그날 하루는 잘 지나갔을 수도, 그렇지 않을 수도 있다. 그들은 모두 아들, 딸, 남편, 아내, 노동자, 부모, 남자, 혹은 여자이다. 그들이 사바아사나 자세로 누워 있을 때 자기 정체성의 수많은 실들은 소인국의 난장이들의 실에 포박된 걸리버처럼 그들을 마루에 매어 놓는다.

사바아사나는 이런 실들을 끊기 위해 이완의 기법을 이용한다. 그 결과는 명상에서처럼 자유가 아니라 자기 정체성의 상실이다. 우리가 일하고 있는 세상에서 이러한 자기 정체성은 실재하는 것이기에 나는 그릇된 자기 정체성을 버리라고 말하는 것은 아니다. 그러나 길게 보면 그것은 비실재적이다. 남성이라는 사실, 혹은 여성이라는 사실조차도 사라질 수 있는 정체성이다.

이완한다는 것은 긴장을 없애는 것이다. 긴장을 없앤다는 것은 우리를 자기 정체성에 묶어 두는 실들을 끊어 내는 것이다. 정체성을 잃는다는 것은 우리 자신이 아닌 것을 찾아내는 것이다. 지성이란 진실만을 남겨 놓기 위해 실재하지 않는 것을 잘라 내버리는 메스라고 말하지 않았던가? 바닥 위에 사바아사나 자세로 누워 있을 때, 이 자세가 조화롭고 균형 잡혀 있다면 여러분은 형태 없이 현재에 존재한다는 느낌을 갖지 않는가? 여러분이 현재에 존재하면서 형태가 없다고 느낄 때 특정한 정체성은 사라지고 없다는 것을 느끼지는 않는가? 여러분은 거기에 있다. 그러나 거기에 있는 사람은 누구인가? 아무도 아니다. 움직임도 시간도 없이 다만 현재의 깨어 있음만이 거기 존재한다. 현재의 깨어 있음이란 인간의 의식 속에서 시간이 소멸하는 것이다.

시간에 관계된 문제는 바로 이것이다. 우리는 시간을 흐르는 강이나 한 올의 실처럼 공간적인 용어로서만 생각할 수 있다. 우리는 그 실을 년, 월, 일, 시간, 분, 초로 나눈다. 이들이 시간의 길이인데, 시간이 무엇이든 간에 그것을 벽이나 책꽂이처럼 길이로 잴 수 있는 공간의 차원으로 다루는 것은 공정하지도 정확하지도 않다. 또 하나의 문제는 우리가 시간을 무엇인가로, 이를테면 우리의 행위들로 가득 채워 넣지 않으면 비어 있는 양동이와 같이 텅 비고 의미 없는 것으로 여긴다는 점이다. 시간이 다른 무엇이든 간에 그것은 마치 자신의 아름다움의 가능성을 완전히 실현하는 데 관찰자를 전혀 필요로 하지 않는 사막에서 피는 꽃처럼 그 자체의 본질에 입각하여 완전히 이해되어져야 한다. 만일 공간적 개념을 사용하지 않고 시간을 상상하려 한다면, 여러분은 그것이 지극히 어렵다는 것을 깨달을 것이다. 그러므로 나는 우리가 3차원의 공간에 만족하며 살아 왔기 때문에 의식 속에서 아직 시간을 통합하지 못했다고 말하는 것이다. 과학의 힘은 우리 자신을 공간에 투사할 수 있는 우리 능력의 증거이다. 그러나 시간이 없는 공간은 뇌가 없는 근육과 같다.

우리에게 시간은 움직이고 흘러가며, 지속 기간과 길이를 가진 것처럼 보이므로 공간적인 것이 된다. 다시 말해 우리는 겉보기에 흐르는 것처럼 보이는 시간에 갇혀 있다. 그러나 모든 영적인 길들은 현재 안에서 살아가는 일의 본원적 중요성에 대해 말한다. 그렇다면 현재의 순간이란 무엇인가? 그것은 1초의 시간을 말하는가? 혹은 그보다 더 작은 어떤 것일까? 논리적으로 현재는 무한소로 작은 시간의 단위일 수밖에 없다. 다시 말해 1초의 시간은 무한히 나누어질 수 있다는 것이다. 그러한 것은 존재하지 않는다. 길이를 가진 시간으로서의 현재는 존재하지 않는다. 그렇다면 우리는 어떻게 현재 안에서 살 수 있을까? 그것은 역설적인 불가능성이다.

우리는 다른 방법으로 현재를 찾아야 한다. 이렇게 할 수 있는 유일한 길은 현재를 과거와 미래로부터 분리하는 것이다. 이러한 방식에서 시간은 흐를 수 없다. 문자 그대로 시간은 명상이나 사마디에서처럼 멈춘다. 사바아사나는 이것을 이해하게 하는 관문이다. 우리의 모든 정체성들, 우리와 연루된 것들은 우리를 과거와 미래로 연결시킨다. 우리 삶에서 '존재'의 상태를 제외한 어떠한 것도 우리를 현재에 연결시키지 못한다. 행위는 시간을 거쳐서 일어난다. 즉 행위에는 지속 기간이 있다는 말이다. 존재는 시간을 초월한다. 존재의 상태는 과거나 미래에 묶어 두는 모든 끈들을 자름으로써만 얻어질 수 있다. 나는 남자로 태어났으며, 그리고 내일도 남자일 것이다. 이제 사바아사나 자세를 취한 나는 나를 과거와 미래로 연결하는 성적인 정체성조차 내려놓을 수 있는가? 과거나 미래가 현재를 간섭하거나 오염시키지 않는 분리된 시간 의식 속에 내가 존재할 수 있을까? 사바아사나는 과거와 미래가 없는 상태이다. 또한 존재하는 어느 누구도 없는 상태이다. 사바아사나가 가장 어려운 아사나이며 비이원적인 명상과 사마디의 우주적 융합에 이르는 문이라는 사실이 놀라운가?

　과거와 미래를 버릴 때 남아 있는 것은 현재일 수밖에 없다. 여러분이 5분 동안 현재 속에서 경이로운 사바아사나 자세로 있다고 상상해 보라. 그것은 5분 동안의 사바아사나인가? 그렇지 않다. 그것은 연결되거나 연속된 것이 아니라 분리되고 병치되어 있는 현재의 순간들로 이루어진 무한이다. 그것은 마치 각각의 사진이 하나의 장면을 보여 주며, 비록 작은 변화일 뿐이라도 다음 장면으로 건너뛰고 있음을 알 수 있게 하는 한 편의 영화 필름을 보는 것과 같다. 만일 여러분이 그 사진들을 연속적으로 보이는 움직이는 상태에서 보지 않는다면, 그들은 함께 연결되어 상영될 수 없을 것이다. 심리적인 시간의 흐름은 우리를 과거와 미래의 정체성과 사건들에 묶어 둔다. 연속된 움직임으로서의 시간의 흐름에 갇히는 한 우리는 현재에 오롯하게 존재할 수 없다. 그러므로 우리는 일종의 어중간한 실재 속에 살고 있다. 이런 까닭에 지금 이 순간에 현존하는 것이 아니라 움직이는 것으로 보이는 시간은 우리의 자유를 제한하는 환상이라고 나는 말한다. 사바아사나는 우리를 이것에서 해방한다. 명상 속에서 우리는 시간의 장막에 틈을 낸다고 말한 적이 있다. 우리가 그 장막의 지극히 작은 균열을 통해 빠져나갈 수 있을 만큼 충분히 작아지는 것은 사바아사나 속에서 어느 누구도 되지 않는 것, 문자 그대로 아무 것도, 어떤 사람도 되지 않는 것에 의해서이다. 자신의 모든 정체성을 떨쳐버릴 수 있는 수행자는 비대해진 에고가 절대로 도달할 수 없는 곳에 접근할 수 있다.

 만일 의심 많은 사람들이 변화의 흐름으로 보이는 것의 외견상의 연속성이나 이음새 없는 매끈함에 대한 비유를 찾는다면 여러분은 물이 가열되는 현상을 살펴보면 된다. 물은 우리에게 보이는 것처럼 서서히 뜨거워지지 않는다. 영화 필름에서의 낱낱의 사진들처럼 물의 온도는 단속적으로 성큼 높아진다. 물론 아주 작은 도약들이지만 가열되는 물은 우선 일정한 온도에 이른 뒤 약간 더 뜨거운 또 다른 온도로 건너뛴다. 그 사이에는 아무 것도 없다. 이것이 암시하는 것은 삶이란 별개의 변화된 형태들이 하나로 죽 이어진 것이라는 사실이다. 우리는 어느 한 상태, 즉 수련을 하는 상태에 있다. 우리가 집착을 버린다면, 우리는 또 다른 상태에 있는 것이 된다. 우리가 성장이나 발전으로서 경험하는 것은 사실 작은 도약들이 길게 이어진 것이다. 이러한 도약들은 순간적으로 일어나는데, 이것은 그 도약들이 우리가 생각하는 것처럼 시간의 바깥에 존재한다는 것을 의미한다. 여러분은 요가의 궁극적인 승리가 카이발리아의 상태에, 시간의 바깥에 사는 것이라고 말할지 모르나 실제로는 시간의 안쪽, 과거와 미래에서 단절된 채 시간의 한가운데에 사는 것이다. 그것은 언제나 현재의 중심에 사는 것이며, 의식 속에서 시간의 참된 본질을 완성하는 것이다. 그리고 사바아사나는 그것을 위한 비결이다. 반드시 이완하고, 바로 잠들라. 우리 모두는 인간이지만, 사바아사나를 행할 때 여러분은 위대한 신비의 가장자리에 머문다. 비록 사바아사나가 모든 자세들 중 가장 어렵다 하더라도 그것은 적어도 우리가 그것을 시도할 때 바닥에 완전히 누울 수 있게 하는 장점을 가지고 있다.

 영적인 삶이나 인간적인 성장에 대한 모든 모범적 사례들은 우리가 그냥 존재하고 있다기보다는 형성되고 있는 중이라는 믿음에 빠져들게 한다. 존재한다는 것은 정적인 것이 아니라 방금 언급하였던 데워지는 물과 같다. 그것은 현재의 시간 속의 순간, 특정한 상태나 조건 속의 순간으로, 만일 우리가 증류기 아래의 가스버너와 같이 열렬한 수행의 불꽃을 계속 피워 올린다면 마치 마법의 변화처럼 현재 바로 이 순간에 돌연 새로운 상태가 저절로 나타날 것이다. 우리는 시간 속에서 일어나는 이러한 변화의 결과만을 인식하기 때문에, 이야기가 결말 – 바라건대 행복한 결말 – 에 이를 때까지 각각 분리되었으나 변화를 일으키는 낡은 무성 영화의 스틸 사진들처럼 오직 존재하고, 다시 존재하고, 다시 존재하는 대신 형성되고 있다는 환상에 사로잡혀 있다.

비록 어떤 면에서 결함이 있고 수련자들 사이에 불쾌한 비교를 불러일으키거나 우열의 서열을 짓게 하기는 해도, 올라갈 수 있는 사다리라는 개념은 상당히 보편화되어 있다. 요가는 모든 꽃잎들이 동시에 수행되고, 또 각각의 꽃잎들이 모두 결합하여 하나의 전체를 형성하기 때문에 이러한 개념을 꺼린다.

나는 깨달음에 이르게 하는 수레로서 요가 체계의 완전함을 믿는다. 나는 또 인도의 크리켓 팀을 지지한다. 삶은 우리를 하나의 장소와 시간에 자리 잡게 하며, 우리는 그 지점에서 우리가 가진 최선의 능력을 다해 삶을 살아야 한다. 그러나 사람들이 나에게 마치 역사를 통틀어 다른 모든 사람들이 잘못 인도되어 발전을 이루지 못했던 양 신비로운 동양의 영원한 지혜를 내세울 때 나는 참을성이 없어진다. 인간의 마음은 하나이다. 의식의 구조는 어디에서나 동일하다. 눈으로는 별들을 바라보고 발로는 의무의 길을 걸으면서 윤리적인 삶을 살아가는 훌륭한 사람은 어느 곳에서든 훌륭한 사람인 것이다. 문제는 어디에서든 문제이다. 요가는 행위에 대한 이해 및 행위의 밑그림을 제공할 수 있는 한 언제, 어디에서나, 모든 사람들에게 그 이해와 밑그림을 제공한다. 요가는 설교나 개종의 대상이 될 수 없으며, 오직 몸으로 익힐 수만 있다. 전 세계에 걸쳐 요가가 성공적으로 받아들여진 것은 영리한 상술의 증거가 아니라 실제적인 효능과 모든 인간이 가진 인간적 특질의 일부로서의 고결한 염원의 증거이다.

  자유로운 삶을 시작하기 위해 우리는 요가가 어떻게 우리가 생애의 4단계를 통해 삶의 4가지 목표를 달성하게 하는지 알아보아야 한다.

삶의 4가지 목표Purusartha

  파탄잘리는 수트라의 끝에서 두 번째 행에서 깨달음과 자유는 충만한 삶 – 충만하고 완전하게, 그러나 과도하거나 탐닉에 빠지지 않으면서 – 을 살았던 사람에게 찾아온다는 것을 분명히 밝혔다. 만일 세상의 무절제에 휘말려 든다면 여러분은 자연Nature이라는 산의 정상에 오를 수 없다. 그러나 여러분은 그것으로부터 등을 돌릴 수도 없다. 책의 서두에서 말했던 것처럼, 젊은 시절에 나는 속세를 떠난 자, 즉 노란색 옷을 입은 산야신이 될 기회가 있었다. 나는 그것을 거부하고 세상을 선택하였다. 그러나 세상을 받아들이려 애쓰지 않고 단지 세상 속에서 살면서 그것에 완전히 속하고자 노력하였고, 세상이 우리 모두에게 제공하는 성장의 다양한 단계들을 거쳐 지나갔다.

  파탄잘리가 반드시 성취되어야 한다고 말했던 삶의 4가지 목표는 다르마dharma, 아르타artha, 카마kama, 그리고 목샤moksa이다. 이들은 올바른 방식으로 살아감으로써 자신의 의무를 다하는 것(다르마는 보통 종교나 종교적인 의무로 이해된다.), 자립적으로 생계를 꾸려 가기(아르타), 사랑의 기쁨과 인간적인 즐거움(카마), 그리고 자유(목샤) 등으로 번역될 수 있다. 이 4가지는 특별한 방식으로 함께 조화를 이룬다. 그렇지 않으면 우리의 삶은 무질서하게 될 것이다.

  강의 흐름을 조절하는 두 개의 강둑 사이에서 흐르는 강과 같은 상황을 상상해 보라. 두 개의 강둑 중 하나는 종교적 지식 체계, 혹은 내가 생각하기에 우리의 인간성을 떠받치고 유지하며 지지하는 정당한 의무인 다르마이다. '종교적'이라고 말할 때 나는 그것이 문화나 시간 혹은 장소의 제한 없이 보편적이거나 윤리적인 원칙을 준수하는 것을 의미한다는 것을 전제로 한다. 다른 편의 강둑은 목샤, 즉 자유이다. '목샤' 라는 말로써 나는 미래의 해탈이라는 다소 비현실적인 개념을 의미하는 것이 아니라 지금 여기의 모든 사소한 일들에 있어 초연하게 – 자기 접시에 제일 큰 케이크 조각을 얹지 않는다든지, 우리 주변 사람들의 행동과 말을 통제할 수 없다고 화를 내지 않는 것과 같이 – 행동하는 것을 의미한다. 사랑, 즐거움, 번영, 부의 강은 흐름을 유도하는 이 두 개의 강둑들 사이를 흐른다. 성적인 부분을 포함하는 개인적인 사랑은 신성에의 사랑으로 나아가기 위한 경이로운 도제 과정이다. 한 여성을 사랑하는 것을 배움으로써 우리는 모든 여성, 곧 여성적인 원리 전부를 사랑하는 법을 배울 수 있다. 여러분은 다른 모든 여성들을 미워하면서, 동시에 자신의 아내를 사랑할 수 없다. 이것은 여성성이 한 남자에 의해 소비되는 풍성한 식탁이라는 것을 뜻하지 않는다. 그 반대로 특수한 것은 보편성에 이르는 통로인 것이다. 양친 부모, 특히 어머니들은 자신의 자식들에 대한 사랑을 통해 모든 인간을 받아들이는 것을 배운다. 나는 세상의 모든 혼란, 도전과 더불어 세상 속에 살기를 원하였으므로 산야신이 되는 것을 거부했다고 말한 적이 있다. 또한 나는 세상 전체를 받아들이기를 원하지 않았다고도 말하였다. 그러한 것은 광기 어린 중독이다. 여러분은 무한한 것을 다 써버릴 수 없다. 여러분이 할 수 있는 모든 것은 특수한 것을 통해 무한성의 본질을 맛보는 것이다. 다르마와 목샤는 여기에서 우리에게 도움이 된다.

  가르침을 위해 오랫동안 집을 떠나 있었던 나의 젊은 시절, 때때로 여자 수련생들이 어떻게 나를 좋아했는지에 대해 이 책의 앞부분에서 언급하였다. 사납고 험악한 태도를 길러서 절제의 강둑을 범람하지 않도록 자신을 격려하고 보호하기 위해 나는 다르마에 호소하였다. 자석을 거꾸로 놓은 것처럼, 그렇게 함으로써 사람들을 멀리 둘 수 있었고, 친밀감을 쉽게 표현하는 것에서 나 자신을 구할 수 있었다.

여행 중에 제안, 아름다운 경치, 자극적이고 재미있는 영화와 연극 등등 다른 종류의 즐거움들이 있었다. 파탄잘리가 우리에게 시켰던 대로 나는 그것들을 충분히 즐겼지만, 목샤의 초연함 덕분에 객관성을 유지하였다. 보고 배웠던 모든 것에 대해 나는 "이것은 세계에 대한 요가의 이해와 어떻게 관련되는가? 나의 수련과 가르침을 심화시키기 위해 내가 배우고 있는 것을 어떻게 활용할 수 있을까?"라는 의문의 빛을 비추어서 고려하였다.

인간적 사랑에 있어 나는 완벽한 배우자를 얻는 축복을 누렸고, 사랑의 강은 순조롭게 흘렀다. 아르타, 즉 생계를 꾸리는 일은 또 다른 문제였다. 그것은 위험한 급류를 타고 내려가는 것과 같았다. 젊었을 때 나는 종종 굶주리는 일이 많았다. 돈이 없다는 것은 음식이 없다는 것을 뜻하였다. 나는 안정된 상태에 이르기 전에 결혼하였고, 자식들이 금방 태어났다. 전력을 다해 일하였고, 돈을 꾸기도 하였지만, 돈은 근심의 거대한 원천으로 남았다. 어떤 교사라도 겪을 수 있듯, 가장 부유한 수련생들이 반드시 가장 빨리, 혹은 가장 쉽게 지불하지는 않는다. 때때로 나는 착취를 당하기도 했다. 70대 중반에 요가 연구소를 건립했을 때조차 문제는 계속되었다. 고맙게도 식탁에 음식을 올려놓을 수 있었지만 건물들이 구조적인 결함을 드러냈고, 정부는 세금을 청구했다. 실제로 아주 최근에 와서야 나에게 있어 강의 이런 흐름이 순조로워졌다. 나는 여느 때와 마찬가지로 소박하게 살고, 나이가 들어감에 따라 훨씬 더 적게 먹을 뿐, 같은 음식을 먹는다. 그러나 더 이상 근심할 필요가 없으며 남는 것은 무엇이든지 내가 태어나서 1925년에 떠났던 벨루르 마을의 학교와 관개를 위한 계획에 지원할 수 있다.

어쨌거나 마침내 나는 아르타를 완성하여 가족을 부양하였고, 요가 스승으로서 노력하여 가정을 일구었다고 말할 수 있다. 나는 언제나 신념을 가지고 잘 헤쳐 나왔으나, 그것은 여러 해 동안 아주 힘든 일이었다. 나도 일부 '성스러운' 사람들이 그러하듯 부유한 후원자들의 비위를 맞추면서 얹혀사는 삶을 살 수도 있었을 것이다. 그러나 그것은 아르타가 아니며 다르마도, 목샤도 아니다. 나는 사람들과 거리를 두게 하고 나의 강이 강둑을 범람하지 않도록 막아 준 내 험악한 태도에 다시 감사할 수 있을 뿐이다. 재정적인 안정은 필수적이다. 만일 여러분이 신을 완전히 신뢰하고 그에 전적으로 귀의한다면 신이 여러분을 돌보아 줄 것이라는 것이 나의 경험이다.

삶의 4가지 목표를 요약하여 말하면, 만일 여러분이 한편으로는 윤리적으로 행동하고, 다른 한편으로는 신에게 귀의할 때 여러분은 이 양자 사이에서 사랑하고, 일하며, 웃게 될 것이다.

나는 목샤가 매일매일 우리가 성취하는 수많은 작은 자유들 – 냉장고로 다시 넣어진 아이스크림이나 말하지 않고 속으로 삼킨 신랄한 말대꾸 – 이라는 말을 했다. 이것은 궁극적인 자유, 카이발리아에 이르는 가장 위대한 초연함을 얻기 위한 우리의 훈련이다. 그러나 카이발리아가 장엄하고 영원한 것이라 해도 일상에서의 목샤의 작은 승리들을 과소평가하면 안 된다. 이 승리들은 훨씬 더 자유로워지고자 하는 의지, 사바아사나에서 긴장과 구속에 관하여 말하였던 우리를 묶는 수많은 실들을 자르고자 하는 끈질기고 지속적인 의지에서 나온다. 아무리 사소하다 하더라도 근원인 우리의 근본 자리에서 나오는 행동의 자유를 제한하는 것은 무엇이든지 긴장과 스트레스의 원인이다. 시간이 지남에 따라 우리는 자유를 점점 더 많이 얻게 된다.

이제 다르마의 주제로 다시 돌아오자. 우리가 만약 그것을 '종교적인 의무의 지식 체계'라고 번역한다면, 이것은 즉시 "다르마는 어떤 종교적인 교의의 지시를 따르는 것인가?"라는 의문을 제기할 것이다. 대부분은 절대로 아니다. 다르마는 종파나 종교 단체와 관련되어 있지 않다. 그것은 보편적인 것이다. 제기되는 두 번째의 의문은 "그렇다면 다르마는 도덕적인 인간과 관련된 것인가?"이다. 나는 우리가 도덕적인 가치라고 부르는 것은 시간이 흐르면서, 또 문화와 장소, 환경에 따라 변하기 쉽다고 대답하겠다. 다르마는 오히려 지속적인 윤리의 원칙들을 추구하는 것, 그리고 육체적, 도덕적, 정신적, 심리적, 영적인 차원에서 올바른 행위를 연마하는 것과 관련되어 있다. 이 행위는 언제나 참된 영혼을 인식하는 것을 목표로 삼고 있는 개인의 성장과 연관되어야 한다. 만일 그렇지 않고 문화적으로 제한을 받거나 왜곡된다면 이 행위는 다르마의 정의definition에 어긋나게 된다. 수행자의 내면을 향한 여행인 사다나는 개개인들, 문화, 인종, 교의 사이에 어떤 장벽도 허용하지 않는다. 따라서 다르마도 역시 그러하다. 개별 영혼의 인식을 통한 보편적인 영혼의 발견은 당연히 어떤 경계선도 변화시키지 않은 채로 남겨둘 수 없는 경험이다. 나는 '종교'라는 말에 반대하지 않으며 그것에 익숙하지만, 반대하는 사람들도 일부 있다. 그러므로 종교라는 단어의 가장 초기의 라틴어 어근인 렐레게레relegere가 '깨어 있음'을 의미한다는 것을, 그리고 절대적인 깨어 있음은 차이나 모순을 결코 인식하지 못할 것이라는 것을 상기해 보자. 부분적인 깨어 있음만이 그렇게 한다. 따라서 대부분의 종교적인 사람들은 단지 부분적으로만 종교적이다. 이것이 내포하는 의미는 그들의 의도가 아무리 선하다 하더라도 그들은 여전히 훨씬 더 완전하고 포괄적인 깨어 있음을 필요로 한다는 것이다.

나는 언제나 윤리적인 사람이었고, 앞으로도 계속 그럴 것이다. 내가 영위했던 영적인 삶은 신의 축복에 의해 이루어졌지만 윤리를 엄격히 지키는 것은 우리 인간들의 의무이다. 보편적인 원칙을 따르는 삶을 산다면 신은 언제나 우리를 돌보아 주며, 우리가 가는 길을 평탄하게 만들고, 힘든 시간을 잘 보내도록 돕는다. 나의 요가는 윤리에 기초를 두고 있지만, 마치 경주마가 속력을 내도록 훈련받은 것처럼 나 또한 윤리적인 삶을 살도록 교육되고 훈련받았다는 것을 인정하지 않을 수 없다. 나의 삶이 결함 없이 완벽하다는 것이 아니라 윤리적인 완벽함을 향한 강렬한 충동이 있다는 것이다. 그것은 나의 아사나가 딛고 서 있는 주춧돌이며 언덕 위에 세워진 자신의 요새를 방어하는 마하라자(Maharajah王侯)와 같이 나를 지켜 주는 바위이다.

나는 나의 조상들이 만들고 물려 준 전통에 몸을 담고 있음을 인정한다. 그러나 동시에 나는 혁명적이었다. 나 자신의 깨어 있음과 지성을 동원하여 전통을 열렬히 연구함으로써 전통을 보는 본래의 방식을 찾아내고 그 본질적인 의미를 발견하고자 나는 전통을 검증하였다. 전통은 아름다운 조각상과 같아서 세월이 흘러감에 따라 점차 원래의 돌덩어리로 돌아간다. 그것에 끌질을 하여 그 안에 깃든 원래의 형태가 가진 아름다움을 다시 조각하는 것이 우리의 의무이다. 이것이 내가 해 왔던 것이고, 또 내가 원래의 전통을 드러내는 것을 추구하는 혁명가라고 말할 수 있는 이유이다. 나는 독창적이면서도 모방을 추구하고, 새로우면서 낡았다. 삶의 4가지 목표를 추구해 오면서, 또한 나는 삶의 4단계를 추구하였다. 이것은 우리 모두가 해야만 하는 일이다.

삶의 4단계 Ashrama

삶의 4가지 목표는 여기에서 설명할 삶의 4단계 ashrama와 밀접하게 연관되어 있다. 이들은 우리가 오래 살 수 있는 축복을 누린다면 누구나 경험할 수 있는 아주 단순하면서 자연스러운 경향이다. 이것들은 우리가 삶의 4가지 목표를 완수하는 것을 돕고 보호해 주는 둑들 사이로 강이 계속 흐르게 하는 큰 힘이 되는 피난처라고 생각해도 좋다.

첫째 단계는 우리를 유아기와 청춘기를 통과하여 성인기의 언저리로 데려간다. 이 단계는 학교에 가서 세상 사람들이 무엇을 생각하는지를 - 비록 세계에 대한 그들의 생각이 가끔 그릇되기도 하지만 - 배울 필요가 있는 시기이다. 또 이 시기는 부모, 교사, 연장자들을 통해 전통적인 지식을 흡수하기 위한 때이며, 늘 즐거운 것만은 아닌 핵심을 알지 못하는 수학을 배우기 위해 학교에 가는 것과 같은 훈련을 따르는 때이기도 하다. 이 시기는 브라마차리아스라마brahmacaryasrama로 알려져 있다. '브라마차리아'는 자기 통제, 훈련, 금욕을 뜻한다. 우리 삶의 이 시점에서 지혜는 인내, 친절, 그리고 연장자와 스승들이 우리에게 나누어 주려고 애쓰는 것에 대해 실제로 우리가 그 가치를 이해하지 못함에도 불구하고 그들을 존경하는 것 등으로 이루어진다. 적어도 그들이 말하는 것 중 일부는 후에 인생에서 중요하다는 것이 드러날 것이고, 우리는 그것을 즉각 거부하지 않았던 것을 기뻐하리라. 이것은 유년기의 에너지를 부드럽게 유도하는 것이지 그것을 야만스럽게 속박하거나 억압하는 것이 아니다. 나중에 우리 자신의 변화된 형태 속에서 우리는 자신이 이러한 전통들을 지나왔다는 사실을 발견할 것이다. 중요한 것은 어른으로서 우리가 이 전통들을 구체화하고 구현시키고자 노력해야만 한다는 것이다.

또한 에너지의 문제가 있다. 아이들은 너무 많은 에너지를 가지고 있다. 그것은 급류처럼 자신의 둑을 무너뜨려서 자기 파괴적인 방식으로 흩어져 버릴 수 있다. 보다 훌륭한 어른이나 스승이라면 우리들의 넘치는 젊음의 급류가 사막 속에서 길을 잃지 않도록 다르마의 둑, 지각력 있고 책임감 있는 의무의 둑을 형성하고자 애쓸 것이다.

이 때문에 부모들은 성적인 조숙함을 억제하거나 우리의 더 나은 포부보다는 더 나쁜 성향을 구체적으로 나타내게 할 수 있는 젊은 친구들과 너무 늦게까지 밖에서 지내는 것을 막고자 애쓴다. 그리고 이 때문에 우리의 연장자들은 세상의 부절제에 대한 본보기가 되고자 하는 조숙한 갈망을 억제한다. 그것은 너무 이른 에너지의 낭비이다. 아이들은 명석한 마음을 가졌다. 그들은 컴퓨터와 수학을 배울 수 있고, 라틴어와 산스크리트어를 배울 수 있지만 어른들은 그렇게 할 수 없다. 청춘의 모든 시기를 매력을 느끼기는 하지만 사랑의 깊이가 없는 여자 친구나 남자 친구에게 낭비한다면 자신의 본연의 재능을 낭비하고 있는 것이다. 모든 감각에 있어서의 절제는 억압이 아니다. 그것은 좋은 시절이 되면 이루어지게 될 더 성숙하고 멋진 흐름을 위해 방향을 유도하는 것이다.

삶의 두 번째 단계는 그르하스타스라마grhasthasrama라 하는데, 이것은 생계를 꾸리고 세상의 즐거움을 맛보는 시기이다. '그르Grh'는 집을 의미하며, 따라서 여러분은 자기 나름의 가정과 일정한 자유, 그리고 밤에 여러분 곁에 누워 자는 배우자를 가진 가장이 된다. 책이 가득 든 가방을 가지고, 아마 숙제도 하지 않은 채 느릿느릿 학교로 가는 공포는 가족과의 생활에서 오는 즐거움으로 대치된다. 여기에는 여러분의 아기가 울어 밤에 깨어나 일어나고, 여러분 생각에 분명히 자신을 과소평가하고 있는 사장을 만족시키기 위해 침침한 눈으로 운전하여 일터로 향하는 것이 포함된다. 또한 가끔씩 발생하는 배우자와의 불화뿐 아니라 집세나 저당권, 혹은 열이 있는 아이들도 포함되며, 청소년기에 가지기를 갈망했던 자동차가 고속도로에서 고장이 나는 것도 포함된다. 사실 내가 여러분을 낙담시키기 위해 우울한 그림을 그리고 있는 것은 아니다. 내가 말하는 모든 것은 그것이 잡동사니로 이루어졌다는 것이다. 우리는 첫 번째 단계에서 배웠던 기술을 이용한다. 나에게 있어 그것은 대단한 기쁨이었고 출가자, 승려, 스와미의 삶을 거부하면서 내가 의식적으로 받아들였던 것이었다. 여행과 성공으로부터 아내와 아이들에게로 돌아가는 기쁨만 있었던 것이 아니라, 고되고 근심스러운 시기들도 있었다. 다시 말해 가장이 된다는 것은 부와 관능적인 쾌락에 다가갈 수 있다 하더라도 아주 힘든 일이 될 수 있다.

우리 삶의 첫 번째 단계ashrama에서 받아들였던 의무의 과학, 다르마의 과학이 없다면 그러한 일에서 오는 힘들고 단조로운 일상사를 지탱하는 것은 불가능하다. 우선 우리에게는 자기의 곤경과 기쁨을 다른 사람들의 그것, 무수한 과거 세대들의 그것과 비교할 척도가 없다. 고대의 공유된 전통적인 지혜는 우리가 계속 전진하는 것을 돕는다. 우리는 인간적인 감정 이입을 배웠다. 어느 철학자가 도덕의 형이상학적 토대에 관한 논문에서 말했듯, "다른 사람들에 대해 도덕적으로 행동하는 것은 우리의 부나 명예를 위한 수단으로 그들을 이용하는 대신 그들 자신을 위해 그들을 존중하는 것을 필요로 한다." 진로를 유도하는 종교적인(모든 종교는 자기 이해를 추구한다는 의미에서) 의무의 둑이 없다면 가장의 삶은 탐욕과 불화의 나락 속으로 떨어질 것이다.

부와 관능적인 즐거움과 더불어 풍요롭게 흐르는 삶의 강을 담고 있는 다른 쪽의 둑이 목샤 – 그것은 자유이지만, 삶의 좌절과 실망의 틈바구니에서 힘들게 얻어낸 초연함의 형태 안에서의 일상적인 자유이다. – 라는 것을 기억하라. 어린아이에게 자유는 병이 날 때까지 아이스크림을 먹을 자유, 혹은 한밤중까지 자지 않고 TV를 보는 자유를 의미할 때가 많다. 청소년들에게 그것은 부모와 교사의 명령에 거부하는 반항적인 충동이다. 반항은 나름의 존재 가치가 있다. 나는 자신을 반항아로 설명한 적이 있지만, 그러나 가족생활과 정치적인 사회의 테두리 내에서 협력하거나 귀를 기울이기에는(복종하지 않더라도) 너무 거칠고 반항적인, 자기를 파괴하는 형태의 반항도 있다. 나중에 우리는 다양한 국가, 문화, 정치 시스템의 국민들 사이의 우정이라 할 국가 간의 예절이 관용적인 협력이라는 기본 원리에 기초하고 있다는 것을 깨닫게 될 것이다. 관용적인 협력은 세계 평화의 초석이다.

이 단계는 서로 다른 정서적, 사회적 환경을 조정하기 위해 사랑, 용서, 호의, 연민, 관용, 인내의 계발로 우리를 교화하는 것을 돕는다. 그 모든 것은 관대함, 환대, 상호 협력에 달려 있다. 그러므로 이것은 여러 아쉬라마 혹은 단계들 중 가장 높다.

청년에게 있어 목샤는 삶의 변덕과 실망에서의 초연함이라 가르쳐진다. 어린아이에게 그것은 비가 오기 때문에 동물원이나 놀이 공원으로 간다는 약속을 연기해야 한다고 설명하는 것이다. 목샤는 아빠와 엄마가 언제나 가장 비싼 장난감들을 사 줄 여유가 있는 것이 아님을 설명하는 것이며, 나중에 그것은 꿈꾸어 왔던 대학의 입학 허가를 받지 못한 청년을 위로하는 것이다. 때때로 초연함은 우리보다 나이 어린 사람들에게 어른들조차 오류를 면치 못하며 틀릴 수 있다는 것, 그리하여 잘못을 저지를 수 있다는 것을 기꺼이 인정하고 사과할 수 있는 겸허함을 가지는 것이다. 이것이 목샤라는 강둑으로, 수많은 방식으로 일상의 삶의 고통에서 멀리 떨어지는 훈련이다. 종종 우리는 그러한 고통에서 멀리 떨어지기 위해 그 고통을 인정해야 할 때가 있다. 반대로, 초연함은 우리 모두가 수많은 성공들을 즐길 때 그것들을 분배하고, '화려함을 나누어 줌' 겸허함을 가지는 것, 즉 영광을 우리 자신, 우리의 에고에게로 돌리지 않고 겸손하게 우리의 행운을 더 위대하고 높은 근원에 바치는 것, 궁극적으로 우리 자신을 성공을 이루는 자가 아닌 행운의 도구이자 수혜자로 여기는 것이기도 하다. 이것이 목샤, 달콤하고 꽃다운 향기를 지녔지만 때때로 우리의 삶을 슬픔으로 이끄는 강둑인 목샤이다.

 의무의 수행은 본능적인 것이 된다. 초연함은 언제나 힘든 노력이다. 이 때문에 삶의 세 번째의 단계는 서서히 놓아 버리는 단계가 될 수밖에 없다. 그것은 바나프라스타스라마vanaprasthasrama라고 불리는데, 이것은 가족의 품 안에서 계속 살면서 집착을 버리기 시작하는 것을 의미한다. 사업가에게는 자신의 아들과 딸이 가장의 단계에 완전히 들어설 수 있도록 사업의 통솔권을 그들에게 넘기는 것을 뜻할 것이다. 이것은 자기 자신에 대한 통제를 놓아 버리는 것이 아니라 – 전혀 그런 것이 아니라 – , 자신이 직접 접하고 있는 환경에 대한 아주 작은 통제에서 자신이 세상에서 쌓아 올렸다고 믿는 모든 것에 대한 통제에 이르기까지 모두 놓아 버리는 것이다. 만일 에고가 지나치게 영향력을 가지면 바나프라스타스라마는 자신의 존재를 자신이 창조한 것, 이를테면 사업체, 행정기관의 한 부서, 그리고 군대에서 가장 멋지고 용감한 연대 등과 혼동하는 것을 놓아 버리는 것이 될 것이다. 여러분의 후임자들은 틀림없이 여러분과 다르게 일을 처리할 것이며, 여러분이 그것을 좋아하지 않을 가능성이 아주 많다. 여러분은 괴로움과 상실감을 느낄 것이고 심지어 자아의 상실 및 자긍심의 상실까지 느낄 것이다. 삶의 세 번째 단계는 점차 그런 것에 길들여진다. 결국 시계는 똑딱거림을 계속하고, 노년은 오래 연기되지 못할 것이다. 그리고 죽음이 어느 날엔가 찾아와 여러분의 문을 두드릴 것이다. 늦지 않게 대비하는 것이 최선이다.

그러나 생산적인 일이 끝나는 것을 뜻하는 서양에서의 은퇴와 달리 이것은 성장과 배움으로 채워진 영적인 단계이며, 이러한 초연함으로 인해 우리의 에고와의 관계에 있어 훨씬 더 느슨하게 살 수 있는 단계이다. 이 단계 동안 우리는 우리가 집착해 온, 그리고 내면을 향한 우리의 여행을 방해해 왔던 자기 정체성을 더 쉽게 놓아 버릴 수 있다. 이제 우리는 밖에 있는 것에 우리를 묶어 두었던 것을 놓음으로 안으로 더 깊이 들어갈 수 있다. 나의 경우 연구소에서 치유 요가 수업을 하면서 도움을 줄 수 있지만, 세월이 지나면서 자식들과 몇몇 수련생들이 나의 일을 이어받았다. 나는 멀리 눈에 띄지 않는 곳에 머물면서 어려운 경우에 도움을 주고 내가 가진 경험을 제공한다. 정규 수업이 이루어지는 반은 다른 사람들이 가르칠 수 있지만 치유 요가 수업은 육체의 피부, 섬유 조직, 기관들을 샅샅이 탐색하면서 보낸 나의 연륜이 가장 필요한 곳이다.

30년 전 아내 라마마니가 죽은 이래로 신은 내가 청년기에 거부하였던 상태, 즉 산야신이 되는 것을 선택하였다. 이것은 삶의 네 번째이자 마지막 단계이며, 궁극적인 초연함, 자유, 청정, 죽음에 대한 기꺼움의 단계이다. 전통적으로는 남편과 아내라 할지라도 헤어져서 각자 다른 길을 택해 홀로, 그리고 벌거벗은 영혼으로 자신들의 '창조자'를 만나기 위해 숲으로 들어갔을 것이다. 이것은 더 이상 방법이 될 수 없다. 더 이상 충분한 숲도 없으며, 게다가 현대의 의학은 아무리 쇠약한 조건에서도 영원히 죽음을 속일 수 있다고 우리를 확신시켰다. 그러나 요가 수행자는 섬기는 자, 전사, 그리고 성자로서 죽음에 임한다. 그는 헌신과 행위로써 신을 섬기는 일을 이어나가며, 삶에 집착하는 것을 수치로 여기는 군인처럼, 그리고 이미 그 자신 지고의 실재라고 인식하였던 단일성의 일부이기에 성자처럼 두려움 없이 죽음을 향해 걸음을 옮긴다. 요가 수행자는 자신의 육체의 모든 세포마다 생명을 부여하였으므로 죽음을 두려워할 수가 없다. 우리는 삶을 살지 않았다는 것을 두려워하기 때문에 죽는 것을 두려워한다. 요가 수행자는 삶을 살았다.

내가 말한 모든 것은 삶을 충만하게 사는 것, 자연을 즐기고 초월하는 것, 그리고 내면의 신성을 만나는 것에 관련되었다. 이 모든 것은 윤리적인 토대 위에 존재하며, 윤리 안에 존재한다. 윤리적인 완전함은 이 모든 것이 완벽하게 성취되었다는 것에 대한 유일하며 참된 증거이다. 인간의 영적인 성장은 언제나 세상 속의 행위에 의해서만 드러난다. 요가의 처음 두 꽃잎들은 보편적이면서 개인적인 윤리 규범인 야마와 니야마인데, 여기에 대해서는 앞의 장들에서 언급하였다. 우리는 이제 그것들에게로 완전히 되돌아가야 한다. 왜냐하면 우리가 점점 더 큰 자유 속에 살고자 노력할 때 바로 이 지점에서 그것들이 우리를 인도하기 때문이다.

보편적이면서 개인적인 윤리

우리가 살펴본 것처럼 요가 수행자에게 정신과 자연은 분리되어 있지 않다. 우리의 영혼을 발견함에 있어 성취하였던 발전(혹은 내면으로 들어가기)은 이제 우리의 육체와 삶에 있어 분명해져야 한다. 실제로 우리가 도덕적, 윤리적 자각을 확대하지 않으면 영적인 성장은 불가능하다. 우리는 세상에 말려들거나 그에 의해 오염되지 않으면서 세상에 참여하고 행동할 수 있는 방식으로 서서히 우리 자신을 변화시켜야 한다.

이것은 일찍이 이 책의 서두에서 언급되었던 것과 다시 관련된다. 평범한 사람의 행동에는 하얀 색(사트바의 성질을 가진), 검은 색(타마스의 성질을 가진), 회색(라자스의 성질을 가진)의 세 가지 유형이 있다. 이 행동들은 각기 선하거나, 악하거나, 혼합된 결과들을 초래한다. 그러나 우리가 보았듯 결과들은 무한정 통제될 수 없어서 선한 행동들조차 시간이 흐르면서 혼합되거나 악한 결과를 얻는 것으로 끝날 수 있다. 우리가 부분적으로 이기적인 동기를 가지는 까닭에 대부분의 행동들은 회색 빛이며, 따라서 결과들은 의도의 불순함이나 행동을 수행함에 있어서의 무능력에 의해 즉각 영향을 받는다. 자연(구나)의 세 가지 특질을 초월한 사람gunatitan인 요가 수행자는 완전히 중립적인 방식으로 행동할 수 있다. 그는 덕이 높다고 인정되는 자기 행동의 결과를 추구하지 않는다. 그는 미덕과 악덕, 선과 악, 명예와 불명예의 이원성에서 자유롭다. 그는 다르미dharmi, 즉 오직 그 자체로서 목적이며 성취인 의무를 수행하는 정의로운 사람이다. 이것이 그를 청정하게, 그리고 세상에 얽매이지 않게 해 준다. 그러나 앞에서 말했듯 초연함은 계속되는 노력이어서 요가 수행자는 자신의 영예에 안주하여 수행을 단념하고 일종의 영적인 왕후Maharajah의 것이라 할 나태하고 망쳐진 습관으로 다시 돌아갈 수 없다.

야마는 우리 자신 및 내면적, 외부적 환경에 대한 우리의 태도에 도움이 되는 윤리적 행위 규범이다. 이것은 요가의 기초이다. 야마의 원리들은 모든 차원에서의 발전에 필수적이다. 야마가 요가의 기초인 까닭에 그 원리들은 또한 멀리 지붕에 이르기까지 요가라는 대저택 전체를 지탱하는 구조적으로 긴요한 지주이기도 하다. 물론 이때의 지붕은 실제의 지붕이 아니라 저 위쪽의 무한한 천상의 둥근 지붕이다.

자아의 집을 깨끗이 하는 법을 배우고 그 안에 존재하는 신성을 발견한 이상, 우리는 어떻게 다르게 살 것인가? 일본의 위대한 성자인 D. T. 스즈키Suzuki는 평범한 사람이라면 땅 위로 2m 떨어져서 떠다닌다고 말했다. 요가 수행자는 땅 위에 두 발을 딛고 있다. 나는 한 발은 땅 위에 있고, 나머지 한 발은 신성 – 현실의 실재와 절연되지 않은 - 속에 디디고 있는 이미지를 제시하고자 한다. 그것은 간단히 말해서 신성의 발은 단일성 안에 존재한다는 것이며, 땅 위에 두고 있는 발은 서로 다른 다양성, 혹은 모순된 것처럼 보이는 복잡성을 다룬다는 것이다.

요가는 그것의 영어 파생어에서 보듯, '멍에 씌우듯 이어 붙이다', '결합하다', '마구를 채우다', '하나로 하다', '화합하게 하다' 등의 의미를 지닌다. 이것은 육체의 지성을 마음의 차원으로 높여서 이 두 가지를 결합하여 영혼과 일체를 이루게 함을 의미한다. 육체는 온갖 다양성을 가진 행성 지구와 같으며, 영혼은 저 위 천상에 존재하는 영이다. 도구로서의 요가는 이들, 즉 '다수'로 나누어진 것을 '하나'로 결합시킨다.

윤리는 지상과 천상을 결합시키는 접착제와 같다. 우리는 두 주인을 섬길 수 없다. 인간이 땅의 요구와 영혼의 요구가 갖는 모순을 조정할 수 있는 유일한 길은 윤리 원칙들을 준수하는 것이다.

야마와 니야마에 대해 구체적인 세부 사항으로 들어가기 전에, 도덕은 시간과 장소에 따라 유동적이며 문화에 따라 결정되는 반면 윤리는 우리의 독특한 근원의 단일성과 궁극적인 목적의 신성한 통합을 존중할 인간적 필요에 의해 발생한다는 사실이 언급되어야 한다. 동시에 이들은 차이가 실재를 설명하는 세상에서 흥겹게 사는 것을 가능하게 해 준다. 따라서 윤리와 사회적 예절이 붕괴하면 대부분의 관계, 즉 결혼 생활이나 가족 관계에 있어서나 각 부족, 국가, 이념, 문화들 사이에 갈등이 끼어든다. 우리는 사랑이 있으면 윤리에 대한 필요가 사라질 것이라고 생각한다. 그것이 도움이 되는 것은 분명하나 인간의 욕구를 다룰 때에는 언제나 윤리의 존재가 필요할 것이다. 근본적인 단일성과 근원의 동일성에 대한 요가의 시각은 이러한 논리를 뒷받침한다. 발전의 모든 단계에 기본적인 유사성이 있다는 시각에서 볼 때 더 높은 진리를 실현하고 절대성을 충족시키는 것은 갈등이 아니라 협력이다.

윤리는 인간의 노력이다. 스포츠에서처럼 우리는 정정당당하면 할수록 그만큼 더 게임의 수준을 높이며, 그것을 우리의 가장 높은 열망에 더 가까워지게 할 수 있다. 속이는 사람은 항상 패배한다. 그들은 남들이 알아차릴 만큼 부정직하고 자신을 속이며 인간의 의무를 다하지 못하므로 그 정체가 드러난다. 윤리적으로 살고자 하는 시도는 우리가 우리의 동료와 저 높은 곳의 신에게 더 가까이 갈 수 있게 한다. 지름길은 없으며, 속이는 일은 우리를 우리 자신의 영혼으로부터 몰아내므로 언제나 몰락을 부를 것임은 명백하다. 윤리는 최고의 것을 열망할 때 의지하는 타협적인 해결책이지만, 현실적으로 말해서 우리는 모든 사람이 동일한 규칙에 맞추어 행동하는 것은 아니라는 사실을 알고 있다.

요가는 성실한 수행자가 완전한 인격을 갖추게 한다. 윤리적인 삶은 육체와 마음의 조화로운 발달을 돕는다. 그것은 인간과 자연, 인간과 인간, 그리고 인간과 그의 창조주가 하나라는 느낌이 점점 커지게 하여, 모든 창조물 속에 가득 스며 있는 영혼과 동일하다는 느낌을 경험하게 한다. 말보다는 행동이 한 인간의 인격을 더 잘 반영한다. 요가 수행자는 그의 모든 행위 속에서 절대자에게 헌신하는 방법을 배웠으며, 그렇기에 그는 그의 내면에 있는 신성을 외부로 반사한다. 완성은 고결함에 달려 있고, 그것이 없으면 분열이 발생한다. 앞에서 나는 우리의 양심이 우리 영혼과 대면하고 있으며, 그렇기에 영혼의 진실을 반영한다고 말하였다. 또한 자신의 영혼에 더 가까이 다가가는 것은 점점 더 양심의 명령에 따라 사는 것이다.

윤리는 삶을 견딜 만하게 만들기 위해 고안되었다. 그것은 권위주의적인 신의 명령이 아니라 '하나'를 '다수로 나누어진 것'과 융합시킬 수 있는 어떤 절대성에 기초한 원리이다. 사실, 신을 믿지 않으면서 마치 그가 존재하는 것처럼 행동하는 것이 신을 믿으면서 마치 그가 존재하지 않는 것처럼 행동하는 것보다 더 낫다. 윤리는 고객이 음식을 낭비하지 않은 것에 대해 정당한 보답을 하는 것에서부터 시작되는 행위의 철학이다. 윤리적인 틀이 없으면 어떤 영적인 발전도 얻을 수 없다. 요가에서 그것은 신의 존재를 받아들이거나 받아들이지 않는 문제가 아니다. 일반적으로 누군가에게 신의 존재를 믿는지 물어볼 때, 우리는 신을 물질적인 대상으로 격하시킨다. 우리는 신을 물질의 차원으로, 즉 신앙의 대상이 될 수 있는 '어떤 것'으로 낮춘다. 그러므로 그것은 신앙의 문제가 되어버린다. 우리 의식이 미치는 범위를 넘어선 우주는 우리에게 미지의 것이기 때문에, 우리 의식이 미치는 범위를 넘어선 '신'이라는 존재 또한 우리에게 알려져 있지 않다. 신을 느낄 수는 있지만 말로 표현할 수는 없다. 파탄잘리의 설명에 따르면 신은 작용과 반작용은 물론 번뇌에서도 벗어난 자이다. 그는 지고의 푸루사Purusa Visesa이며 인간이 알아야만 하는 특별한 속성이다. 그는 언제나 순수하고 깨끗하며, 영원히 이런 상태로 남아 있다.

 우리가 신의 존재를 믿기 위해서는 먼저 우리 자신을 믿을 필요가 있다. 우리의 의식citta은 한계가 있다. 다른 존재인 '신'을 보려면 의식의 지평을 열어야만 한다. 파탄잘리는 우리의 약점, 곧 우리 의식이 마음의 동요vrtti와 타고난 번뇌klesa에 갇혀 있음을 알았다. 그러므로 대체로 우리는 개별 의식 속에 있을 때에 신을 이해할 수 없다. 만일 의식이 정화될 수 있다면 우주의 힘의 존재를 감지할 수 있다. 신성의 존재와 끌어당김을 점점 더 느끼게 됨에 따라 우리의 행동은 절대성의 윤리적인 자극에 더 쉽게 보조를 맞추게 된다.

야마: 참된 윤리를 지니고 살기

 참된 윤리는 외부의 조건화로부터 동화되지 않는다. 예를 들면, 말이나 개의 선천적인 우수한 성질은, 무엇보다 어렸을 때 약간의 훈련과 지도가 필요하기는 하지만, 그것의 본성에서 유래한다. 도덕과 윤리는 우리들 내부에서 비롯되며 의식의 반영이다. 그러나 이들은 사회와의 접촉에 의해 왜곡된다. 사회는 양심

antahkarana뿐만 아니라 의식citta도 교란시킨다. 양심은 우리가 살펴보았듯 영혼 바로 옆에 자리를 잡고 있으면서 세계를 하나로 인식하지 우리 본성의 가장 야만스러운 측면을 통한 생존을 위한 전투로 인식하지 않는다. 요가는 우리가 이기적이고 야만적인 동기에서 멀어지도록 훈련시키며 우리의 책임을 어떻게 완수할지를 알려 준다. 요가는 경첩과도 같은 역할을 하여, 여기에서 우리는 자기 본위의 쾌락에서 해탈로 향하는, 세상의 속박에서 벗어나 참된 자아의 자유를 얻고자 하는, 그리고 지식의 힘을 추구하는 외부를 향한 발전에서 심장과 영혼의 지혜를 위해 내면으로 들어가고자 하는 내적인 변화를 성취하기 위해 스스로 수양을 쌓는다. 자기 수양을 위한 이러한 노력은 참된 종교성의 시작이자 하나의 종파, 혹은 엄격한 형태의 믿음으로서의 종교와의 단절이다. 영성은 성스러움을 흉내 내는 것이 아니라 자아실현을 위한 열정과 충동이며 우리 존재의 궁극적인 목적을 발견하고자 하는 욕구이다. 야마는 자기 절제의 훈련이다. 야마의 원칙들을 통해 파탄잘리는 우리에게 인간의 심리적, 감정적 약점을 어떻게 극복해야 하는지를 보여 주었다. 야마는 또한 죽음의 신을 의미한다. 만일 야마의 원칙들을 따르지 않는다면 우리는 고의적으로 영혼의 살해자로 행동하는 셈이다. 초심자로서 우리는 오로지 자신의 나쁜 습관들을 통제하고자 노력할 것이다. 그러나 시간이 흘러감에 따라 야마의 명령은 심장이 원하는 것이 된다.

야마의 첫 번째 권고는 해치지 않는 것, 즉 비폭력ahimsa이며, 두 번째 권고는 진실함satya이다. 나는 이들을 하나로 묶어서 생각하는데, 이들이 요가의 완성된 꽃잎 하나가 전체를 어떻게 변화시키는지를 보여 주기 때문이다. 우리가 삼각형 자세Trikonasana를 취하고 있든 진리를 설하고 있든, 요가는 하나이다. 우리 세기의 가장 위대한 인물인 간디는 비폭력과 진실의 두 꽃잎을 완성함으로 인도를 독립시키고 세계에 변화를 가져왔다. 그의 비폭력은 대영제국의 압도적인 힘을 무력하게 만들었을 뿐 아니라 예속된 인도 국민들의 내재된 분노와 억눌린 폭력성을 크게 누그러뜨렸다. 말과 행동이 진실에 기초하고 있었으므로 그는 이것을 성취할 수 있었다. 진실은 어마어마한 힘을 가진 절대적인 원리이다. 베다Vedas는 진실에 기초하지 않은 것은 어느 것도 결실을 얻지 못하거나, 좋은 결과를 가져오지 못한다고 말한다. 진실은 영혼이 양심과 소통하는 것이다. 만일 양심이 이것을 의식에 전달하고 행동으로 옮긴다면 그것은 우리의 행위에 신성이 깃들게 되는 것이나 마찬가지인데, 왜냐하면 영혼이 품고 있는 이상과 그것을 행동으로 실행하는 것 사이에 아무런 장애물이 없기 때문이다.

간디는 이 경지에 이르렀고 그것의 엄청난 유효성을 입증하였다. 그러나 물론 우리들 대부분은 상대성, 타협, 자기기만, 은근한 회피가 만연한 세계에서 힘들게 노력한다. 요가의 수련이 진전을 보이고 번뇌나 요가의 장애물이 우리를 방해하는 일이 적어짐에 따라 우리는 어렴풋이 진실의 광휘를 알아차리기 시작한다. 폭력, 타인에게 위해를 가하는 것에 대한 수치는 곧 폭력이 근본적인 단일성에 대한 죄이며, 그러므로 진리에 대해 가해지는 죄라는 것이다. 그럼에도 불구하고 장기간에 걸친 여러 차례의 단식과 같은 간디의 극단적인 엄격함은 자기 자신에 대한 폭력himsa의 한 형태이며 그것으로써 그는 세상을 일깨워 사람들이 서로에게 무슨 일을 행하고 있는지를 알게 했다는 사실을 지적해야만 한다.

우리들이 서로 다른 가운데에도 동일하다는 것을 일깨우기 위해 많은 성인들이 세상에 왔다. 라마누자차리아는 10세기 혹은 11세기의 위대한 비쉬누 신봉자였는데, 그는 '옴 나모 나라야나야Aum Namo Narayanaya'라는 비자 만트라bija mantra를 사람들에게 가르쳐서 피부색, 인종, 성, 혹은 카스트의 구분 없이 그들이 신성을 경험할 것을 요구하였다. 이 단순해 보이는 '씨앗 기도문'은 각 개인이 가지는 신과의 관계가 동일하다는 사실을 깨닫게 함으로써 사람들 사이의 구분을 깨뜨렸다. 그것은 단지 '나라야나(신의 여러 이름 중 하나)에게 축복을 빕니다.'의 뜻을 가졌다. 수 세기 후에 요가의 야마를 이루는 두 개의 작은 꽃잎들인 진실과 비폭력을 준수하는 가운데 인도를 하나의 인류로 결합시킨 것은 마하트마 간디였다.

　우리는 진실을 다른 사람들을 이기기 위해 휘두르는 몽둥이로 사용해서는 안 된다. 도덕은 다른 사람들을 살펴서 그들이 우리보다 더 열등하다는 것을 깨닫는 것과는 관련이 없다. 진실은 사회와 조화되어야만 한다. 우리 모두는 누군가가 너무도 드러나게 자신의 새 옷이나 사리sari를 자랑스러워하기에 그것을 칭찬한 죄가 있다. 아마 우리가 절대적인 진실에 도달하였다면 그런 일을 행하지 않았겠지만, 우리들이 세계의 불완전한 관찰자로 있는 상대적인 세계에서는 때로 양보를 하기도 한다. 나에게는 오랜 수련생이 하나 있는데 그녀는 결코 거짓말을 하지 않으며 언제나 자신이 만나는 사람들에게서 장점을 찾고 그들의 단점에 대해 인간적인 얼굴을 하려고 애쓴다. 이것은 그녀 자신도 한때 큰 결점들을 가졌던 것을 알고 있는 데에서 비롯되는, 그리고 여전히 열심히 노력하고 있는 사람들에 대해 연민을 느끼는 데에서 비롯되는 동정심이다. 그러므로 그녀는 그들의 긍정적인 잠재성을 강조하고, 타고난 부정적인 자질들을 가졌다 하여 경멸하지 않는다. 원한다면 그것을 사물의 밝은 면을 보는 것이라 해도 좋겠지만, 이것은 다른 사람들에게 있는 최선의 것을 끄집어내는 것을 돕는다. 진실은 악용될 수 있는 무기가 아니며, 양날을 가진 칼과 같으므로 신중하게 다루어야 한다. 따라서 외부 세계와 관계되는 도덕인 야마의 수련은 연관된 사람의 문화와 교육의 틀을 넘어서는 안 된다. 다시 말해, 내가 실제의 나의 능력보다 더 높거나 큰 도덕성을 가졌다고 자부한다면 나는 그런 척하는 것이며 위선적으로 행동하고 있는 것이다. 그러므로 삶의 각 단계에서 우리는 외적인 도덕인 야마에 최선을 다하고 있지만 우리가 이러한 도덕적 자질을 진정으로 개선하는 것은 자기 자신의 정련을 통해서만 가능하다. 우리가 비록 진실을 말하기 위해, 혹은 다른 사람들의 재산을 소유하지 않거나 훔치지 않기 위해 일생 동안 노력했다 하더라도, 우리는 우리가 성숙함에 따라 드러나는 이러한 도덕적 원리에 대한 더 깊고 미묘한 의미들이 삶의 나중 단계에 존재하리라는 희망을 가지고 있다. 그것들은 우리 내부에서 더욱 정제될 것이다. 그러므로 예를 들어 우리가 젊었을 때에는 훔치는 것이 실제로 가게에서 무엇인가를 훔치는 것을 의미한다고 할 수 있을 것이다. 반면에 나이가 더 들면 우리는 누군가로부터 그의 명성을 훔치게 될지도 모를 거친 말을 하는 것조차 자제할 것이다. 만일 우리가 누군가의 명성을 망가뜨린다면 그것은 그로부터 명성을 훔치는 것이 되기 때문이다. 따라서 미묘함에도 다양한 차원이 있으며, 우리가 실제로 더 높은 차원의 도덕을 표현할 만한 자격을 지니게 되는 것은 오직 자기 천분天分의 발견을 통해서이다. 우리의 체중을 초과하여 펀치를 날릴 수는 없다. 우리는 체중을 늘려야만 한다.

이와 비슷하게 우리는 우리의 진실을 다른 사람들에게 강요할 수 없으며, 우리의 행동이 그들에게 폭력이 되지 않는지 항상 확인해야 한다. 평범한 예를 하나 들어 보자. 내가 만일 일 년 동안 초콜릿을 포기한다면 그것은 나 자신에게 부과된 고행이며 나를 더욱 건강하게 할 수 있는 금욕이 될 것이다. 그러나 만일 나의 전 가족에게 일 년 동안 초콜릿을 포기할 것을 강요한다면 그것은 그들에게 행사된 폭력이며, 아무리 그들의 건강에 유익한 결과를 가져온다 해도 조화보다는 가족 간의 분노와 불화를 불러오기가 더 쉽다. 다시 한 번, 예는 모든 것을 보여 주고 있으며, 예가 진실을 나타낼 때 다른 것들을 변화시킬 힘을 가진다.

'훔치지 않는 것', 즉 다른 사람들에게 정당하게 속해 있는 것을 착복하지 않는 것asteya은 세 번째의 야마이다. 어린 아이일 때 우리는 다른 사람들의 장난감을 가져가거나 훔치지 말라고 배웠으나 '훔치지 않는 것'에는 다른 많은 함의들이 있다. 우리 몫보다 더 많은 것을 소비할 때 우리는 훔치는 것이 아닐까? 세계 인구에서 작은 부분을 차지하는 사람들이 세계 자원의 광대한 대부분을 소비하는 것은 훔치는 것이 아닌가? 바로 전에 암시한 것처럼 정당하게 다른 사람들의 소유인 것을 - 예를 들면 명예라든가 명성 같은 것을 - 빼앗는 방법에는 훨씬 더 정교한 것들이 있다.

  네 번째의 야마인 절제를 다루기 전에 나는 세 번째인 훔치지 않는 것과 연결된 다섯 번째에 대해 한 마디 언급하겠다. 다섯 번째의 것은 탐욕을 가지지 않는 것, 즉 삶의 절제aparigrahah이다. 이것은 넘치지 않게 사는 것을 의미하며, 여기에 분명히 포함된 두 가지 관념은 과도함은 다른 사람에 대한 탈취로 이어진다는 것, 그리고 그것은 그 자체로 사람을 타락시키는 힘이라는 것이다. 과도함은 관능에 얽매이게 하며 소유를 통해 에고를 확장하고자 하는 욕망에 사로잡히게 한다. 오직 내가 가진 것을 통해 나만을 주장하는 것. 만일 여러분의 태도가 이러하다면, 내면을 향한 여행은 시작부터 우스개로 전락한 것이다. 이것은 부의 창조가 그 자체로 악이라는 것을 의미하지 않으며, 다만 우리가 구두쇠처럼 부를 쌓아 두기만 해서는 안 된다는 것이다. 재분배되지 않는 부는 정체하여 우리를 해친다. 부는 에너지이며 에너지는 순환하게 되어 있다. 여러분의 자동차를 보라. 배터리에 어느 정도의 전기 에너지가 저장되어 있을까? 많은 양이 아니라 그저 아침에 자동차를 출발시키고 전조등을 켤 수 있을 정도이다. 만일 자동차를 차고에 두기만 하면 배터리는 다 닳고 에너지는 사라져 버리게 된다. 그러나 자동차가 움직이면 엄청난 에너지를 생산하고 배터리를 다시 충전하며 히터, 에어컨, 자동차 앞 유리의 와이퍼, 라디오 등을 포함하여 자동차의 기능을 위해 필요한 모든 것을 충족시킨다. 에너지는 흘러야만 한다. 그렇지 않으면 에너지의 원천이 고갈된다. 탐욕이나 인색한 집착에 의해 우리는 에너지의 흐름으로 인해 더 많은 에너지가 생성되는 것을 멈추게 한다. 결국 이러한 자연 법칙을 위반함으로써 우리 자신이 쌓아 온 삶의 부에 의해 곤궁에 빠지고, 해를 입는 것은 바로 우리인 것이다.

  우리는 마지막에 네 번째 야마인 절제, 혹은 금욕brahmacarya에 이르렀는데,

그것은 금욕이 대중들 사이에 아주 강력한 반응을 불러일으키기 때문이다. 대부분의 사람들에게 금욕이란 만일 우리가 영적인 사람이 되기를 원할 때 영구히 금욕을 해야 한다는 것을 의미할 뿐이다. 그러나 전 세계가 영적인 것을 추구하기를 원한다면 아마도 그것은 좋은 일이 될 것이기에 우리는 곧 개와 고양이와 암소들만이 살고 있는 행성을 보게 될 것이다. 신이 어떤 의도들을 가지고 있다 하더라도 나는 이런 것이 그 의도들 중 하나라고 믿을 수 없다.

성의 자기 통제는 그 밖의 문제이다. 나는 언제나 아내와 가족을 원했다. 그리고 요가 수행자가 되기를 원하기도 하였다. 모든 인도의 전통에 있어 여기에는 아무런 모순도 존재하지 않았다. 아내가 살아 있었을 때 나의 금욕은 그녀에 대한 나의 정절로 표현되었다. 그녀가 죽은 뒤 욕망은 시들었고 나의 금욕은 금욕 수행자의 그것이 되었다. 내 삶의 첫 단계에서 나는 진실satya을 따랐고, 두 번째 단계에서도 진실을 따랐다. 두 단계의 삶 모두가 진실과 정직에 기초하였으므로, 둘 다 결실을 얻었다.

앞에서 말했듯, 성적인 사랑은 보편적인 사랑에 대한 견습이 될 수 있다. 내 삶에서 라마마니의 사랑, 지원, 우의가 없었다면 내가 무엇을 성취하였겠는가? 아마 그다지 많은 것을 얻을 수는 없었을 것이다. 나는 금욕적이었고, 이것은 내가 자제하였다는 것을 의미한다. 무엇 사이에서? 하나는 윤리적이고 종교적인 의무 dharma였고 다른 하나는 자유moksa였던, 삶이라는 강의 양쪽 둑 사이에서 그러하였다. 내 삶의 흐름이 양쪽 둑 중 한 곳이라도 범람하였다면, 자제할 수 없는 나의 무능력, 소위 고삐 풀린 욕망에 의해 나는 참된 자아를 추구하지 못하였을 것이다. 나는 스스로 마음에 품은 진실과 미덕을 어겼을 테고, 상처 입은 양심은 나의 영혼을 어둡게 하였을 것이다.

그러나 모든 사람이 근원적 문제의식을 가지고 길을 출발하지는 않는다. 요가의 길을 가는 많은 신참자들이나 초심자들은 훈련이 되지 않은 사람들이다. 현실적으로 내가 그들에게 그것을 요구할 수 없는 것은 첫 수업에서 그들에게 하누만 아사나의 자세를 취하게 할 수 없는 것과 같다. 나는 계속 지도를 한다. 그들이 아사나를 행할 때 교정을 해 주고 아사나에서 야마와 니야마의 원리를 일깨워 주기 위해 애쓴다. 그들이 더욱 높은 수행으로 나아가도록 이끌고자 노력하지만 이것이 즉각적으로 이루어지지는 않는다. 그러나 결국 그들은 어느 영역에서든 자기 수양이 결핍되면 에너지를 낭비하게 된다는 것을 이해하게 된다. 예를 들면 음식을 버리는 것조차 음식의 생명력에 대한 죄이다. 반면에 여러분이 과도하게 음식을 취한다면 그것은 여러분 자신의 생명력에 대한 죄이다. 어떤 종류의 비윤리적인 행위가 초심자를 전혀 교란시키지 않을지라도, 영적인 차원에서 그것의 결과는 크게 해로울 것이다. 성을 단지 도덕적인 문제로만 본다면, 우리는 곧 그것에 반발하게 될 것이다. 야마에서의 현안은 단지 우리가 하고 싶어 하는 것에 반대되는 것을 요구하는 것이 아니라 우리가 직면한 문제의 참된 실상과 결과를 검토하기 위해 올바른 인식력을 계발하는 것이다.

야마는 우리 내부의 긍정적인 요소를 계발하는 것으로, 우리 생각에 그에 반대된다고 여겨지는 사악한 것을 억누르기만 하는 것은 아니다. 야마를 실천하지 않는 것을 이런 식으로 생각한다면 우리는 선을 장려하는 것이 아니라 극단적인 악덕과 미덕 사이를 스쳐 날아갈 수밖에 없을 것이고, 이것은 우리에게 고통만을 불러일으킬 뿐, 세상에 어떤 유익한 발전적 영향도 미치지 못할 것이다. 긍정적인 것은 계발하고, 부정적인 것은 포기하라. 조금씩 나아가면 목표에 도달하게 될 것이다.

제3장의 셰익스피어의 인용문으로 다시 돌아가서, 나는 단지 사랑은 투자요, 육체적인 욕망은 낭비라고 말하겠다. 이것이야말로 그가 말하고자 한 것이다. 육욕은 소외와 고독, 영적인 황폐함으로 이어진다. 금욕brahmacarya은 자기 충족, 다른 사람들과의 관계에서 자제할 수 있는 능력, 혹은 아사나에서 전체성을 경험

하기 위해 자제할 수 있는 능력을 의미한다. 그것은 성적인 행위를 끊는 것이 아니라, 강력한 자연의 힘에 대해 윤리적인 통제를 가하는 것이다. 통제의 정도는 수행자의 발전 정도에 달려 있을 것이다. 절제와 항구성이 핵심적인 개념인 까닭에 우리는 라틴어에서 금욕celibacy이라는 말의 어근이 결혼하지 않음을 뜻한다는 것을 잊어서는 안 된다. 이 말에는 부도덕의 의미가 포함되지 않는다.

야마는 아사나의 수련을 통해 배울 수도 있다. 이것에 대한 예를 들어 보자. 만일 여러분이 육체의 어느 한쪽에서 지나칠 정도로 격렬한 동작을 행한다면 그것은 그쪽의 세포들을 살해himsa하고 있는 셈이 된다. 더 약하고 수동적인 쪽에 에너지를 보충해 줌으로써 여러분은 폭력과 비폭력의 균형을 맞추는 법을 배운다. 아사나의 형태가 강제, 기만, 왜곡이 없는 자아의 모습을 표현한다면, 그때 여러분은 아사나에서 진실satya을 배운 것이다. 여러분이 원한다면 교실을 나설 때 이 모든 윤리적인 교훈들과 함께 하여 여러분의 삶을 풍성하게 만들라. 수행자가 아사나를 행하는 동안 그의 지성이 모든 겹들에 걸쳐 온몸에 가득 넘치는 것을 느낄 때 그는 자기 충족적인 전체성, 존재의 완결성을 경험한다. 그는 자신이 외부에 대한 집착을 넘어 상승하는 것을 느낀다. 이것이 행위에서의 금욕이 지니는 특질이다.

가장 깊이 뿌리 내린 번뇌klesa라 할지라도 아사나에서의 관찰을 통해 극복될 수 있다. 그것은 생명에의 집착abhinivesa이다. 아주 현명한 사람들조차 생명에 애착을 가지는데, 이는 생명이 육체적이며 본능적이기 때문이다. 그러나 죽음의 순간에 집착을 내려놓는 것은 죽은 뒤에 어떠한 것이 뒤따른다 해도 그것을 위해 중요하다. 집착을 내려놓음으로써 우리는 이번 생의 잠재된 인상samskara 또한 풀어놓게 되며 미래에 무엇이 다가오든 그것으로부터 깨끗한 출발을 할 수 있게 된다. 조화롭게 통합된 아사나의 수련으로 자기 보존을 위한 욕망을 줄이는 지혜가 생겨난다. 생명에 대한 집착을 순화시킴에 따라 영적인 해탈을 열망하는 수행자는 두려움의 장애에서 벗어난다. 이런 방식으로 우리는 죽음의 순간에 마음이 흩어져 버리지 않게 보존한다. 이렇게 하는 것은 도움을 준다. 공포도 없고, 과거에 대한 미련도 없으며, 미지의 미래에 대한 두려움도 없다. 예를 들어 간디는 어느 광신자에 의해 충격을 당한 뒤 누워서 죽어갈 때에도 마음을 흐트러지지 않게 잘 보존하여 끊임없이 '라마, 라마'라고 신의 이름을 부르며 기도하였다. 이것은 깨끗한 결말이자 새로운 시작이다.

야마의 규범은 우리 존재의 근본 자리로부터 나와 외부로 퍼져 나가야 한다. 그렇지 않다면 그것은 단지 상투적인 문화들이 뒤범벅된 것에 지나지 않는다. 니야마는 우리의 내면적 환경의 문제에 직접, 그리고 즉각적으로 초점을 맞춘다. 야마가 요가의 뿌리라면 니야마(개인적인 윤리)는 자아실현을 위한 육체적, 정신적인 힘을 형성시키는 줄기와 같다. 이들을 준수함으로써 우리는 정화의 단계에서 벗어나 신을 만나는 단계에 들 수 있게 된다. 이것이 야마와 니야마가 요가의 진정성의 근본이고, 기둥이며, 성취이자 증거라고 말하는 것을 가능하게 하는 이유이다.

니야마: 자신에 대한 정화

니야마, 혹은 개개인의 윤리적인 계율들에는 다섯 가지가 있다. 그것들은 청결sauca, 만족santosa, 지속적인 수행tapas, 자신에 대한 탐구svadhyaya, 그리고 신에 대한 겸허한 귀의Isvara pranidhana이다. 청결은 아사나 수련을 통해 얻어지는 청결과 관계가 있다. 만족을 함양함은 마음을 명상에 알맞은 도구로 만드는 것인데, 그것은 만족이 명상적 상태의 씨앗이기 때문이다. 타파스tapas는 육체적인 능력sakti을 얻기 위해 열정, 헌신, 몰입을 다하여 행하는 지속적인 수행이다. 자신에 대한 탐구인 스바드야야는 능숙한 지성kushalata의 추구이다. 행동에 있어서 이것은 육티yukti라 불리며, 사다나sadhana의 길을 가는 데 필요한 영민함과 명료함을 말한다. 자신에 대한 탐구 및 자기 이해와 관련되는 곳에서 주된 역할을 하는 것은 프라티아하라(우리의 에너지를 내면에 투입하는 것)와 다라나(집중)의 꽃잎이다. 신에 대한 귀의Isvara pranidhana는 박티bhakti를 말함인데, 신에게 완전히 귀의하는 것을 의미한다. 그러한 귀의에 의해서만 육체적인 능력과 능숙한 지성의 정점에 이를 수 있다. 여기에서 디아나(명상)와 사마디(더 없이 행복한 몰입)의 두 꽃잎이 결합한다.

여기에서 나는 이스와라Isvara는 일신론적 종교의 신과 완전히 같은 계통의, 보편적이고 포괄적인 의미에서의 신이라는 사실을 언급해야만 한다. 이스와라는 그 형태나 성性이 무엇이든 다른 모든 신의 개념들을 망라하여 포함한다. 그것은 오직 신이며, 이 때문에 나는 힌두교인들이 겉으로 보기에 수많은 신들을 섬기는 것 같아도 결국엔 지고의 존재라는 일신론적인 하나의 개념 안에 모두를 결합시킨다고 말하는 것이다. 힌두교도들은 우상숭배자들이 아니다. 그들은 기독교인들이 특정한 문제와 관련하여 특정한 성인에게 기도하는 것과 같은 방식으로 많은 형태 안에 있는 유일자를 예배한다.

정화의 단계로부터 신을 만나는 단계에 이르는 것은 긴 여정이므로, 먼저 우리들 대부분이 어떻게, 그리고 왜 처음의 두 니야마에 빠져서 나올 수 없는지에 대해 살펴보기로 하자.

순수와 청결

우리는 아사나와 같은 정화 행위에 의해 몸의 피부를 씻을 수 있다. 그러나 아사나 수련을 통해 혈액을 정화하거나 세포에 영양을 공급하기만 하는 것은 아니다. 수련할 때 우리는 내부의 몸을 정화시킨다. 우리가 몸 안으로 섭취하는 것이 무엇인지 살펴보면 우리 몸을 더 청결하게 유지할 수 있다. 지리적인 조건은 음식물과 관계가 많다. 날씨와 다른 요인들도 사람들이 먹는 음식에 영향을 준다.

그러나 모든 사람들에게 도움이 될 수 있는 기본적인 지침들이 있다. 음식이 여러분 앞에 놓일 때 입에서 침이 솟아나지 않으면 식사를 해서는 안 된다. 다음으로, 머리로만 어떤 음식을 선택할까에 대해 깊이 생각한다면 그것은 몸이 음식을 필요로 하지 않음을 의미한다. 그러할 때에도 음식을 섭취한다면 이로 인해 영양을 얻을 수 없을 것이다. 그것은 음식의 남용이 되고, 몸을 오염시키는 과식으로 이어질 것이다.

존재의 미묘한 겹들 또한 정화될 수 있다. 우리가 포르노 영화와 폭력물을 보는 것을 그만두고 악몽을 꾸지 않으며 좀 더 자각적이게 되면, 마음이 정화되고 의식의 렌즈가 더 깨끗해지며, 이로 인해 당연히 두 번째의 니야마, 즉 만족으로 향하게 되는데, 그것은 만족이 우리가 직접 접해 있는 환경과 조화를 이룰 수 있는 능력에서만 얻어질 수 있기 때문이다.

일반적으로 우리를 당황하게 하고, 교란시키며, 불행하게 하는 것은 사장이 화난 목소리로 불평하는 말을 듣는 것, 자신의 배우자와 다툼을 벌이는 것, 시험에 떨어지는 것, 혹은 경미한 자동차 사고를 당하는 것 등과 같은 일상의 하찮은 일들이다. 우리가 직접 접해 있는 환경에서 발생하는 이 모든 사소한 일들은 우리의 균형을 잃어버리게 한다. 순수한 마음은 조화로운 마음이다. 조화는 내면적으로도 존재하지만, 외부적으로도 존재한다. 의식, 힘, 에너지가 잘 조화되면 일상의 사소한 혼란은 수월하게 처리될 수 있고, 있는 그대로 - 그 혼란은 실재하기는 하나 한정된 것이다. - 다루어져, 마침내 해결될 수 있다. 인간으로서 행과 불행이 뒤섞인 자신의 운명을 수용하는 것, 즉 만족이 다시 찾아온다. 분노는 우리 일상의 만족스러운 부분들을 잠식하지 않으며 더럽히지 않는다.

우리의 내면이 청정하고 평온하면 주변의 환경과 조화를 이룰 수 있다. 우리가 균형을 이루고 청정할 때 일상적 삶에서의 변화, 동요, 사건들은 우리에게서 균형을 빼앗아갈 수 없다. 우리는 그것들에 순응할 수 있다. 우리는 그것들에 민감하고, 유연하며, 큰 충격 없이 견뎌 낸다. 여러분은 경미한 자동차 사고를 당하겠지만, 유연하고 순응하는 까닭에 그것이 대단한 일이 아님을 인식한다.

 직접 접하고 있는 환경과 조화를 이루는 이러한 능력은 큰 이익이 된다. 우리 자신을 정화함으로써 우리는 순조로운 방식으로 주변 환경과 어울려 일하는 데에서 오는 만족감과 더불어 피할 수 없는 환경의 도전과 훼방에 의해 방해받지 않는 데에서 오는 만족감을 느낀다. 이것이 니야마의 만족이며, 이 만족에 의해 우리는 자기 침투와 자기 변화의 더 깊은 차원에 몰두할 수 있는 능력을 가지게 된다. 왜냐하면 만일 우리가 스스로 변화하기를 원한다면 평정과 유연성, 내면의 낙천성을 얻기 위한 정화, 혹은 청결이 반드시 필요하고, 그런 다음 요가의 목표인 더욱 깊은 의식 차원에서의 변화로 나아갈 수 있기 때문이다.

 대부분의 사람들은 첫 번째와 두 번째의 니야마, 즉 청결과 만족의 범위 내에서 요가를 수련한다. 그들은 청결의 징표인 증진된 건강, 몸속 깊은 곳에까지 이르는 근본적인 건강, 내부 장기의 건강, 명쾌하고 안정되며 평온한 정신, 이완하고 휴식할 수 있는 능력 및 호흡의 개선으로 자양분을 공급받을 수 있는 능력 등을 갖추게 됨으로써 요가 수련(수업에 나가거나 집에서 약간 수련을 하는 것 등)의 이익을 금방 얻는다. 그러므로 요가 수련은 우리 몸을 더 청결하게 만들고 몸속 깊은 곳까지 더 건강해지게 하며, 그에 수반하여 우리가 주변 환경의 기복의 변화를 다룰 수 있는 능력을 갖추게 됨에 따라 주변 환경과 조화를 이루는 데에서 오는 더 큰 만족감을 얻게 한다. 청결과 만족은 대부분의 사람들이 요가 생활을 하는 두 개의 범위이다. 이것은 빠르고 놀라운 보답을 준다. 그렇다면 이것이 품위 있고 행복하게 영위되는 훌륭한 삶이라고 정의됨에도 불구하고 단지 이 상태에 머무는 것만으로는 충분하지 않은 까닭은 무엇일까? 여러분이 수련을 계속하지 않는 때가 많거나 일시적인 행복에 만족한다면 새로운 문제들이 생길 것이다. 다시 말해 여러분이 상당히 행복하고 청결하며 만족할 때 자기만족이 몰래 다가올 것이다.

"나는 괜찮아."라고 하는 마음은 허영과 자만심, 우리를 망가뜨리는 지성의 결함을 다시 싹틔우는 일종의 잘난 체하는 우월감으로 이어질 수 있다. 혹은 우리가 수련에 안주하게 됨에 따라 권태와 게으름에 빠질 수도 있을 것이다.

우리는 끝없는 도전을 하도록 만들어졌다. 우리는 성장해야만 한다. 그렇지 않으면 죽기 시작한다. 현상 유지는 정체와 불만을 부른다. 그러므로 사실 단지 고요히 멈추어 있는 것은 선택의 대상이 될 수 없다. 우리는 계속 움직여야 한다. 그렇게 하지 않으면 장해들이 찾아들 것이다. 우리는 직장에서 해고당하는 장해를 비롯한 외부의 장해들을 다루는 법을 배웠지만, 허영, 자만심, 잘난 체하는 마음이 나타나기 시작하면 내가 마음의 질병이라고 일컫는 이러한 장해들은 우리 내부에 뿌리를 내리게 된다. 그러므로 자연은 우리에게 새로운 도전을 제시한다. 우리는 나날의 문제들을 다루고 있지만, 우리 자신 안에 허영, 자만심, 잘난 체하는 마음이 커지는 것과 같은 내면의 질병을 다루고 있는가? 이것은 새로운 도전이다. 우리는 그것을 다루어야 하지만, 우리가 만일 즐거움을 위한 요가, "나는 괜찮지만 당신은 곤란에 빠져 있는 것이 아냐?"라고 말하는 이기심의 요가에 갇혀 있다면 그 도전을 다룰 수 없을 것이다. 그러므로 굴하지 않고 끝까지 인내해야 할 필요성은 만일 우리가 더 나아가지 않는다면 우리가 꼼짝 못하게 될 새로운 문제들이 일어난다는 사실에서부터 비롯된다. 이것이 바로 우리가 수련을 계속하지 않으면 안 되는 이유이다.

니야마의 세 번째, 네 번째, 다섯 번째 단계는 하나로 묶을 수 있다. 처음의 것은 모든 요가의 중심에 자리 잡은 열렬하고 지속적인 수행, 즉 타파스tapas이다. 앞의 장들에서 나는 반복해서 타파스에 대해 언급하였는데, 그것은 타파스가 요가 수행의 전체를 하나로 결합시키는 끈이기 때문이다. 이것은 말 그대로 열, 연금술의 맥락에서 변화를 가져오는 열이다. 이것은 결코 포기될 수 없는 수련이며, 인간의 진보를 향한 중단 없는 노력이다.

네 번째의 니야마인 자기 이해svadhyaya의 엄격하고 예리한 통찰이 없다 해도 타파스는 힘을 가져올 수 있겠지만, 내면으로의 침투나 통합에는 이르게 할 수 없다. 그것은 단지 에너지를 생성할 뿐 방향성을 잃어버릴 것이다. 타파스는 우리에게 에너지를 주고, 스바드야야svadhyaya는 지식의 빛을 준다. 자기 탐구는 명백히 내면으로 뚫고 들어가게 되어 있으며, 따라서 변형의 힘을 가진 타파스의 불은 서서히 우리 존재의 서로 다른 겹들로 들어가 자기 이해와 더불어 우리를 밝힌다. 자기 이해는 아이스크림에 대한 우리의 욕망을 조절함에 있어 우리가 가지는 차이를 인식하는 것으로 시작될 수 있으나, 더 깊은 영역에서 그것은 우리의 이중성, 이기주의, 권력욕, 칭찬에의 갈망, 거만함, 그리고 마지막으로 불멸의 신의 자리에 자신을 세우고자 하는 바람과 관계가 있다. 자기 이해가 늘 편안함을 주는 것은 아니다. 우리가 발견한 것이 우리 마음에 들지 않으면, 정직하게 말해 우리는 그것을 바꾸기 위해 무엇인가를 하지 않을 수 없다.

다섯 번째 니야마는 이스와라 프라니다나Isvara pranidhana로서 신에 대한 헌신적인 귀의를 의미한다. 이것은 요가의 모든 측면 중 가장 유신론적이다. '이스와라'는 특정한 종파와 관련되지 않은, 보편적인 의미에서의 신성이다. 신의 의지를 예단하기 위해 에고를 이용하는 것은 명백히 이스와라 프라니다나의 의도가 아니다. 그 반대로 그것은 명상dhyana과 헌신bhakti을 통해 에고 그 자체를 굴복시키는 것이며, 개인적인 자아의 절대적인 포기이다. 그러므로 신이 무엇을 원하는지 혹은 원하지 않는지에 대한 개인적 생각은 고려의 대상이 되지 않는다. 그것은 자기 자신과 아무리 사소하다 하더라도 음식을 요리하는 데에서 촛불을 켜는 것에 이르기까지 자신의 모든 행위를 보편적인 신성에 바치는 것이다. 그 신성의 의도가 무엇이 될지는 우리가 상관할 바 아니다. 우리가 해야 할 일은 태초의 본원적이고 영원한 단일성을 외경하는 것이 전부이다. 신은 존재한다. 우리의 행위를 빛나게 하는 것은 바로 신의 존재이다. 이것이 지고의 존재에 대한 귀의이며 헌신Isvara pranidhana이다.

  니야마는 올바른 행위를 확립하고 번뇌의 씨앗dosabija을 파괴하는 것을 돕는다. 이제 다섯 가지의 니야마를 살펴보고 이들을 존재의 다섯 가지 겹 및 요가의 여덟 꽃잎들 중 나머지와 더 밀접하게 결합시켜 보기로 한다. 피부에서 영혼까지 꿰뚫고 들어가게 할 수 있는 것은 야마, 니야마, 그리고 요가의 여섯 가지 나머지 꽃잎들의 수행이다.

  청결은 우리가 보아 온 대로 목욕을 하는 것 이상이다. 그것은 우리의 내부의 몸과 외부의 몸 모두를 깨끗하게 하는 아사나 수련을 통해서 얻어진다. 아사나의 수련을 통해 얻어지는 청결sauca은 육체 외부의 지배적인 불활성을 극복하고, 육체에 라자스의 진동을 불어넣어 생명력을 더 높일 수 있는 도약대를 마련해 준다.

  요가에서 지속적이고 안정된 조화를 의미하는 만족santosa은 프라나야마의 수련을 통해 얻을 수 있고, 만족은 다시 마음의 활동적인(라자스의) 본성을 제압하여 열렬하고 지속적인 수련을 가능하게 한다. 산토사santosa의 상태에서 우리의 몸통은 들숨의 형태로 들어오는 우주 에너지로 가득 차게 되는 그릇이다. 무엇인가가 우리 몸 안의 어느 곳에서 자신의 자리를 마련하고 정착하여 우주 에너지를 위한 공간, 우주 지성을 담을 공간을 만든다. 이것은 마치 무엇인가 좋은 것, 상서로운 것이 안으로 들어오는 것과 같은 느낌을 준다. 그러나 실제로 이것은 '외부를 향해 나아가는 것evolution'과 '내면으로 들어가는 것involution'이 하나로 결합되는 곳이다. 만족을 위하여 영혼 또한 몸통을 차지할 목적으로 존재의 중심으로부터 나온다. 우리는 외부에서부터 우리 자신을 채우지만, 바로 이때 내면에 있는 것도 더 이상 차단되지 않고 우리를 채우기 위해 밖으로 나온다. 이것은 넉넉함, 충만감에서 오는 만족이다. 하지만 숨을 내쉴 때 영혼은 호흡으로 인해 남겨진 공간을 채우기 위해 확대되어 우리에게 프라나 에너지가 아니라 영혼의 통찰로 가득 찬 만족감을 불어 넣는다. 비록 이러한 교차적인 상태가 이원적이라 하더라도, 그것은 마음의 동요하는 물결을 가라앉히고 사라지게 한다. 현실적으로 말하자면, 이것이 의미하는 것은 무엇인가가 일어날 때에도 나는 길을 벗어나지 않으며, 아무 것도 일어나지 않을 때에도 길을 잃지 않는다는 사실이다.

세 번째 니야마인 타파스, 즉 지속적인 수련은 요가 수련의 외적 측면과 내적 측면 사이를 잇는 경첩이라 할 프라티아하라에 상응한다. 이것은 인식하는 각성이 자기 이해svadhyaya를 목적으로 내면을 향해 방향을 돌린다는 것을 의미한다. 프라티아하라는 우리를 존재의 근본 자리로 향하게 하며, 대장간에서 울려 나오는 소리처럼 늘 수련을 향한 마음의 불에 열을 가하는 일을 계속해야 한다. 그렇지 않으면 극도의 열을 통한 연금술적인 변화는 결코 일어나지 않는다. 불은 즐겁게 타오르겠지만 그것은 납을 금으로 변화시키지 않는다.

네 번째 니야마인 스바드야야, 즉 자기 이해는 어렵다. 지식이 배움vidya을 얻는 것과 관련이 있다고 생각하는 경우가 아주 많으나, 실제에 있어 스바드야야는 학습을 통하든 자기 분석을 통하든 집중dharana의 길이며, 이 길은 지식으로 향하는, 그리고 결함과 거짓된 미덕으로 가득 찬 잘못된, 혹은 위선적인 자아의 가면 벗기기를 향해 나 있는 혹독하고 거친 길이다. 그에 대한 보답은 우리로부터 자신에 대한 착각을 벗겨 내어 위대한 다음 단계를 준비할 수 있게 하는 지혜의 길 jnana marga이다.

이것은 종종 완전한 헌신과 무욕의 요가인 박티와 동일한 것으로 취급되는 신에 대한 귀의Isvara pranidhana이다. 에고는 고무줄처럼 언제나 여러분을 뒤로 끌어당길 것이다. 명상 수련만이 에고와 자기 정체성 사이의 끌어당기는 힘을 끝내 종식시킬 것이다.

신에 대한 귀의는 아마도 상황이나 역경, 혹은 굴욕에 의해 에고를 버릴 수밖에 없는 사람에게만 가능하다. 귀의가 지속적인 것이 되기 위해서는 가장 높은 의미에서의 명상이 행해져야 한다. 그것은 신의 의지에 대해 여러분이 가지고 있는 개념에 대한 귀의가 아니다. 여러분에게 지시를 내리는 것은 신이 아니다. 에고가 존속하는 한 신의 희망에 대한 여러분의 해석은 에고의 왜곡시키는 프리즘에 의해 파편화될 것이다. 오직 에고가 없는 상태, 즉 씨앗 없는 사마디nirbija samadhi의 경지에 도달한 사람만이 인간의 허약함이라는 간섭하는 가리개 없이 신의 목소리를 들을 수 있을 것이다. 그런데 이러한 절대적인 자유의 상태, 카이발리아의 상태에서 신은 여러분에게 무엇을 하라고 말할 것인가? 그는 여러분에게 이 세상에서 하던 일을 계속 할 것을, 그러나 결코 신을 잊지 말 것을 말할 것이다.

여러 해 동안 해탈하기 위해 노력하였던 어느 수도사에 대한 이야기가 있다. 그의 모든 수행에도 불구하고 해탈에 이르는 것에 대해 절망한 그는 자기 집 가까이에 있는 산에 올라가 그곳에서 깨달음을 얻지 못하면 죽기로 결심하였다. 그는 등짐 안에 몇 가지 물건을 넣고 산을 향해 출발하였다. 산꼭대기 근처에서 그는 산을 내려오는 한 노인을 만났다. 그들의 시선이 교차되었고, 그때 깨달음이 일어났다. 수도사의 등짐이 땅으로 떨어졌다. 지극히 행복한 침묵의 순간이 지난 뒤 수도사는 노인을 바라보며 물었다. "그런데 이제 저는 무엇을 해야 합니까?" 노인은 아무 말 없이 등짐을 가리키면서 그에게 그것을 다시 어깨에 메라는 신호를 보내고 골짜기 아래를 다시 가리켰다. 수도사는 자신의 짐을 집어 들고 골짜기 아래로 다시 돌아갔다. 그것이 산 위에서의 깨달음이었다. 뒤따라왔던 것은 저 아래 골짜기의 카이발리아였다.

수련생들의 요구에 부응하기 위해 나도 또한 골짜기에 산다. 에고나 자만심이 전혀 자라나지 않는 미묘하고 개별적인 '나'인 아스미타asmita와 언제나 접촉하면서 요가 수련sadhana의 삶을 영위하고 있다. 나는 또한 하타 요가 수행자인데, 이것은 내가 나의 수련생들이 태양을 보기를 원한다는 것, 그리고 그들이 자신의 태양, 곧 자신의 영혼을 경험하기를 원한다는 것을 의미한다. 나의 수련생들은 나를 자신들의 구루Guru라고 부른다. '구Gu'는 어둠을 의미하며 '루ru'는 빛을 의미한다. 산야신의 길을 걸었다면 나는 완전한 은둔의 삶을 살았을지도 모르겠지만, 나는 여전히 봉사하는 것, 어둠을 걷어 내고 그 자리에 빛을 비춘다는 의미에서의 구루가 되는 것이 나의 의무라고 느낀다. 이것이 나의 다르마dharma이며, 나의 영원한 의무이다. 나는 쉴 수 없도록 계속 나를 다그치는 신성한 힘에 만족해야 한다.

젊었을 때 나는 요가 수행의 예술가가 되고 싶었다. 예후디 메누힌의 아름다운 손을 처음 보자마자 나는 "나의 거친 손보다는 저렇게 훌륭한 예술가의 손을 원해."라고 생각했다. 나는 나의 손을 믿을 수 없을 정도로 민감하게 개발하였다. 그러나 그 동기는 요가뿐 아니라 예술의 측면에서도 유발된 것이었다. 이러한 욕구는 또한 내가 아사나 자세를 시연하도록 불을 붙였고, 그것들이 받아들여지는 것에 대한 나의 즐거움을 고취시켰다. 젊었고, 방향을 제대로 찾지 못하였기에 나는 한편으로는 예술적 기교를 열망하였고, 다른 한편으로는 요가 수행자로서 영혼의 탐색을 열망하였다. 한쪽이 다른 한쪽을 고취시켰다. 그런 다음 순수한 요가가 나를 완전히 압도하였고 예술적 기교는 부차적이거나 중요하지 않게 되었다.

삶은 배움이다

이 책 전체는 일련의 경계 설정 – 다섯 개의 겹, 다섯 개의 요소, 그것들과 짝을 이루는 다섯 개의 미묘한 대응물 등 – 에 근거하여 구성되었다. 이것은 자연을 탐구하고 참된 영혼을 발견하기 위한 탐색에 방향을 잡아 주는 결과가 풍성한 방법이다. 그러나 우리 마음의 뒤편에서 잊어서는 안 될 것은 모든 겹들과 요소들, 또 거친 몸이든 미묘한 몸이든 그것들 사이에서의 모든 명백한 경계 설정들이 겉으로 전혀 나타나지 않는다는 사실이다. 모든 것은 의식 안에 뒤섞여 있다. 그러므로 요가의 궁극적인 도달점은 우리의 전 존재에 깨어 있음과 함께 스며들어 있는, 또 어떤 경계도 짓지 않는 의식citta을 완전히 변화시키는 것이다.

나의 소망은 하타 요가가 단지 육체에 한정된다는 편견, 그리고 그것이 영적인 삶과 아무 관계가 없다는 편견을 극복하는 것이다. 사람들은 아사나 수련을 육체의 단련과 같다고 생각해 왔다. 내 삶의 과업은 비록 보잘것없는 출발에서조차 이것이 어떻게 헌신적인 수행자를 육체, 마음, 그리고 영혼의 통합으로 인도할 수 있는지를 보여 주는 것이었다.

내가 아사나에 대해 말하고자 애썼던 것은 자세가 편안하고 안정되어야 한다는 것이다. 안정은 노력이 끝났을 때에만 찾아온다. 그러므로 복잡하게 보이는 것이 단순하게 되는 방식으로 몸을 단련해야만 한다. 나의 경우, 노력하는 일이 오래 전에 끝났으므로 아사나를 수련할 때 어디에도 긴장이 존재하지 않는다. 노력이 끝났으므로 나의 수련을 신에 대한 봉헌물로 바칠 수 있고, 그리하여 수련할 때 무한성 속에서 신과 결합한다.

우리 모두가 둔하고 타성적이라고 생각하는 것은 잘못이다. 만일 여러분의 불이 꺼졌다면 여러분은 살아 있지 못할 것이다. 요가의 불yogagni은 모든 사람 속에 잠재된 상태, 혹은 본래의 상태로 존재한다. 그것은 나의 삶을 연료로 하여 타올랐다. 그러나 아무 것도 영원히 성취되지 않는다. 만일 내가 부주의, 오만, 해이해진 수련을 통해 나의 불 위에 차가운 재를 뿌린다면, 그 불은 변화를 가져오는 열을 잃어버리게 될 것이다. 나는 뒤로 물러나지 않았고, 앞으로도 결코 그러하지 않을 것이다. 나는 언제나 내면의 불이 계속 타오르게 할 것이다.

이것이 바로 수련sadhana을 멈출 수 없는 이유이다. 물론 나는 나이를 먹고 어떤 수준에서는 퇴보하기도 한다. 그러나 나의 몸과 마음은 영혼을 섬기며 뒤따른다. 이 세 가지의 일치에 의해 나는 스스로를 요가 수행자라고 부르는 권한을 얻는다. 그러나 비록 내가 영적인 차원에 있다 하더라도 나는 결코 수련이 필요하지 않다고 말하지 않을 것이다.

 나는 늙었고 죽음이 다가오는 것을 피할 수 없다. 그러나 탄생과 죽음은 모두 인간의 의지 너머에 있다. 그것들은 나의 영역이 아니다. 나는 그것에 대해 생각하지 않는다. 요가는 나에게 유익한 삶을 위해 오직 일만 생각하라고 가르쳤다. 죽음에 이르면 마음에 담긴 삶의 복잡함이 삶의 모든 슬픔 및 행복과 더불어 끝나고 만다. 우리가 이미 그러한 복잡함에서 자유로우면 죽음은 자연스럽고 순조롭게 다가온다. 여러분이 삶의 모든 순간마다 요가가 가르치는 대로 전체성에 입각하여 산다면 비록 에고가 소멸되었다 하더라도 나는 "죽음에 이르기 전에 죽어라."라고 말하지 않겠다. 그보다는 차라리 "죽음 또한 활기찬 제전이 되도록 죽음에 이르기 전에 삶을 영위하라."라고 말하겠다.

 위대한 일본의 예술가인 호쿠세이Hokkusei는 이미 나이가 70대일 때 자기에게 10년이 더 주어진다면 위대한 예술가가 될 수 있을 것이라고 말했다. 그의 겸손함에 경의를 표한다. 이미 귀가 멀고 쇠약하였던 78세에 "나는 아직도 배우고 있는 중이다."라고 하였던 스페인의 예술가 고야Goya의 말을 인용하면서 결론을 내리고자 한다. 그것은 나에게도 진실이다. 나는 결코 배우기를 멈추지 않을 것이며, 경험에서 얻은 교훈들의 일부를 여러분과 나누고자 지금까지 노력해 왔다. 나의 끝이 여러분의 시작이 될 것을 진심으로 기원한다. 내면의 여행을 하는 데 바쳐지는 삶에 대한 커다란 보답과 셀 수 없는 축복들이 여러분을 기다린다.

정서의 안정을 위한 아사나

다음의 아사나들은 정서적인 안정감을 발달시키는 데 도움이 될 것이다. 제시한 순서를 따를 때 이 아사나들은 우리를 완전히 이완시킨다. 화살표는 아사나에서 몸을 뻗고 확장하는 올바른 방향을 가리킨다. 각 아사나를 어떻게 행할 것인지에 대해 단계적으로 제시된 상세한 지시들을 알고 싶으면 예전에 출간한 나의 책 『요가 디피카Light on Yoga』를 참고하면 될 것이다. 또한 경험이 풍부하고 자격이 있는 교사의 지도를 받아 수련을 배울 것을 권한다. 원하는 효과를 얻고 부상을 피하기 위해서는 올바르고 정확하게 수련하는 것이 중요하다.

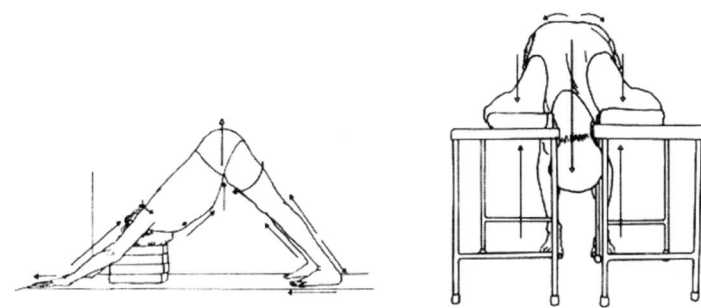

1. 아도 무카 스바나아사나(머리를 받치고 행하는): 2~3분 동안 머문다.
2. 우타나아사나(머리를 의자 위에 얹은 다음 두 어깨를 팔걸이 없는 높은 의자 위에 걸친 상태로 머리를 아래로 늘어뜨린다): 3~5분 동안 머문다.

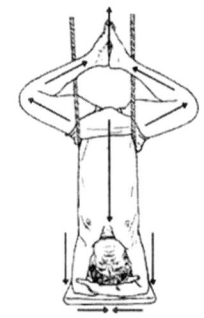 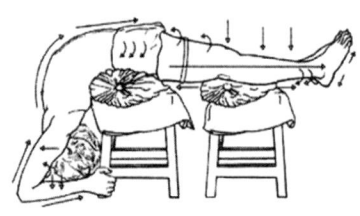

3. 시르사아사나(밧줄을 이용한): 편안하게 느낄 때까지 머문다.
4. 비파리타 단다아사나(두 개의 받침대 위에서 행하는): 3~5분 동안 머문다.

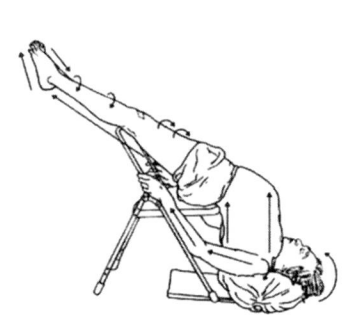 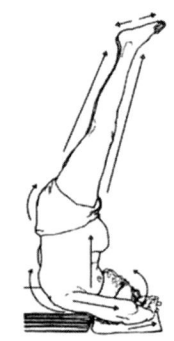

5. 사르반가아사나(의자 위에서 행하는): 5~10분 동안 머문다.
6. 니라람바 사르반가아사나(어깨를 받치고 행하는): 5분 동안 머문다.

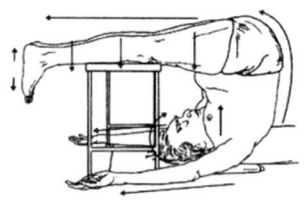 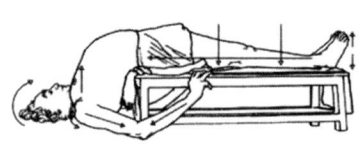

7. 니라람바 할라아사나(무릎이나 넓적다리를 받침대 위에 두고 행하는): 5~10분 동안 머문다.
8. 세투반다 사르반가아사나(벤치 위에서 행하는): 10분 동안 머문다.

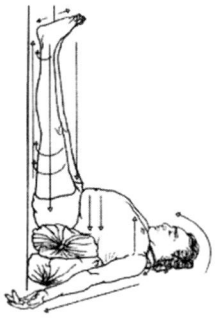 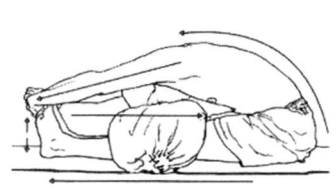

9. 사르반가아사나에서의 비파리타 카라니(여기에서 제시한 것은 두 개의 큰베개 위에 몸을 얹고 행하는 것이다.): 5분 동안 머문다.
10. 파스치모타나아사나(큰베개 위에 머리를 얹고 행하는): 3~5분 동안 머문다.

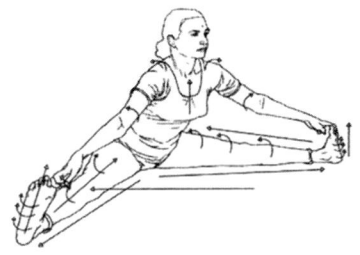 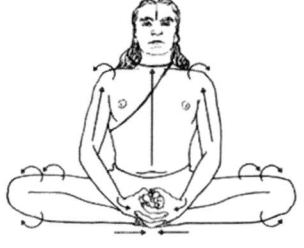

11. 우파비스타 코나아사나:(발가락을 잡을 수 없으면 엉덩이 뒤의 바닥 위에 손바닥을 놓고 똑바로 앉아도 좋다.): 2분 동안 머문다.
12. 받다코나아사나: (편안하도록 담요를 말아서 두 무릎 아래에 둔다.): 3~5분 동안 머문다.

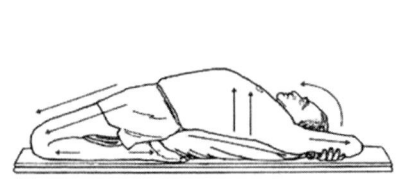 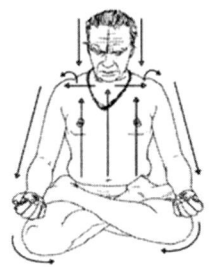

13. 숩타 비라아사나(큰베개 위에서 행하는): 편안하게 누워 있을 수 있는 만큼 머문다.
14. 빌로마 프라나야마(앉거나 누운 자세로 날숨을 보유하는): 만약 앉은 자세로 행한다면, 5~8분 동안 머문다.

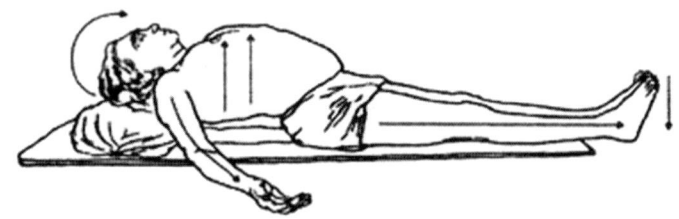

15. 가슴을 높이고 행하는 사바아사나: (신속한 몸의 이완을 위해 넓적다리 위에 큰베개나 무거운 것을 올려 두며, 뇌를 이완시키기 위해 눈 주위를 천으로 감는다. 넓적다리 위에 무게를 주면 폐가 활짝 열린다.): 이것은 식사를 끝낸 뒤를 포함하여 편한 시간 어느 때에나 행할 수 있다.

※ 주의

의자 위에서 사르반가아사나(5번)를 행할 때 관자놀이에 압력이 느껴진다면 니라람바 사르반가아사나(6번)를 행해도 좋다. 의자 위에서의 사르반가아사나는 니라람바 사르반가아사나를 처음에 먼저 하고 난 다음에 시도할 수 있다.

니라람바 사르반가아사나(6번), 벤치 위에서 행하는 세투반다 사르반가아사나(8번), 그리고 사르반가아사나에서의 비파리타 카라니(9번)는 편두통을 앓는 사람들에게 매우 좋다.

❖ 1번에서 3번까지의 아사나들을 연속하여 행하면 마음이 가라앉고 뇌가 시원해진다.

❖ 4번에서 10번까지의 아사나들은 머리(지성의 중심)의 지성과 심장(감정의 중심)의 지성 사이에서 균형을 맞춘다.

❖ 11번과 12번의 아사나들은 긍정적인 사고를 하도록 뇌를 자극한다.

❖ 13번 아사나는 몸을 고요하게 만든다.

❖ 14번 아사나는 내면의 고요를 경험하게 해 준다.

❖ 충분한 시간이 없으면 14번 아사나를 건너뛰고 15번 아사나를 행한다. 시간이 허락되면 5~10분 동안 머문다.

현천스님의 禪YOGA 시리즈

현대인을 위한 요가(동영상 초급 2편, 중급 2편 수록)
책과 동영상을 보고 누구나 따라할 수 있게 구성된 책

요가 디피카
현대 요가의 고전적 교본으로 전무후무한 요가서의 베스트셀러

요가(완전한 건강의 길)
아헹가 선생의 90년 요가 인생의 결정판. 고전 요가에서 현대의 스트레스성 질환에 좋은 요가에 이르기까지 모든 사람들이 수련할 수 있게 구성한 책. 보조 도구의 사용법을 익힐 수 있게 한 것이 큰 특징

아헹가 행법 요가
아헹가 행법의 핵심을 담은 요가의 필수 교본

요가 호흡 디피카
호흡[氣]에 관심 있는 모든 사람들을 위한 호흡 수련의 이론과 실수행 안내서

요가 수행 디피카
B.K.S. 아헹가, 존J. 에반스, 더글라스 에이브람스 공저, 요가의 이론서이자 실수행 지침서.
피탄잘리의 아스탕가 요가 체계에 충실하면서 특히 수행자들이 아사나를 통해 명상으로 나아갈 수 있게 최고의 요가 수행서

초급 아헹가 요가
아헹가 선생이 직접 작성한 강의안에 따른 초보자를 위한 요가 수행 안내서. 또한 요가 교사들의 올바른 지도 방법 확립을 위한 필독서

요가 수트라
금세기 최고의 요가 수행자 B.K.S. 아헹가 선생이 해설한 요가경

아헹가 임산부 요가
임신전, 임신, 출산 후 까지 수련을 하는 여성들을 위한 축복의 책이며, 요가 지도자들의 필독서

요가와 스포츠
세계 제1의 전통 아헹가 요가를 통해 모든 스포츠인들이 신체와 정신을 연마하고 음용하며 스포츠를 즐길 수 있도록 도와주는 책